LES NOUVEAUX CAHIERS

CAP

W0307523

Prévention Santé Environnement

Évaluations et CCF

Fiches secourisme

12 À vos vidéos !

S. Crosnier
M. Cruçon

FOUCHER

Conception de la couverture
et de la maquette
Primo & Primo

Composition
STDI

Illustrations
Alfonso Recio
Olivier Le Discot
Didier Crombez
Laure Scellier
Vincent Landrin

Relecture
Joëlle Declercq

Crédit photographique

Page 16 haut : © Phovoir
Page 16 bas : © Phovoir
Page 33 gauche : © Foucher
Page 33 droite : © Matton
Page 35 : © Matton
Page 56 : © Matton
Page 57 : © Matton
Page 71 : © Matton
Page 73 haut gauche : © Matton
Page 73 haut droite : © www.irrijardin.fr
Page 73 bas gauche : © Matton
Page 81 : ph © Phovoir
Page 91 : © Matton
Page 125 : ph © Betermin/Andia.fr
Page 132 haut gauche : © Phovoir
Page 132 haut droite : ph © Robin Langlois/CIT'images
Page 132 bas gauche : © Phovoir
Page 132 bas droite : ph © Delmi Alvarez/Zuma/Rea
Page 185 : ph © Matton
Page 197 : ph © Phovoir

Malgré nos recherches, il nous a été impossible de joindre certains auteurs ou leurs ayants-droit pour solliciter l'autorisation de reproduction. Nous prions les personnes concernées de s'adresser aux Éditions Foucher afin de nous permettre de leur régler les droits usuels.

ISBN 978-2-216-12690-3

Sommaire

Introduction

La Prévention Santé Environnement en CAP 5

1 MODULE L'individu et sa santé

Chapitre 1 Les rythmes biologiques et le sommeil 7
Chapitre 2 Une alimentation adaptée à son activité... 13
Chapitre 3 L'activité physique et ses effets sur la santé... 19
Chapitre 4 Les conduites addictives... 25
Chapitre 5 Les infections sexuellement transmissibles (IST) 29
Chapitre 6 La contraception... 35
Évaluation 41

2 MODULE L'individu dans ses actes de consommation

Chapitre 7 Le budget et l'épargne 43
Chapitre 8 Le crédit et le surendettement 49
Chapitre 9 Les achats... 55
Chapitre 10 Les contrats et les assurances 61
Chapitre 11 L'information et la protection du consommateur... 67
Chapitre 12 La sécurité sanitaire du consommateur 71
Évaluation 77

3 MODULE L'individu dans son parcours professionnel

Chapitre 13 La formation initiale 79
Chapitre 14 La formation continue et la validation des acquis de l'expérience... 85
Chapitre 15 La recherche d'emploi 89
Évaluation 95

MODULE 4 L'individu dans son environnement professionnel

Chapitre 16 La législation du travail 97
Chapitre 17 Les contrats de travail et les rémunérations 101
Chapitre 18 Les représentants du personnel 107
Chapitre 19 Les structures de défense, de protection et de contrôle 111
Chapitre 20 La surveillance de la santé du salarié 117
Chapitre 21 Les risques professionnels... 121
Chapitre 22 Les accidents du travail (AT) et les maladies professionnelles (MP) 125
Chapitre 23 Le risque lié à l'activité physique 131
Chapitre 24 Les troubles musculo-squelettiques (TMS)... 137
Chapitre 25 Le risque lié au bruit... 143
Chapitre 26 Le risque lié aux poussières 149
Chapitre 27 Le risque chimique 155
Chapitre 28 Le risque mécanique 159
Chapitre 29 Le risque électrique 165
Chapitre 30 Le risque lié à l'éclairage 171
Chapitre 31 Le risque incendie... 175
Chapitre 32 Le risque lié à la charge mentale... 181
Chapitre 33 Les déchets 185
Évaluation 191

FICHES SECOURISME 193

CONTRÔLE EN COURS DE FORMATION

Première situation d'évaluation (1re année CAP) 209
– Exemple de Contrôle en cours de formation

Seconde situation d'évaluation (2e année CAP) 217
– Exemple de Contrôle en cours de formation

La Prévention Santé Environnement en CAP

OBJECTIF : Identifier les caractéristiques de la Prévention Santé Environnement en classe de CAP.

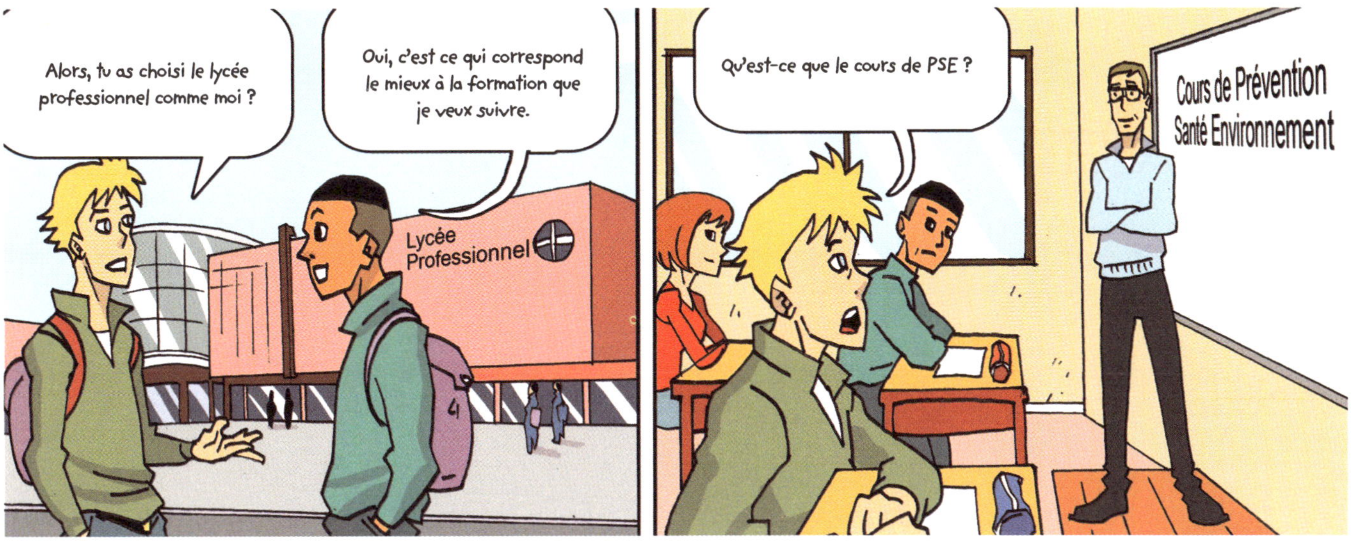

Activité 1 ▸ Quelques mots clés de la PSE

1 **Complétez** la grille de mots croisés à l'aide des définitions données.

Horizontalement

A Il lie l'employeur et le salarié.

B C'est l'ensemble des moyens pour éviter une grossesse non désirée.

C C'est une formation qui permet de connaître les gestes qui sauvent.

D Il doit être équilibré pour éviter l'endettement.

Verticalement

1 C'est le nom correspondant au verbe « consommer ».

2 La prévention est un moyen pour les réduire.

3 Vos oreilles y sont très sensibles.

4 Chaque jour, nous en mettons un kilogramme dans nos poubelles.

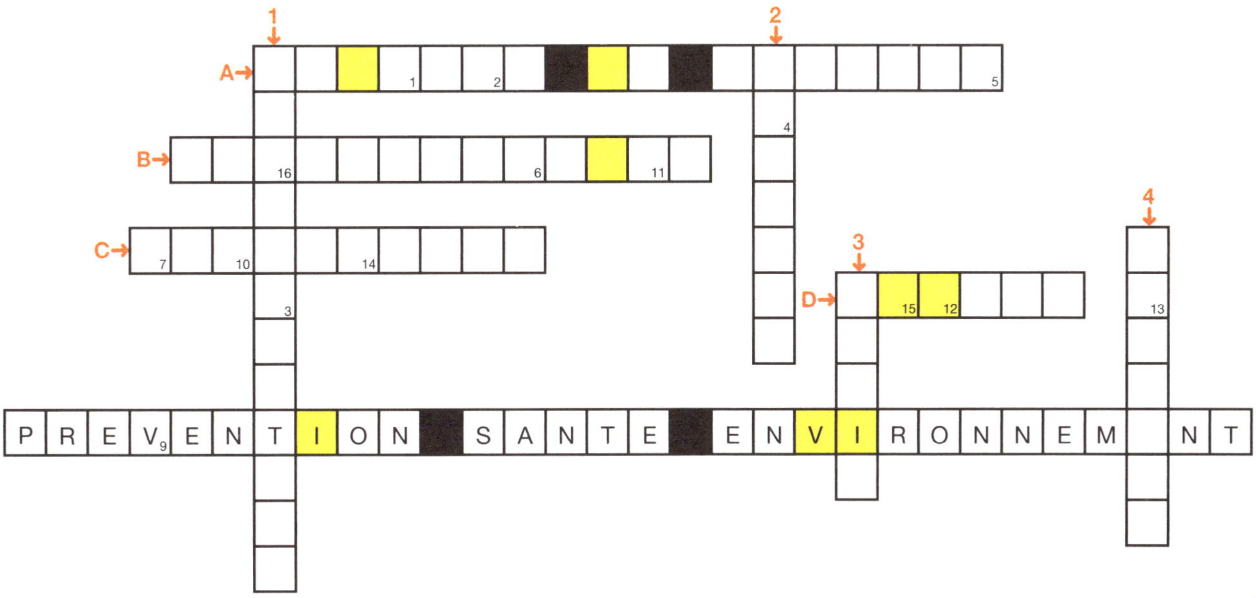

2 **Reportez** la lettre qui correspond à chaque numéro de la grille de mots croisés.

Numéro	1	2	3	4	5	6	7	8	9	10	11	12	13	14	15	16
Lettre	.....	.....	.....	.....	.....	.....	.....	F	.....	.....	.....	.....	.....	.....	.....	.....

Activité 2 ▸ Les quatre modules du programme de la PSE

3 **Retrouvez** :

- à l'aide des cases de couleur jaune des mots croisés (page 5) le mot caché, puis **reportez**-le verticalement ;
- l'intitulé des quatre modules du programme de PSE en associant chaque chiffre à la lettre correspondante.

Module 1

13	1		7	2		7	2	16	1	13

Module 2

12	2	16	7		7	13	7		2	10	1	13	7		12	13		10	11	16	7	11	3	3	2	1	4	11	16

Module 3

12	2	16	7		7	11	16		6	2	14	10	11	15	14	7		6	14	11	8	13	7	7	4	11	16	16	13	5

Module 4

12	2	16	7		7	11	16		13	16	9	4	14	11	16	16	13	3	13	16	1	

6	14	11	8	13	7	7	4	11	16	16	13	5

Activité 3 ▸ L'objectif de la PSE

4 **Retrouvez** l'objectif de la discipline PSE en associant chaque chiffre à la lettre.

13	1	14	13		2	10	1	13	15	14		12	13		6	14	13	9	13	16	1	4	11	16

4	16	12	4	9	4	12	15	13	5	5	13		13	1		10	11	5	5	13	10	1	4	9	13

Activité 4 ▸ Les modalités de l'évaluation de la PSE

5 Suite aux informations apportées par votre professeur, **cochez** la forme d'évaluation en PSE.

☐ Contrôle en cours de formation. ☐ Épreuve ponctuelle.

Activité 5 ▸ Des éléments du programme de la PSE

6 En vous aidant du sommaire pages 3 et 4, **cochez** le module concerné.

Éléments du programme de PSE	Module 1	Module 2	Module 3	Module 4
Le risque mécanique				
Le crédit et le surendettement				
Les rythmes biologiques et le sommeil				
La recherche d'emploi				
Le risque incendie				

1

Module 1
L'individu et sa santé

Les rythmes biologiques et le sommeil

OBJECTIF : Adopter des modes de vie qui favorisent un sommeil récupérateur.

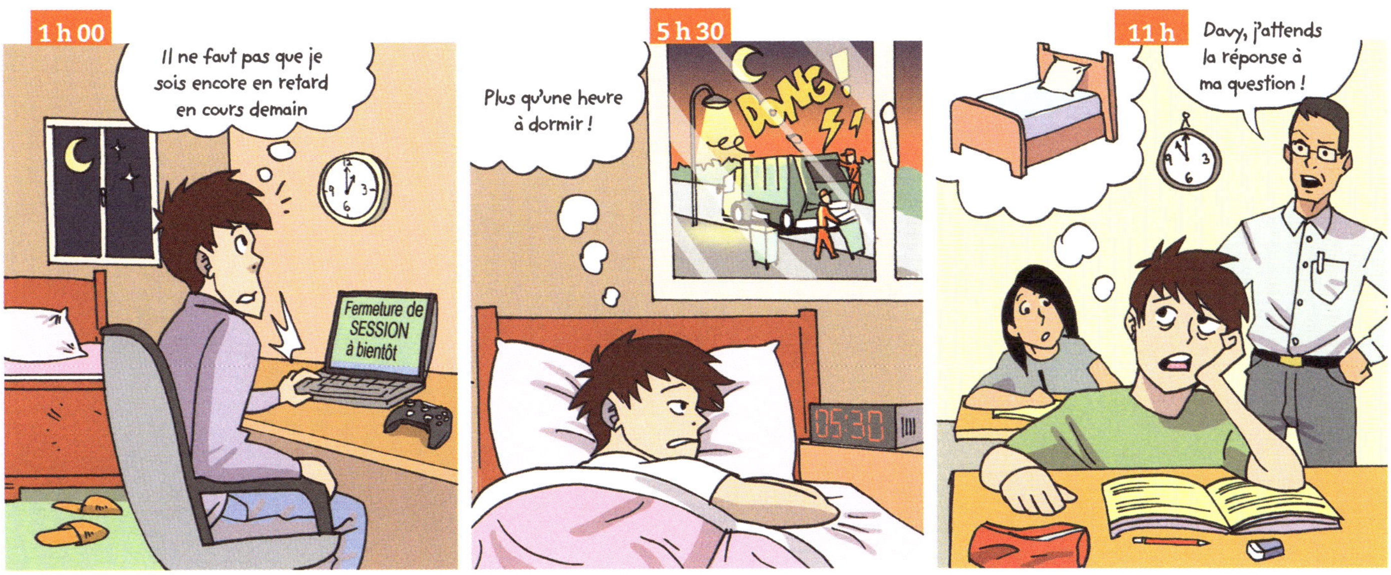

1 h 00
Il ne faut pas que je sois encore en retard en cours demain
Fermeture de SESSION à bientôt
5 h 30
Plus qu'une heure à dormir !
DONG !
05:30
11 h
Davy, j'attends la réponse à ma question !

Analyser la situation

1 **Cochez** le problème posé dans la situation.

☐ Comment réussir à réduire le besoin de sommeil ?
☐ Comment retrouver un sommeil réparateur ?
☐ Combien de temps maximum les jeunes peuvent-ils rester devant leur ordinateur ?

2 À partir de la situation, **renseignez** le diagramme d'Ishikawa.

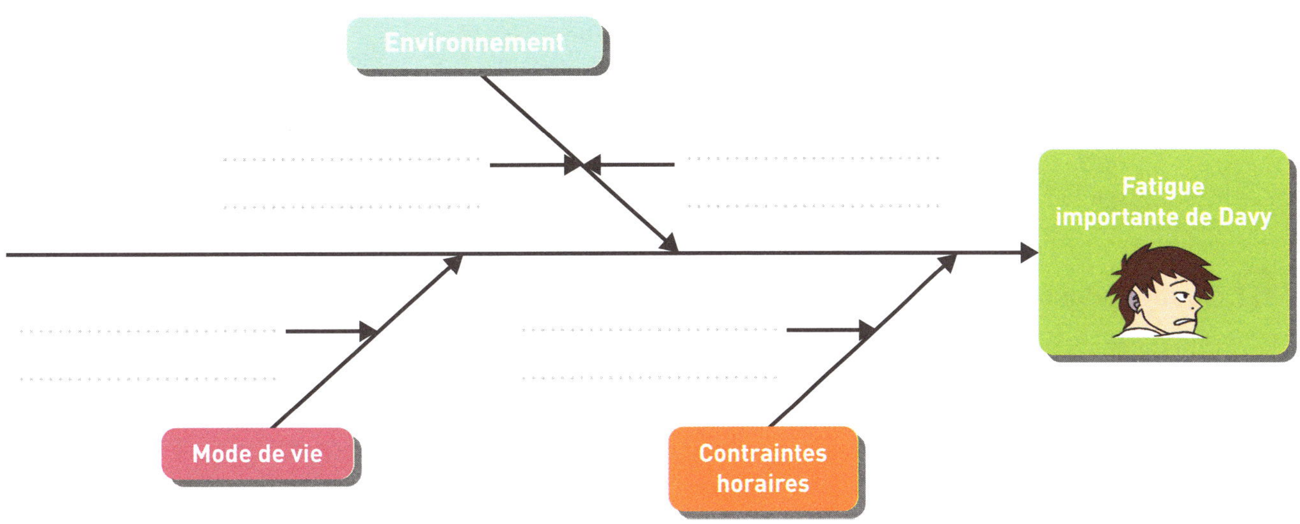

Mobiliser les connaissances

Activité 1 ▶ La notion de rythmes biologiques

3 Dans le document A, **surlignez** la définition des rythmes biologiques.

DOC A Les rythmes biologiques ou biorythmes

Les rythmes biologiques sont des phénomènes biologiques naturels totalement indépendants de la volonté, influencés par des facteurs extérieurs, se répétant à intervalles réguliers dans le temps, et gouvernés par une horloge biologique située dans le cerveau (hypothalamus).

4 **Reliez** les différents rythmes biologiques aux exemples correspondants.

Des exemples	Les rythmes biologiques et leur durée	Des exemples
Les mouvements respiratoires 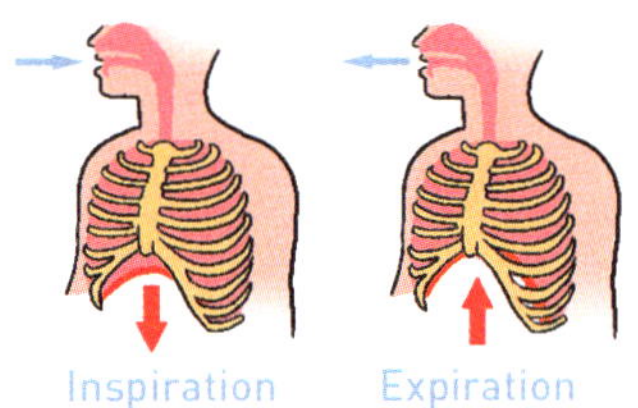	**Rythme circadien** d'une durée d'environ 24 heures	La gestation 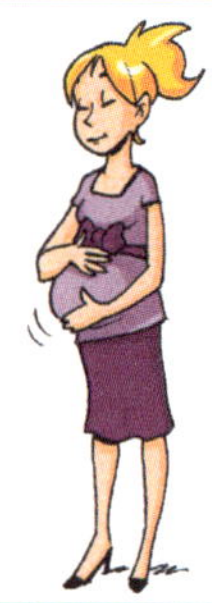
Le cycle menstruel 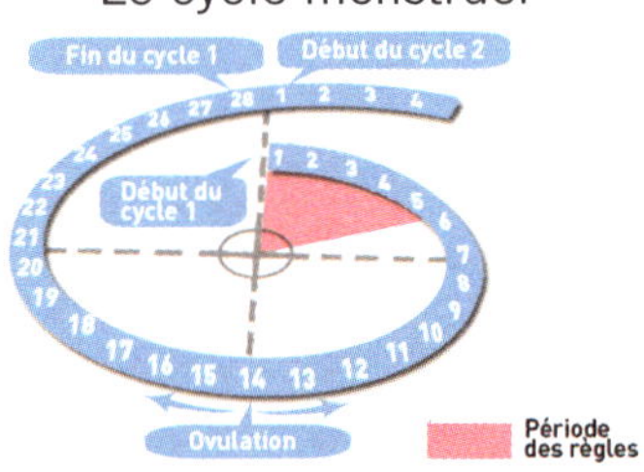	**Rythme ultradien** d'une durée de moins de 20 heures	Les battements du cœur 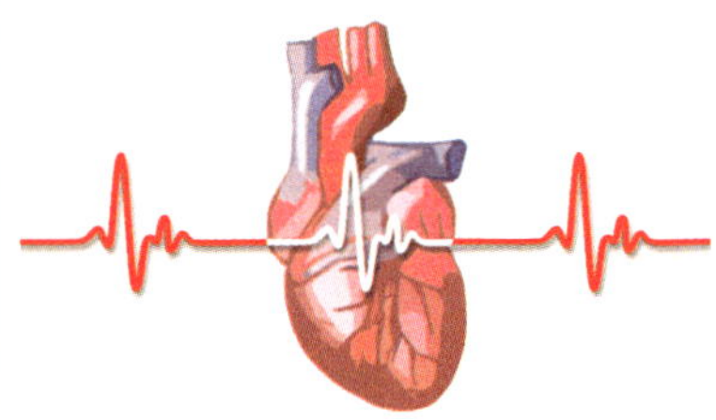
L'alternance veille/sommeil 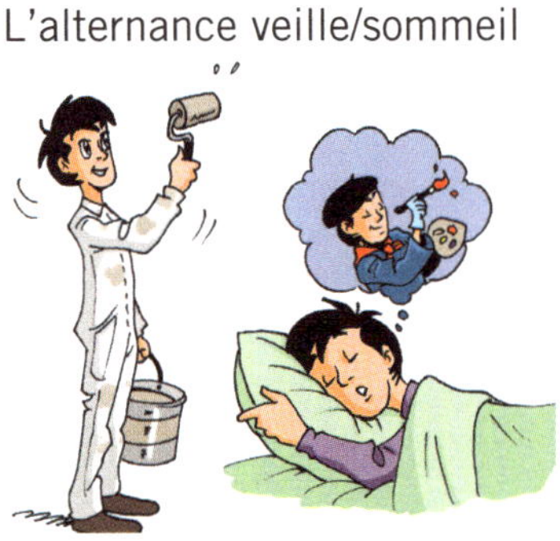	**Rythme infradien** d'une durée de quelques jours à plusieurs mois	La température corporelle 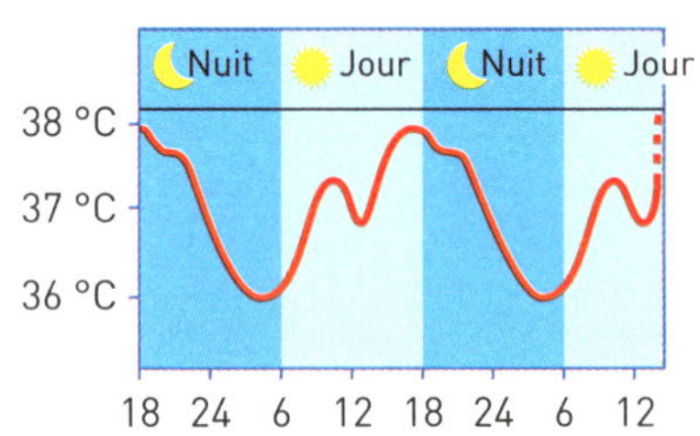

5 **Cochez**, dans la liste suivante, les rythmes qui ne sont pas des rythmes biologiques.

- ☐ Entraînements de natation tous les mardis à 18 h.
- ☐ Variations de la tension artérielle.
- ☐ Synthèse d'hormones.
- ☐ Cycle de l'ovulation.
- ☐ Tous les matins à 8 h, début des cours au lycée.

Activité 2 ▸ Le rythme biologique et le rythme imposé par le travail

6 À partir du document B,

6.1 **Indiquez** les périodes les plus favorables à l'activité physique et intellectuelle.

....

6.2 **Justifiez** votre réponse.

....

....

6.3 **Indiquez** la période la plus favorable au sommeil.

....

DOC B Le rythme circadien de la vigilance

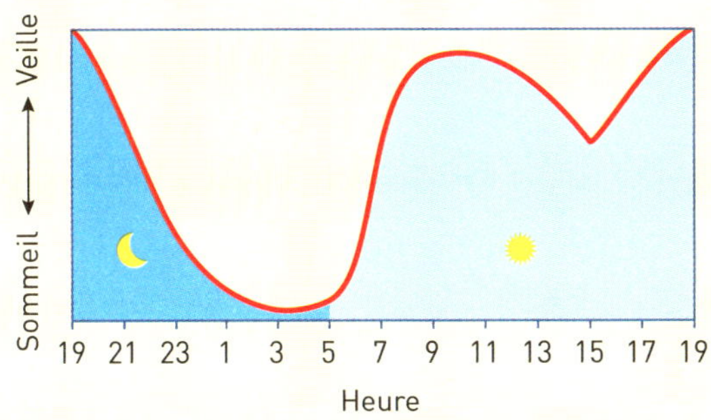

7 À partir du document B et des horaires de travail,

7.1 **Renseignez** le tableau.

Exemples d'horaires de travail		Rythmes biologiques désynchronisés (rythmes décalés par rapport aux rythmes biologiques)	
		Oui	Non
Travail en « semaine standard »	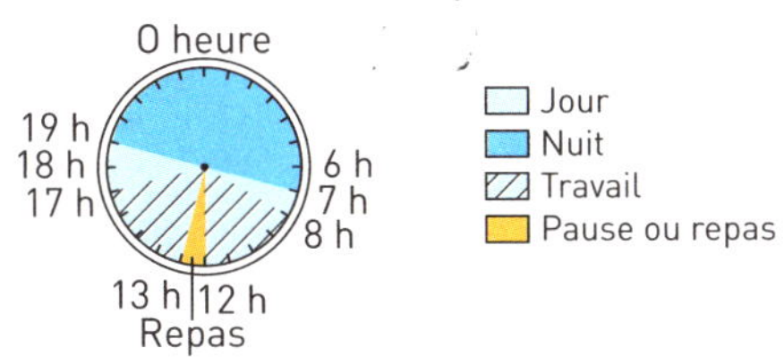		
Travail posté en 3 × 8 (travail en équipes successives)	Équipe du matin 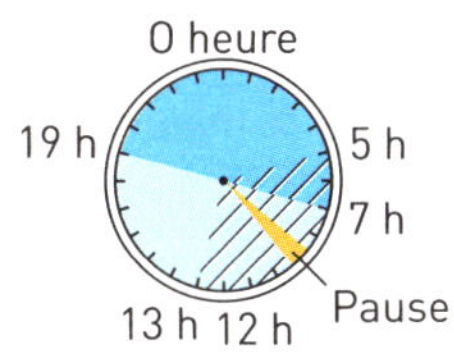		
	Équipe de l'après-midi 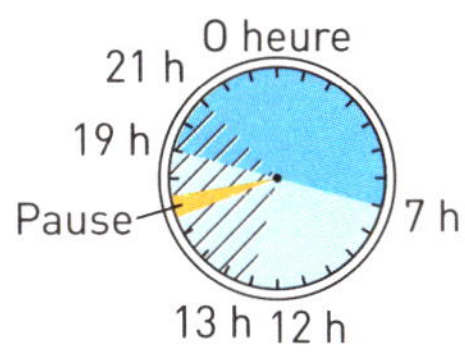		
	Équipe de nuit 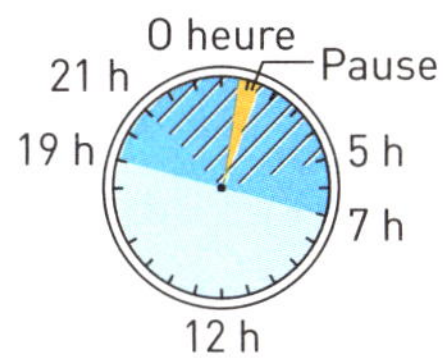		

7.2 **Indiquez** l'horaire de travail qui désynchronise le plus l'horloge biologique, puis **justifiez** votre réponse.

....

7.3 **Indiquez** le rythme biologique désynchronisé dans le cas du travail posté.

....

Activité 3 Le rôle du sommeil

8 À partir du document C, **indiquez** le nom du stade de sommeil pendant lequel vous :

– récupérez physiquement : ....

– récupérez nerveusement : ....

– mémorisez . ...

DOC C Un cycle de sommeil

Le sommeil comporte des cycles qui se répètent plusieurs fois dans la nuit. Chaque cycle regroupe cinq stades. Le premier de ces cycles est précédé d'une période d'éveil calme, plus ou moins longue, préparant l'endormissement. Après un cycle, il y a une phase de sommeil intermédiaire, brève, avec des micro-réveils suivis d'un nouveau cycle ou d'un réveil complet.

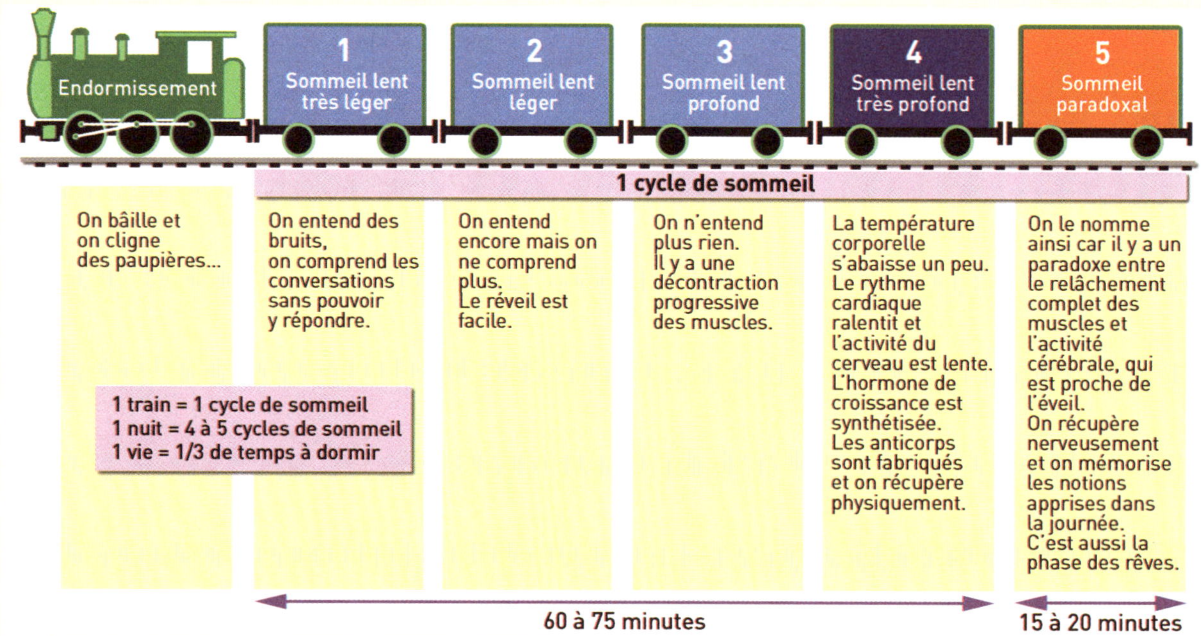

9 À partir du document D, **nommez** le stade de sommeil qui augmente au cours des cycles.

....

DOC D Le déroulement d'une nuit de sommeil

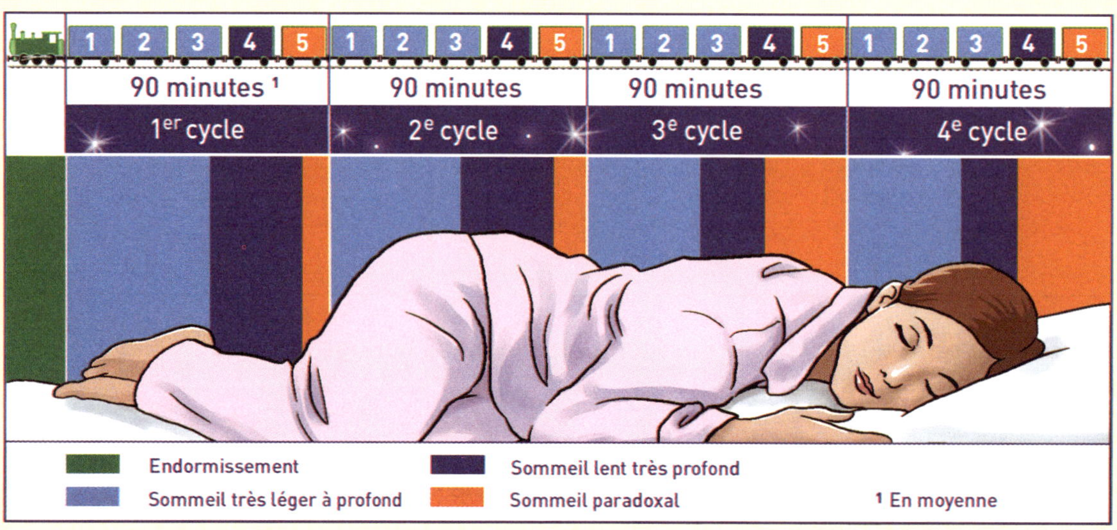

Activité 4 Les conséquences de la désynchronisation des rythmes biologiques

10 **Surlignez** les conséquences de la désynchronisation des rythmes biologiques :
– en rouge, sur l'individu ;
– en vert, sur l'activité professionnelle.

Troubles digestifs	Baisse de la productivité au travail	Augmentation des risques cardiovasculaires	Fatigue physique et nerveuse
Troubles du sommeil	Diminution du temps de réaction	Consommation importante d'excitants (café, alcool…)	Augmentation du risque d'accident du travail
Manque de concentration	Baisse de la qualité du travail	Absentéisme au travail	État de stress

Activité 5 Les mesures de prévention

11 **Identifiez**, sous chaque illustration, les attitudes qui favorisent la récupération de la fatigue physique et nerveuse.

12 **Surlignez** les mesures collectives pour les salariés en travail posté.

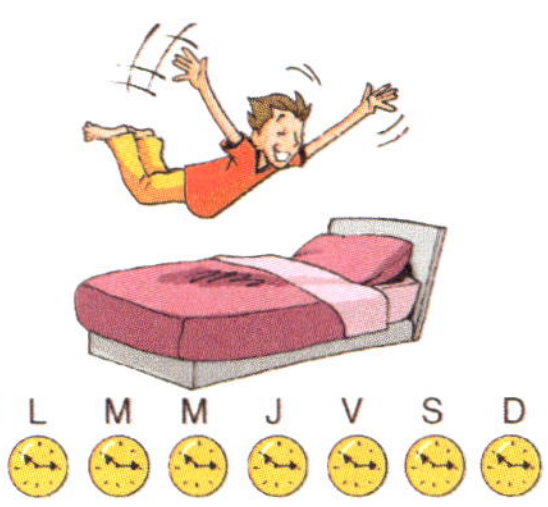

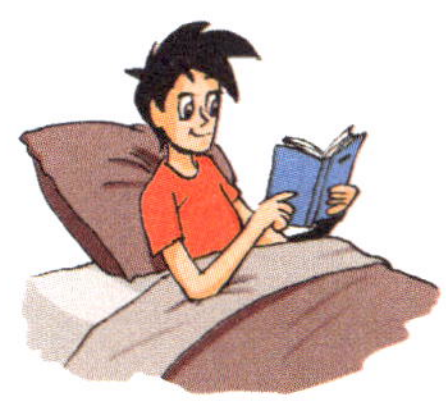

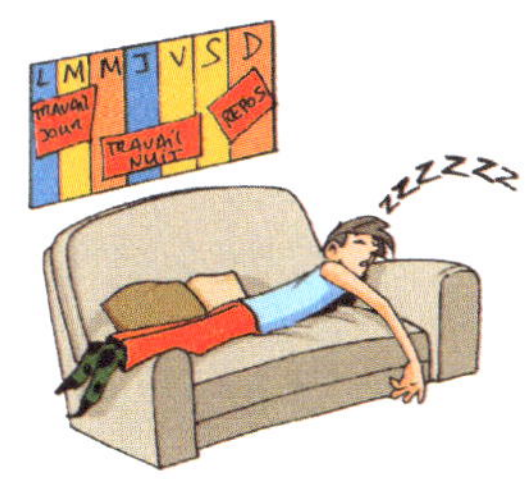

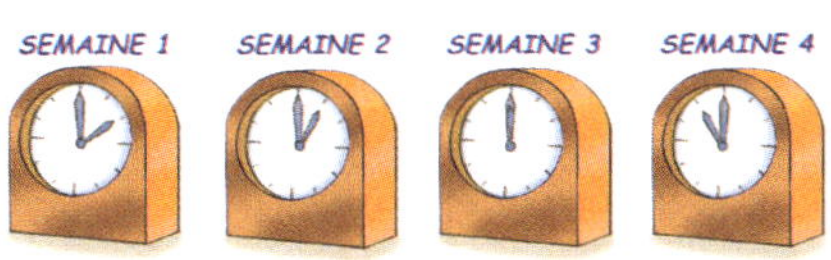

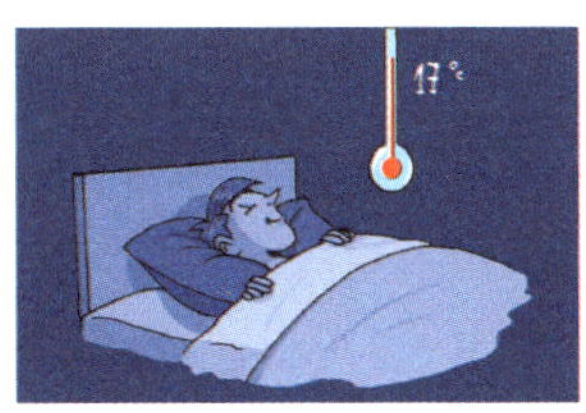

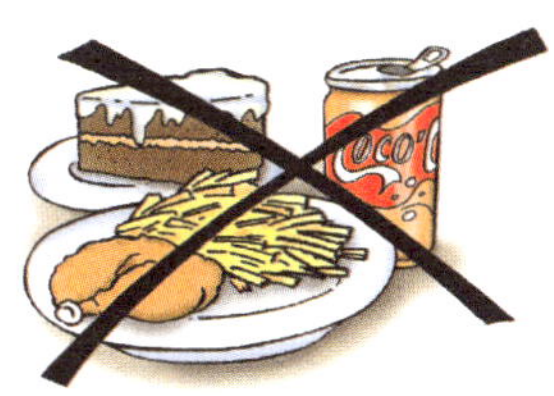

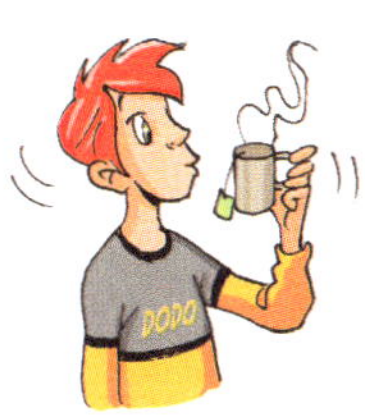

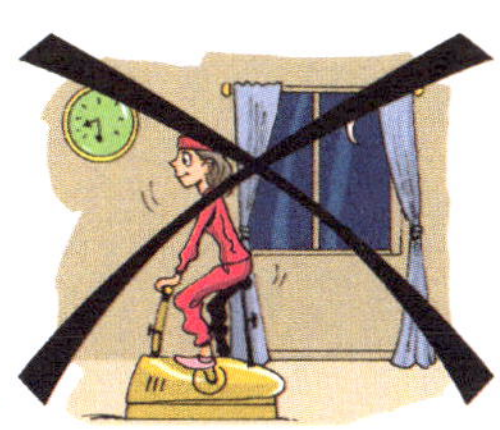

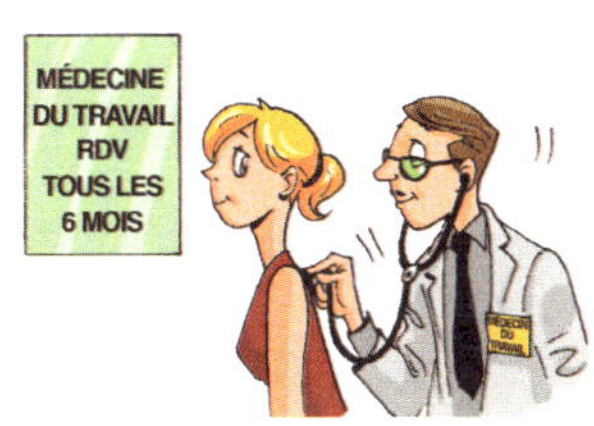

Proposer des solutions

13 **Entourez** la ou les mesures à prendre par Davy pour retrouver un sommeil réparateur.

MEMO

1

Les rythmes biologiques et le sommeil

• Les rythmes biologiques ou biorythmes

Ce sont des variations de fonctionnement de l'organisme humain qui se reproduisent à intervalles réguliers dans le temps et qui règlent notre vie. Le rythme veille/sommeil s'appelle le **rythme circadien**.

Le travail posté impose un rythme décalé par rapport au rythme biologique naturel : on parle de **désynchronisation**.

• Le rôle du sommeil

Il se déroule en général en une succession de **quatre à cinq cycles de 1 h 15 à 1 h 35** environ chacun. En début de cycle, les quatre premiers stades correspondent à un sommeil de plus en plus profond qui permet de **récupérer physiquement**. En fin de cycle, le sommeil paradoxal permet de **récupérer nerveusement** et de mémoriser les notions apprises dans la journée.

• Les conséquences de la désynchronisation des rythmes biologiques

Sur l'individu	Sur l'activité professionnelle
– Troubles digestifs. – Augmentation des risques cardiovasculaires. – Fatigue physique et nerveuse. – Troubles du sommeil. – Diminution du temps de réaction. – Consommation d'excitants. – Manque de concentration.	– Augmentation du risque d'accident du travail. – Baisse de la productivité au travail. – Baisse de la qualité du travail. – Absentéisme au travail.

• Les mesures de prévention

Elles consistent à **retrouver son rythme biologique**. Ainsi, il est conseillé de se coucher à heures régulières — en évitant les repas trop copieux, les excitants et les activités sportives —, de dormir dans une chambre au calme, sans lumière, modérément chauffée, et de se relaxer. Dans le cadre du travail posté, le salarié doit notamment bénéficier d'une surveillance médicale renforcée et ne pas travailler plus de trois nuits successives.

À vous de jouer !

Complétez la grille de mots croisés à l'aide des définitions.

Horizontalement

A Rythme biologique qui correspond à l'alternance veille/sommeil.

B Synonyme de rythmes biologiques.

C Localisation de notre horloge biologique.

D Provoquée par le manque de sommeil.

E Boisson à proscrire avant de se coucher.

Verticalement

1 Risque augmenté au travail si le sommeil est insuffisant.

2 Type de sommeil qui permet la récupération nerveuse.

3 Nom du stade du sommeil qui permet la récupération de la fatigue physique.

4 Favorisé par le sommeil paradoxal.

5 Composent une nuit de sommeil.

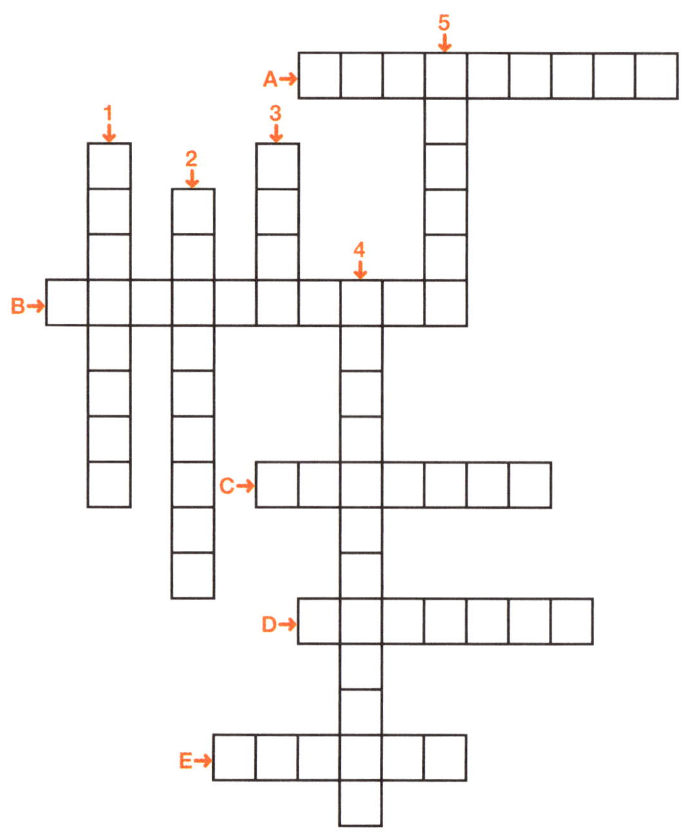

Une alimentation adaptée à son activité

OBJECTIF : Adapter l'alimentation à ses besoins.

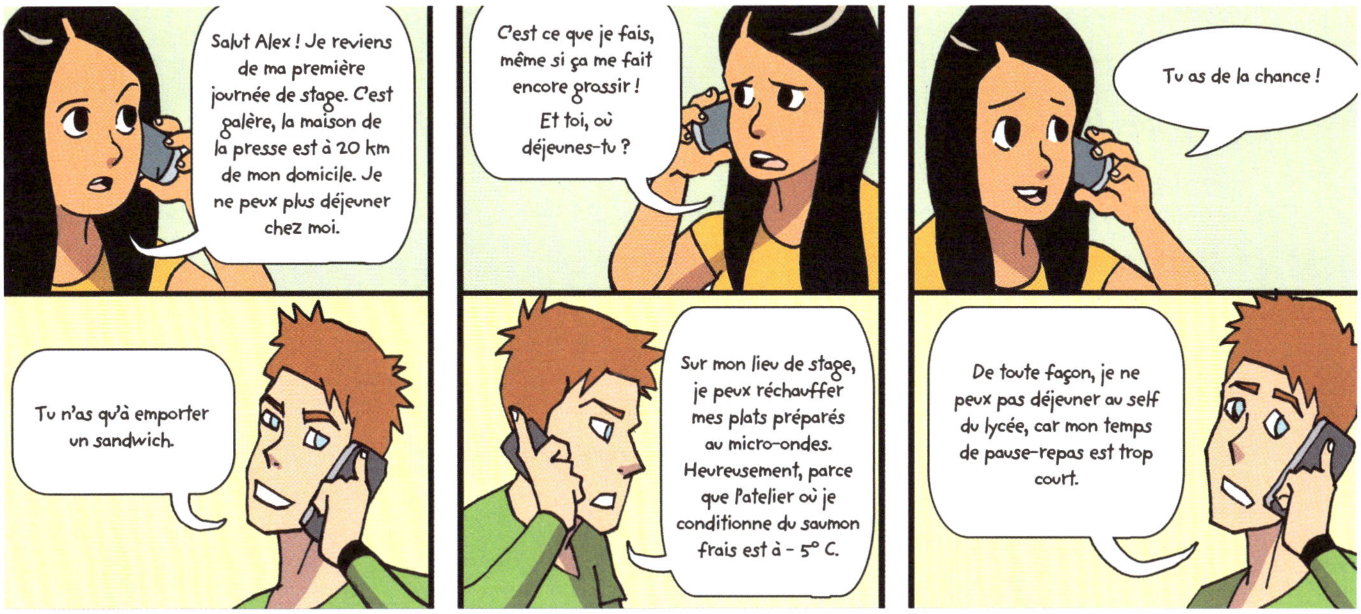
Salut Alex ! Je reviens de ma première journée de stage. C'est galère, la maison de la presse est à 20 km de mon domicile. Je ne peux plus déjeuner chez moi.
Tu n'as qu'à emporter un sandwich.
C'est ce que je fais, même si ça me fait encore grossir ! Et toi, où déjeunes-tu ?
Sur mon lieu de stage, je peux réchauffer mes plats préparés au micro-ondes. Heureusement, parce que l'atelier où je conditionne du saumon frais est à - 5° C.
Tu as de la chance !
De toute façon, je ne peux pas déjeuner au self du lycée, car mon temps de pause-repas est trop court.

Analyser la situation

1 **Cochez** le problème posé dans la situation.

☐ Comment se faire accepter par les autres avec un problème de surpoids ?
☐ Comment gérer son temps libre ?
☐ Comment manger équilibré malgré les contraintes de travail ?

2 **Renseignez** le tableau à partir de la situation.

		Zoé	Alex
Lieu habituel de prise du déjeuner			
Lieu de PFMP			
Contraintes	liées au lieu de prise du déjeuner		
	personnelles		
Mode de restauration durant la PFMP			

Mobiliser les connaissances

Activité 1 ▶ Les besoins alimentaires de l'organisme

3 À l'aide du document A, **renseignez** le tableau.

Trois besoins de l'organisme		....
Trois constituants alimentaires qui apportent cette énergie		....
Constituants alimentaires nécessaires pour :	lutter contre le froid	....
	apporter l'énergie nécessaire au travail musculaire	....

DOC A Des besoins alimentaires qualitatifs et quantitatifs

- **La ration alimentaire**

C'est la quantité d'aliments que doit consommer un individu en 24 heures pour satisfaire les besoins de l'organisme.

- **Les constituants alimentaires liés aux besoins de l'organisme**

	Énergétiques			Constructeurs (croissance, entretien)	Fonctionnels
Les besoins de l'organisme	Énergie musculaire 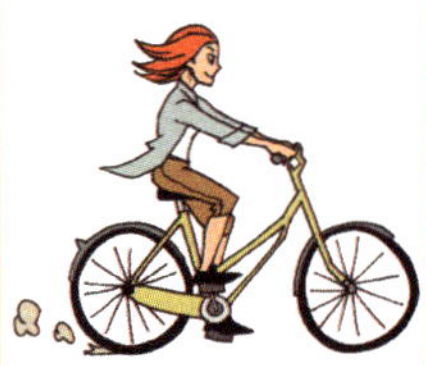	Énergie calorifique 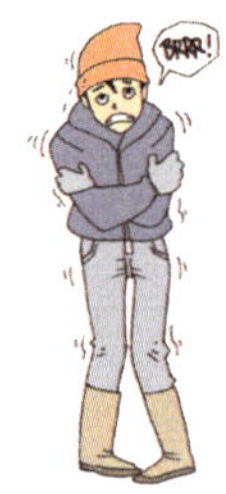	En cas de besoin	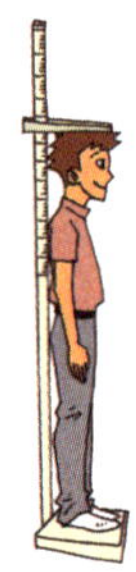	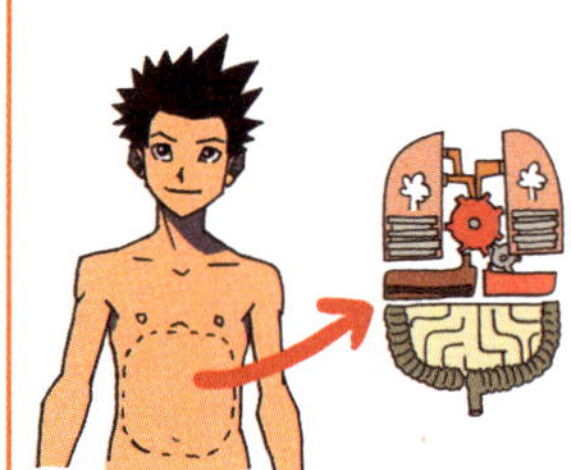
Les constituants alimentaires	Glucides 17 kJ/g	Lipides 38 kJ/g	Protides 17 kJ/g	Protides calcium	Eau, vitamines, sels minéraux, fibres

4 Sous chaque groupe d'illustrations :

4.1 **Indiquez** le facteur qui fait varier le besoin énergétique.

4.2 **Entourez** les besoins énergétiques journaliers de Zoé en rouge et d'Alex en vert.

Enfant (4 à 6 ans)

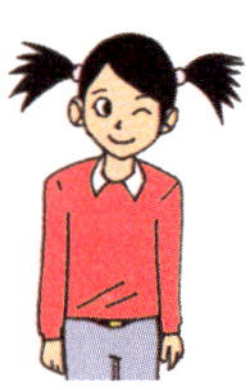

7 600 kJ/j

Personne âgée

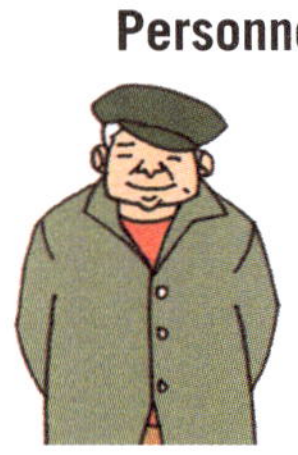

8 000 kJ/j

....

Adolescente (13 à 16 ans)

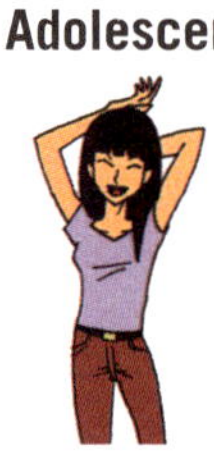

10 400 kJ/j

Adolescent (13 à 16 ans)

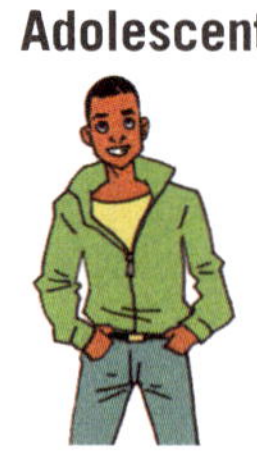

12 100 kJ/j

....

Homme (activité moyenne)

8 800 kJ/j

Homme (activité intense)

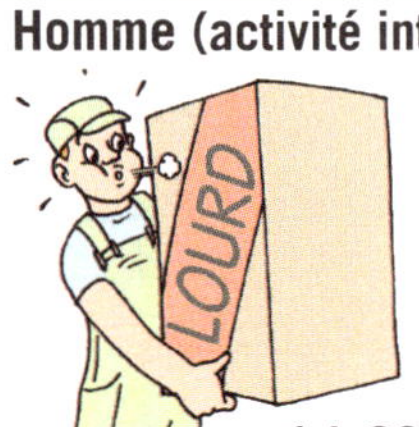

14 600 kJ/j

....

Femme

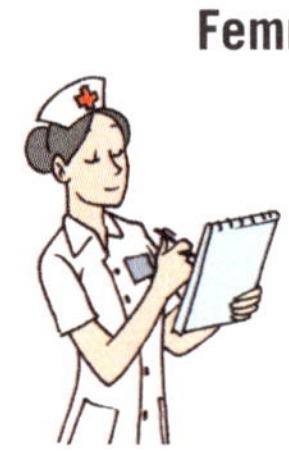

8 400 kJ

Femme enceinte

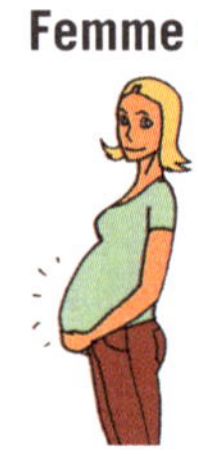

9 000 kJ

....

Activité 2 ▸ L'équilibre alimentaire

5 Dans le tableau :

5.1 **Cochez** le ou les groupes auxquels appartient chaque aliment du menu consommé par Zoé.

5.2 **Calculez**, pour chaque groupe d'aliments, le nombre de fois où le groupe est présent.

Journée alimentaire de Zoé / Groupes d'aliments	Petit-déjeuner	Grignotage dans la matinée	Déjeuner	Goûter	Dîner	Nombre de fois où le groupe est présent
		1 tablette de chocolat	Sandwich (beurre saucisson), coca	2 crêpes au chocolat, soda	Pizza aux anchois, éclair au café	
Produits laitiers						....
Viande Poisson Œuf						....
Fruits Légumes						....
Céréales Féculents						....
Corps gras						....
Produits sucrés						....
Boissons						....

6 À l'aide du document B et du tableau, **citez** les erreurs commises par Zoé.

....

....

DOC B L'équilibre alimentaire

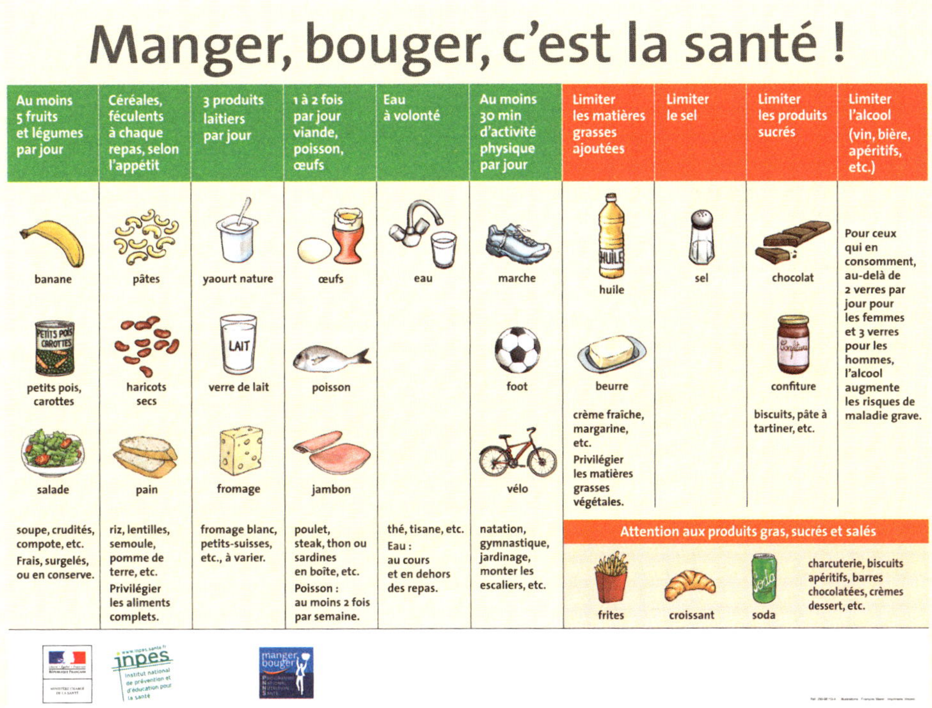

Manger, bouger, c'est la santé !
Au moins 5 fruits et légumes par jour
Céréales, féculents à chaque repas, selon l'appétit
3 produits laitiers par jour
1 à 2 fois par jour viande, poisson, œufs
Eau à volonté
Au moins 30 min d'activité physique par jour
Limiter les matières grasses ajoutées
Limiter le sel
Limiter les produits sucrés
Limiter l'alcool (vin, bière, apéritifs, etc.)
banane
pâtes
yaourt nature
œufs
eau
marche
huile
sel
chocolat
Pour ceux qui en consomment, au-delà de 2 verres par jour pour les femmes et 3 verres pour les hommes, l'alcool augmente les risques de maladie grave.
petits pois, carottes
haricots secs
verre de lait
poisson
foot
beurre
confiture
salade
pain
fromage
jambon
vélo
crème fraîche, margarine, etc.
Privilégier les matières grasses végétales.
biscuits, pâte à tartiner, etc.
soupe, crudités, compote, etc.
Frais, surgelés, ou en conserve.
riz, lentilles, semoule, pomme de terre, etc.
Privilégier les aliments complets.
fromage blanc, petits-suisses, etc., à varier.
poulet, steak, thon ou sardines en boîte, etc.
Poisson : au moins 2 fois par semaine.
thé, tisane, etc.
Eau : au cours et en dehors des repas.
natation, gymnastique, jardinage, monter les escaliers, etc.
Attention aux produits gras, sucrés et salés
frites
croissant
soda
charcuterie, biscuits apéritifs, barres chocolatées, crèmes dessert, etc.
inpes
Institut national de prévention et d'éducation pour la santé
manger bouger

L'apport énergétique nécessaire pour couvrir la dépense énergétique d'une journée doit être réparti ainsi : 25 % au petit-déjeuner, 30 % au déjeuner, 15 % au goûter et 30 % au dîner.

Source : INPES (www.mangerbouger.fr).

Illustration de François Maret

Activité 3 Les erreurs alimentaires et leurs conséquences

7 À l'aide du document C, **calculez** l'IMC de Zoé et **reportez** le résultat dans la bonne case du tableau.

	Poids 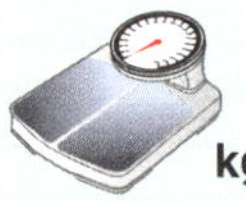 kg	Taille 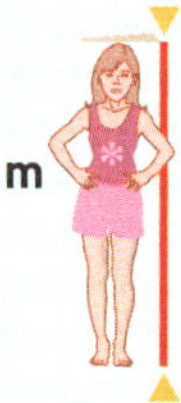 m	Indice de masse corporelle 18 25 30			
			Maigreur	IMC Normal	Surpoids	Obésité
Alex	69 kg	1,70 m		23,87		
Zoé	75 kg	1,68 m				

8 **Surlignez**, dans le document D, les conséquences des erreurs alimentaires sur la santé.

DOC C Le calcul de l'indice de masse corporelle (IMC)

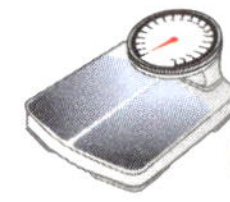

$$\frac{\text{Poids}}{\text{Taille}^2}$$

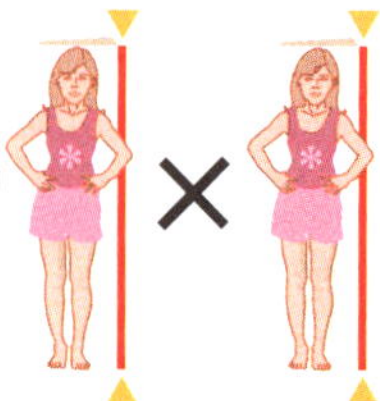

DOC D Des témoignages de salariés

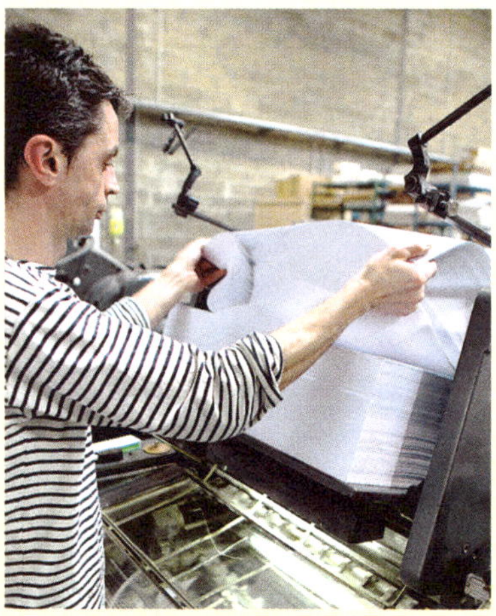

Depuis huit mois, je fais les 3x8. Quand je suis de l'équipe du matin (5 h-13 h), je ne prends pas de petit-déjeuner car je n'ai pas faim ; et dans la matinée je bois du café pour tenir le coup. En quittant mon travail, je déjeune rapidement à la pizzeria située face à l'entreprise, avant de faire les 40 km pour rentrer chez moi.

Quand je suis de l'équipe de l'après-midi (13 h-21 h), j'emporte un sandwich à consommer sur place pendant ma pause-déjeuner de 30 minutes ; et quand je suis de l'équipe de nuit (21 h-5 h) je prévois la veille un plat à réchauffer au micro-ondes et je complète avec des barres chocolatées si j'ai encore faim. Mais j'ai pris du poids et j'ai souvent des problèmes digestifs.

Le médecin m'a mis en garde contre les risques tels que le diabète ou l'hypertension liés à mon mode d'alimentation.

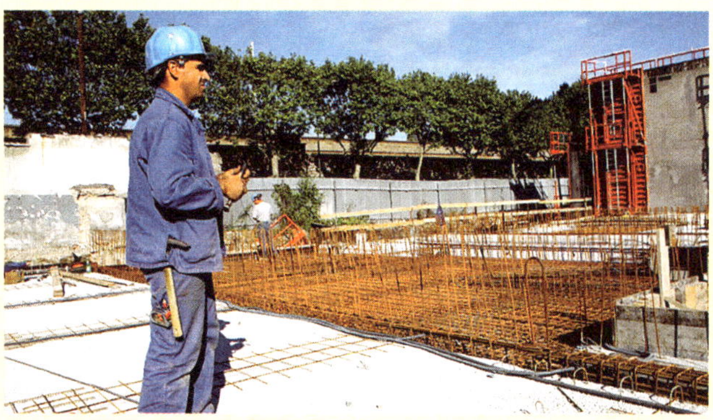

Depuis dix ans, je travaille dans le BTP où je fais la journée continue (8 h-16 h). Je prends mes repas sur place pendant la pause-déjeuner de 30 minutes. Je suis sur les chantiers, donc je mange souvent un sandwich. Je compense par un dîner plus copieux.

À la dernière visite périodique, suite à une prise de sang, le médecin du travail a constaté un taux de cholestérol élevé. Il m'a conseillé de changer mes habitudes alimentaires.

9 À partir du document D, **indiquez** trois contraintes liées à l'activité professionnelle qui ont une incidence sur l'alimentation.

....

....

....

10 **Indiquez**, sous chaque illustration, la conséquence possible des erreurs alimentaires sur l'activité professionnelle.

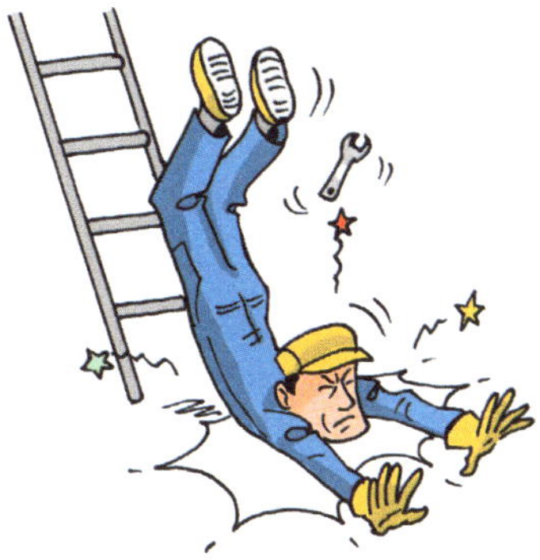

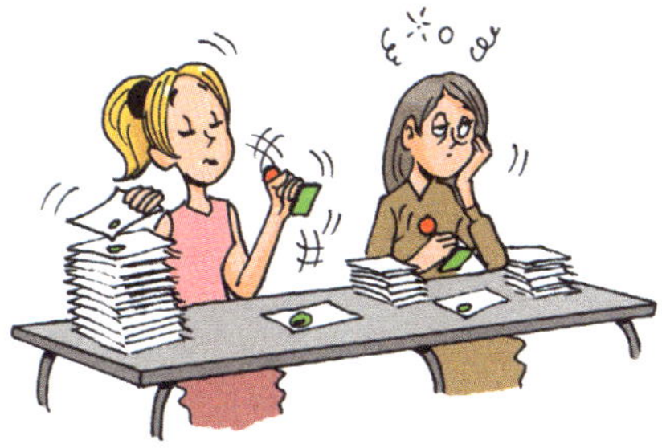

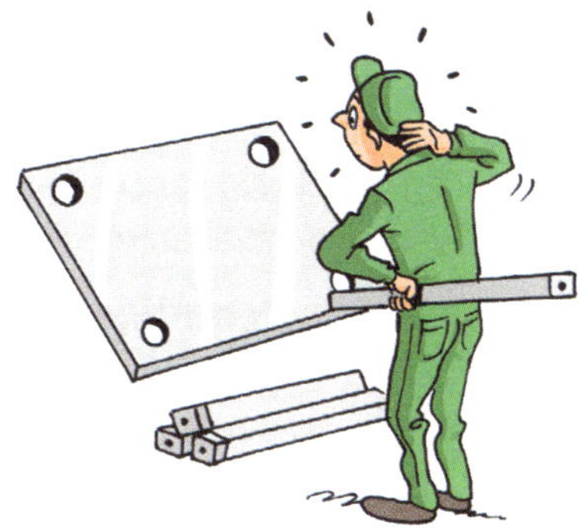

....

Activité 4 ▶ Des mesures collectives pour favoriser une bonne hygiène alimentaire en entreprise

11 **Parmi les mesures obligatoires mises en place par l'employeur si au moins 25 salariés souhaitent se restaurer, cochez celles qui favorisent une bonne hygiène alimentaire.**

- ☐ Mettre à disposition des salariés un robinet d'eau potable (fraîche et chaude) pour 10 personnes.
- ☐ Limiter la durée quotidienne du travail accompli par un travailleur de nuit à moins de huit heures.
- ☐ Aménager un local de restauration avec une installation permettant de réchauffer les plats.
- ☐ Autoriser une pause d'une durée minimale de 20 minutes dès que le temps de travail quotidien atteint 6 heures.
- ☐ Mettre à disposition des salariés un moyen de conservation ou de réfrigération des aliments et des boissons.
- ☐ Mettre à disposition des salariés un local pourvu de sièges et de tables en nombre suffisant.

Proposer des solutions

12 **Renseignez** le tableau.

Zoé 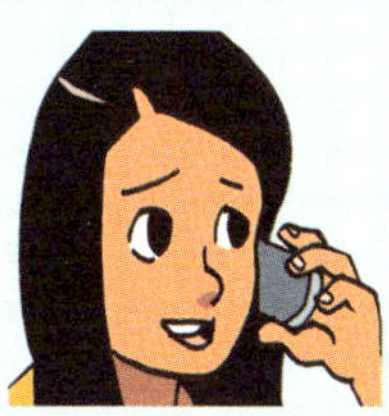	Trois conseils pour avoir une alimentation équilibrée sans aggraver son problème de surpoids	....		
	Choix du pique-nique qui répond au mieux à ses besoins	**1** **Sandwich au thon :** pain, salade, tomate, mayonnaise, thon	**2** **Salade niçoise :** riz, thon, œufs, olives, tomates, huile, vinaigre **Yaourt** **Compote**	**3** **Salade composée :** pâtes, chorizo, œufs, huile, vinaigre **Camembert** **Éclair au chocolat**
Alex 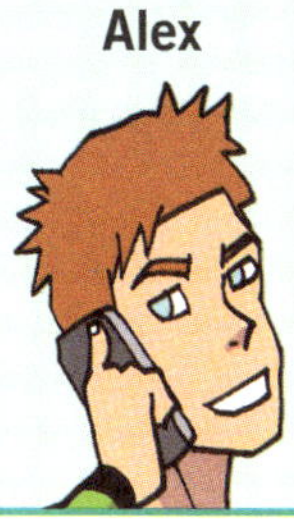	Nom des constituants alimentaires à privilégier pour lutter contre l'ambiance de travail froide	....		

MEMO

2

Une alimentation adaptée à son activité

• Les besoins alimentaires de l'organisme

Ils sont triples :
- **assurer la construction** et l'entretien des cellules ;
- **fournir l'énergie** nécessaire aux activités de l'organisme (travail musculaire, résistance au froid…) ;
- **permettre le bon fonctionnement** des cellules.

Ils varient en fonction de l'âge, du sexe, de l'activité physique et de l'état physiologique (femme enceinte ou allaitante).

• L'équilibre alimentaire

L'équilibre alimentaire exige une **répartition de l'alimentation entre les repas de la journée**. Le petit-déjeuner doit apporter 25 % de l'apport alimentaire quotidien, le déjeuner 30 %, le goûter 15 % et le dîner 30 %. Il faut apporter au cours des trois ou quatre repas de la journée tous les constituants alimentaires contenus dans les **six groupes d'aliments**. L'équilibre nutritionnel ne se fait pas sur un seul repas mais sur plusieurs repas, voire sur plusieurs jours et s'adapte à l'activité professionnelle.

• Les erreurs alimentaires et leurs conséquences

Les erreurs alimentaires peuvent avoir des conséquences :
- sur la santé : **surpoids**, **diabète**, **maladies cardio-vasculaires** (hypertension), **troubles digestifs** ;
- sur les activités professionnelles : accidents du travail, baisse de la productivité et de la qualité du travail.

• Des solutions pour favoriser une bonne hygiène alimentaire

- Des **mesures collectives** : mettre à disposition des salariés un robinet d'eau potable (fraîche et chaude), aménager un local de restauration dans l'entreprise avec une installation permettant de réchauffer les plats et de réfrigérer des aliments…
- Des **attitudes personnelles** : consommer des fruits et légumes, réduire la consommation de féculents, de produits gras ou sucrés, éviter le grignotage entre les repas.

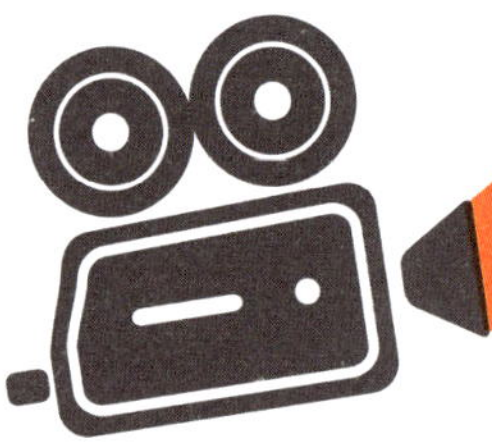

À vos vidéos !

Titre : Le petit-déjeuner
Lien : http://dai.ly/xa76eu
Durée : 1 min 29 s

Après avoir regardé la vidéo, répondez aux questions.

1 Quelle est la composition du petit-déjeuner de Paul, Garance et de leur maman ?

	Composition du petit-déjeuner
Paul	…………………………
Garance	…………………………
Maman	…………………………

2 Pourquoi le petit-déjeuner est-il primordial ?

……………………………………………………………
……………………………………………………………
……………………………………………………………

3 Quelle doit être la composition d'un petit-déjeuner ?

	Aliments	Apports alimentaires
1	…………………………	…………………………
2	…………………………	…………………………
3	…………………………	…………………………
4	…………………………	…………………………

4 Quel pourcentage de la ration alimentaire le petit-déjeuner représente-t-il ?

☐ 10 à 15 %.
☐ 15 à 20 %.
☐ 20 à 25 %.

5 Quelles sont les conséquences d'une absence de petit-déjeuner ?

……………………………………………………………
……………………………………………………………
……………………………………………………………

3

Module 1
L'individu et sa santé

L'activité physique et ses effets sur la santé

OBJECTIF : Pratiquer une activité physique régulière et raisonnée pour préserver son capital santé.

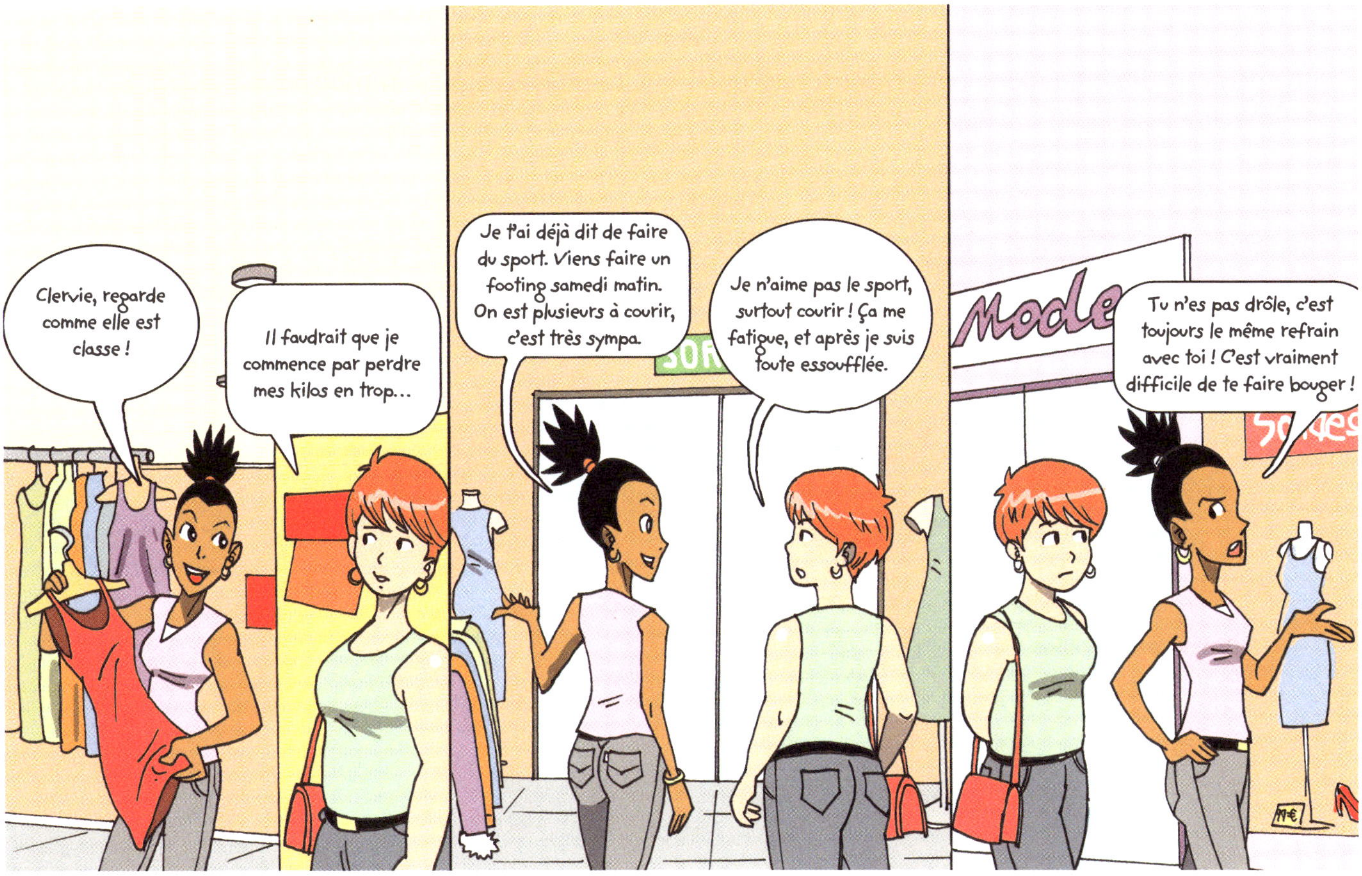

Clervie, regarde comme elle est classe !
Il faudrait que je commence par perdre mes kilos en trop...
Je t'ai déjà dit de faire du sport. Viens faire un footing samedi matin. On est plusieurs à courir, c'est très sympa.
Je n'aime pas le sport, surtout courir ! Ça me fatigue, et après je suis toute essoufflée.
Mode
Tu n'es pas drôle, c'est toujours le même refrain avec toi ! C'est vraiment difficile de te faire bouger !

Analyser la situation

1 **Cochez** le problème posé dans la situation.

☐ Comment concilier activité physique et travail scolaire ?
☐ Comment s'inscrire à un club de sport ?
☐ Comment se bouger quand on n'aime pas le sport ?

2 **Indiquez** les objections de Clervie à la pratique du footing.

....

....

....

Mobiliser les connaissances

Activité 1 La relation entre organes et appareils lors du travail musculaire

3 À l'aide du document A,

3.1 Nommez les éléments consommés par le muscle.

....

3.2 Cochez l'affirmation exacte.

- ☐ Plus l'activité physique est intense plus les besoins en glucose et en dioxygène augmentent.
- ☐ Plus l'activité physique est intense moins les besoins en glucose et en dioxygène sont importants.
- ☐ Les besoins en glucose et en dioxygène sont identiques quelle que soit l'intensité de l'activité physique.

3.3 Citez les modifications observées lors d'une activité physique qui contribuent à satisfaire les besoins accrus du muscle.

....

DOC A Des modifications de l'organisme lors de l'activité physique

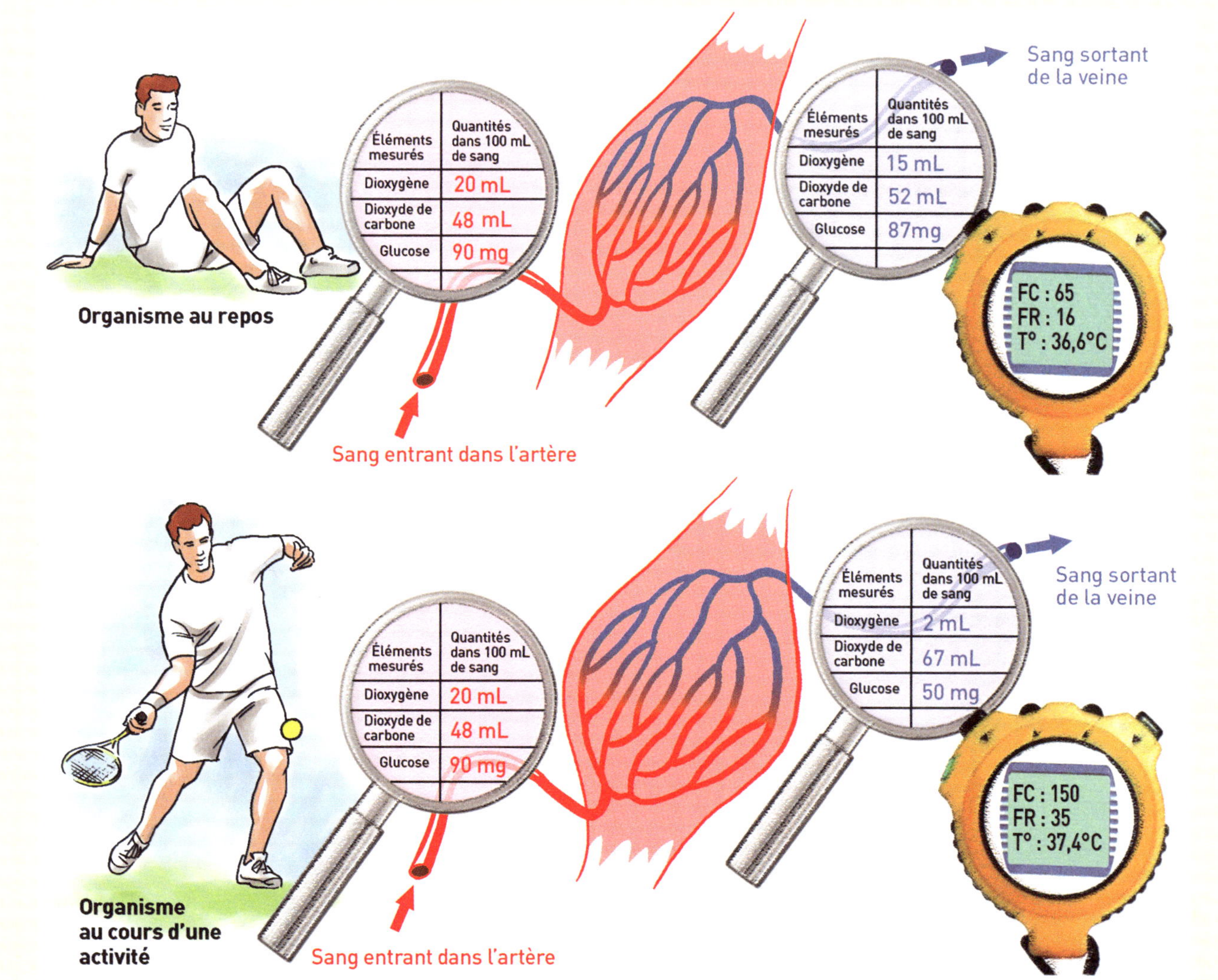

FC : Fréquence cardiaque (pulsations/minute) **FR** : Fréquence respiratoire (expirations/minute)
T° : Température corporelle en degrés Celsius

4 **Reliez chaque organe intervenant lors du travail musculaire à l'organe, à l'appareil ou au système correspondant.**

Principaux organes intervenant lors du travail musculaire	Organe, appareils ou système
Les **glandes sudoripares** sécrètent la sueur, ce qui permet de réguler la température du corps et d'éliminer certains déchets.	Système nerveux
Le **cœur** bat plus vite pour accélérer la circulation du sang et ainsi mieux approvisionner les muscles en dioxygène et en glucose.	Appareil respiratoire
Dans les **poumons**, les échanges entre l'air et le sang s'accélèrent pour apporter plus de dioxygène aux muscles et évacuer le dioxyde de carbone.	Appareil cardio-vasculaire
Le **cerveau** envoie un message aux muscles pour leur permettre de se contracter et de se relâcher successivement.	Peau
Les **muscles** permettent les mouvements.	Appareil locomoteur

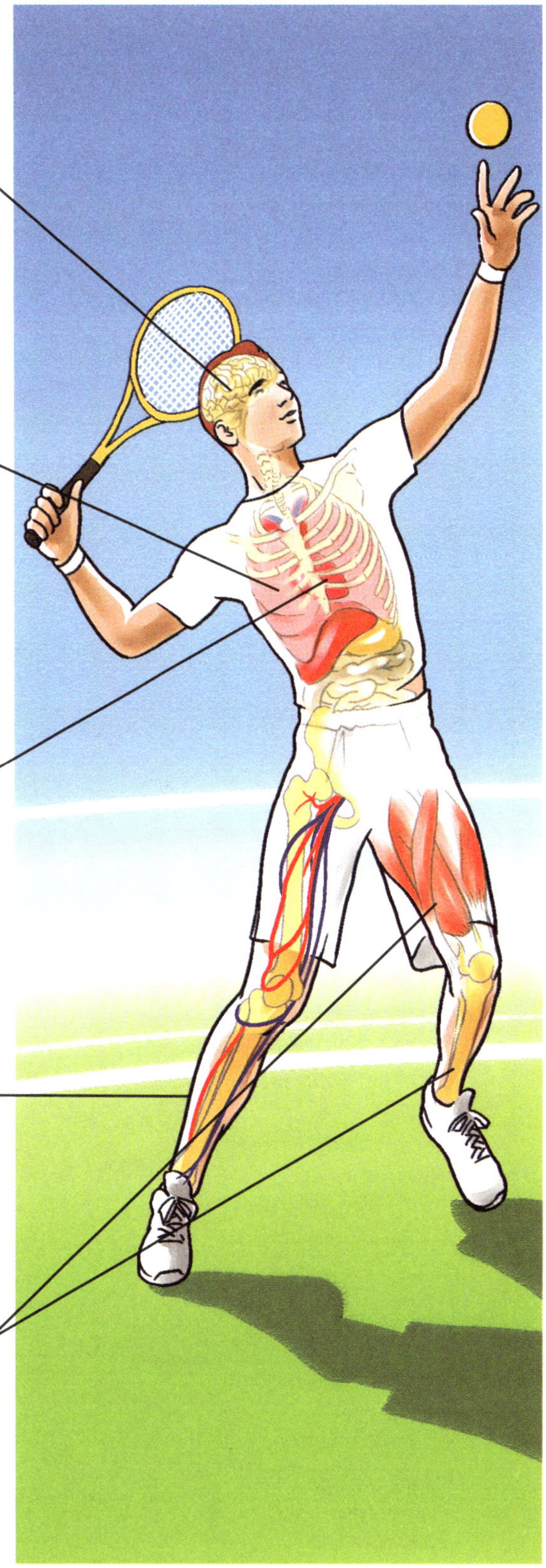

Activité 2 ▸ Les effets de l'activité physique sur la santé

5 **Indiquez**, à partir de l'affiche « Bouger, c'est la santé », l'activité à réaliser tous les jours pour protéger sa santé.

....

6 À partir du guide « La santé vient en bougeant » page 9 sur le site www.inpes.sante.fr/, **indiquez**, pour chaque effet listé sous l'organe, le système ou l'appareil, les modifications entraînées par l'activité physique avec :

– un signe « + » lorsque l'effet augmente ; – un signe « – » lorsque l'effet diminue.

	Appareil respiratoire
...	Capacité respiratoire

	Appareil urinaire
...	Problèmes rénaux

	Appareil locomoteur
...	Masse osseuse
...	Croissance chez l'enfant et l'adolescent
...	Masse musculaire
...	Tonus, souplesse, force musculaire

	Peau
...	Masse adipeuse (graisse sous la peau)
...	Régulation de la température

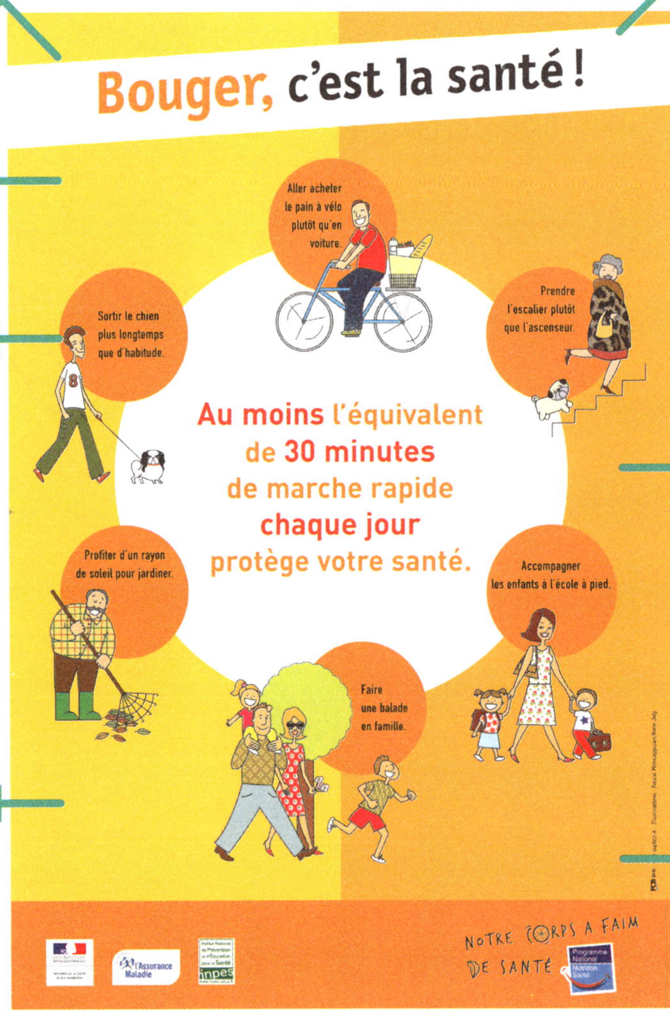

Bouger, c'est la santé !
Aller acheter le pain à vélo plutôt qu'en voiture.
Sortir le chien plus longtemps que d'habitude.
Prendre l'escalier plutôt que l'ascenseur.
Au moins l'équivalent de 30 minutes de marche rapide chaque jour protège votre santé.
Profiter d'un rayon de soleil pour jardiner.
Accompagner les enfants à l'école à pied.
Faire une balade en famille.
Notre corps a faim de santé

Source : INPES (www.mangerbouger.fr)
Illustrations : Pascal Moncapjuzan et Anne Joly.

	Système nerveux
...	Vigilance
...	Mémoire et concentration
...	Anxiété et stress
...	Coordination des mouvements
...	Sommeil

	Appareil cardiovasculaire
...	Résistance du cœur à l'effort
...	Risque de maladies cardiovasculaires
...	Risque d'hyper-tension artérielle

	Appareil digestif
...	Risque de cancer du gros intestin
...	Transit intestinal

7 Dans le document B, **surlignez** en rouge les limites des bienfaits de l'activité physique sur la santé.

DOC B Les bénéfices ne doivent pas faire oublier les risques

Chaque médaille a son revers, et le sport n'y échappe pas. La pratique régulière d'une activité physique augmente le risque de lésions physiques (fracture, luxation, traumatisme crânien, rupture des ligaments croisés, entorse) ou chroniques (tendinites de l'épaule pour la natation, tendinopathie du genou et de la cheville pour le vélo ou la course à pied). Il existe également un risque de surmenage des cartilages de croissance chez l'enfant. Enfin, 4 % des personnes pratiquant une activité physique de manière intense (jogging, par exemple) présenteraient un profil d'addiction à leur activité.

www.inserm.fr

Activité 3 ▸ Les effets du dopage

8 Dans le document C, **surlignez** pour chaque produit :

– en vert, les effets principaux du dopage ;
– en rouge, les effets secondaires (ou dangers) du dopage.

DOC C Les substances interdites dans le sport

De nombreuses catégories de substances sont interdites dans le sport en raison des effets dommageables qu'elles peuvent avoir sur la santé du sportif et sur le franc-jeu. Chaque année, l'Agence mondiale antidopage établit une nouvelle liste des substances interdites.

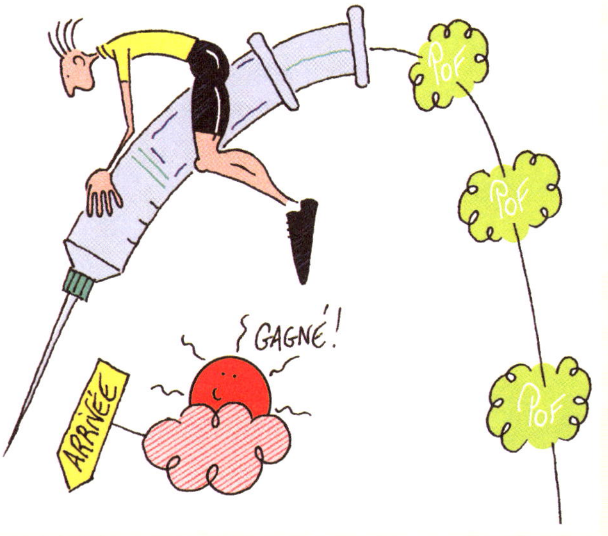

Les stimulants peuvent améliorer la concentration et diminuer la fatigue, mais peuvent aussi être nocifs pour le cœur.

Les stéroïdes peuvent accroître la masse musculaire et la force, mais peuvent aussi avoir des effets dommageables sur le cœur, le foie et l'appareil reproducteur et entraîner la mort subite.

Les hormones, susceptibles de toutes sortes d'applications médicales utiles, peuvent aussi être néfastes chez les jeunes dont la croissance n'est pas terminée.

Les diurétiques peuvent aider à perdre du poids mais masquent l'utilisation d'autres substances interdites et peuvent entraîner déshydratation et fatigue ;

Les narcotiques peuvent soulager la douleur mais aussi causer une blessure irréparable.

Les cannabinoïdes (ex. : haschisch, marijuana) peuvent avoir un effet tranquillisant mais aussi entraîner une perte de coordination et de concentration.

D'après www.unesco.org

Proposer des solutions

9 **Renseignez** le tableau.

Exemples d'activités physiques qui permettront à Clervie de bouger sans pratiquer nécessairement un sport	Avantages d'une activité physique régulière et raisonnée pour Clervie
....	....
....	....
....	....
....	....
....	....
....	....
....	....
....	....

MEMO

3

L'activité physique et ses effets sur la santé

- **La relation entre organes et appareils lors du travail musculaire**

Lorsque le travail musculaire augmente, le muscle prélève davantage de glucose et de dioxygène dans le sang. L'augmentation de la fréquence des battements du cœur et des mouvements respiratoires au cours d'une activité physique contribue à satisfaire les besoins accrus des muscles.

- **Les effets de l'activité physique sur la santé**

La pratique d'une activité physique régulière et raisonnée a des effets positifs sur :
- la **santé** : elle diminue les risques de maladies cardiovasculaires, de certains cancers, l'ostéoporose... ;
- la **condition physique** : elle augmente la force et le tonus, facilite la souplesse et la coordination. Elle améliore aussi les fonctions cardiaque et respiratoire ;
- le **bien-être** : elle permet d'améliorer la qualité du sommeil et la résistance à la fatigue, elle diminue l'anxiété et aide à se relaxer.

Cependant, les bénéfices de l'activité physique ne doivent pas faire oublier les limites. En effet, le surentraînement et l'addiction au sport peuvent engendrer des blessures et amener certains sportifs à recourir au dopage.

- **Les effets du dopage**

Les produits dopants augmentent les capacités physiques et mentales ou masquent l'emploi de certaines substances. Ils sont interdits par la loi et responsables de nombreux effets secondaires.

À vos vidéos !

Titre : Ma santé - L'activité physique
Lien : http://urls.fr/vcx
Durée : 4 min

Après avoir regardé la vidéo, répondez aux questions.

1 Quel est le pourcentage de Français qui ne pratiquent aucune activité physique ?

2 Quel est le pourcentage de Français qui reconnaissent avoir une activité physique hebdomadaire ?

3 Que veut dire bouger d'un point de vue sanitaire ?

4 Qu'est-ce que la sédentarité ?

5 Combien de personnes sont sédentaires en Europe ?

6 Combien de décès sont dus à la sédentarité dans le monde ?

7 Quels sont les bénéfices immédiats d'une activité physique ?

8 Quels sont les exemples d'activités qui permettent d'avoir une activité physique minimale ?

Les conduites addictives

OBJECTIF : Prévenir les conduites addictives.

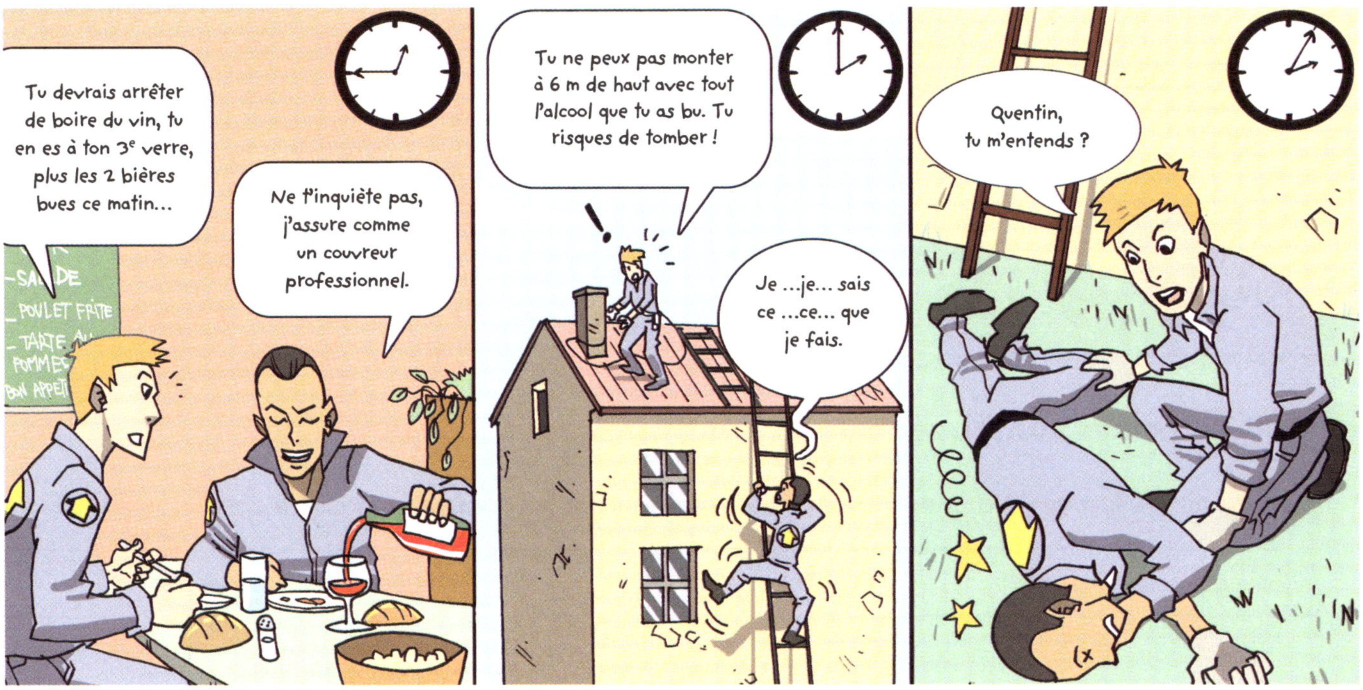
Tu devrais arrêter de boire du vin, tu en es à ton 3e verre, plus les 2 bières bues ce matin…
Ne t'inquiète pas, j'assure comme un couvreur professionnel.
POULET FRITE
Tu ne peux pas monter à 6 m de haut avec tout l'alcool que tu as bu. Tu risques de tomber !
Je …je… sais ce …ce… que je fais.
Quentin, tu m'entends ?

Analyser la situation

1 **Cochez** le problème posé dans la situation.

☐ Quelle attitude adopter face à un salarié sous l'emprise de l'alcool ?
☐ Pourquoi le nombre d'accidents du travail est-il en hausse ?
☐ Comment évaluer la résistance à l'alcool ?

2 **Renseignez** le tableau.

Qui est concerné ?	……………………………………
Que s'est-il passé ?	……………………………………
Où cela s'est-il passé ?	……………………………………
Quelle peut être la cause de l'accident ?	……………………………………

Mobiliser les connaissances

Activité 1 ▶ Les conduites addictives

3 À partir de vos connaissances et du dictionnaire, **cochez** la définition d'une conduite addictive.

☐ Fait de consommer de l'alcool de façon régulière sans dépendance.

☐ Impossibilité de stopper un comportement en dépit de la connaissance de ses conséquences négatives.

4 **Indiquez** à côté de chaque illustration le type de conduite addictive représenté.

Conduites addictives liées à :	
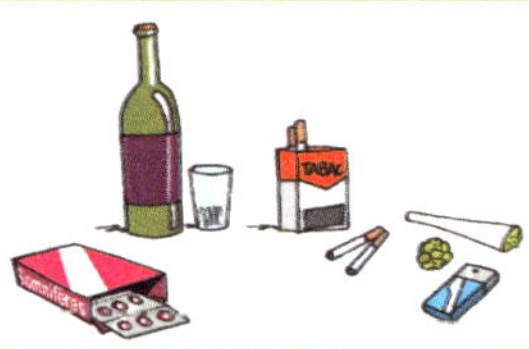	....
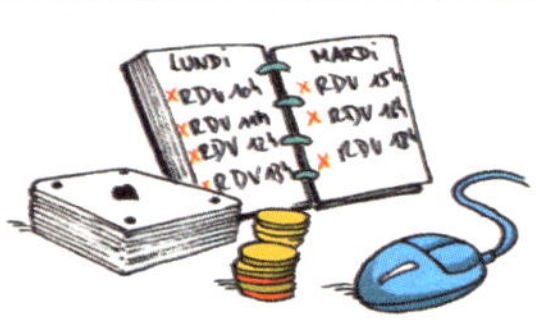	....

5 Dans le document A, **entourez** la substance la plus consommée en entreprise.

DOC A Les entreprises confrontées à certaines conduites addictives (%)

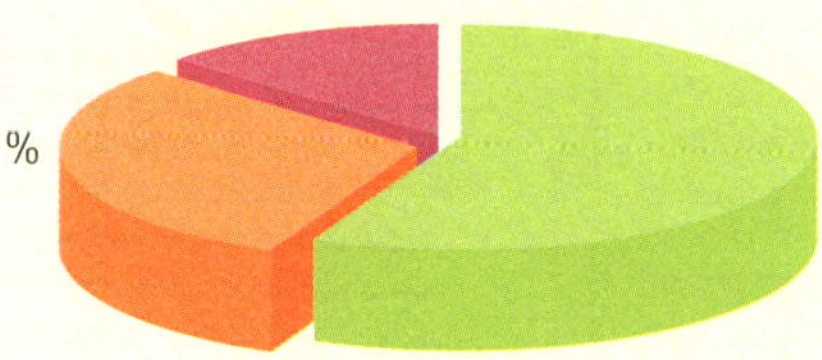

Activité 2 ▶ Les conséquences des conduites addictives

6 À partir du document B et de vos connaissances, **listez** les conséquences des conduites addictives.

Conséquences sur la vie professionnelle de l'individu	Conséquences sur l'entreprise
....	....
....	....
....	....
....	....

DOC B La dangerosité des addictions à certains produits

	Produits	Principaux effets et risques
Produits licites (autorisés)	Alcool	– Diminution de la vigilance et des réflexes. – Perturbation de la vision, de l'estimation des distances et de la coordination des mouvements. – Ébriété, perte de contrôle avec passages à l'acte violents, accidents du travail et de la route. – Coma éthylique. – À long terme : cirrhose du foie, cancer de l'œsophage.
	Médicaments	Variable, suivant la classe médicamenteuse (somnolence, modifications du comportement, troubles de la mémoire, troubles des capacités motrices).
Produits illicites (non autorisés)	Cannabis	– Altération de la vigilance, excitation. – Modification de l'humeur. – Troubles de perception (vue, ouïe…). – Troubles psychiatriques. – Hallucinations visuelles, auditives et corporelles. – Effets cancérogènes.

Activité 3 ▸ Les mesures de prévention et de répression

7 **Entourez** en vert les mesures préventives et en rouge les mesures répressives.

① Conformément au règlement intérieur de l'entreprise, l'employeur donne un avertissement à un salarié qui a consommé de l'alcool dans son entreprise.	② L'employeur fait raccompagner le salarié ivre chez lui ou le met à l'écart dans une salle de repos.	③ L'employeur prévoit une campagne d'information et de sensibilisation, animée par le médecin du travail, sur les substances psychoactives dans l'entreprise.
④ En raison d'une présomption de consommation de drogue, l'employeur met immédiatement à l'écart de son poste de travail un salarié en attendant qu'il soit vu par le médecin du travail.	⑤ Conformément au règlement intérieur de l'entreprise, l'employeur licencie deux salariés qui fumaient du cannabis durant leur pause.	⑥ Les entreprises de transport de voyageurs équipent leurs véhicules d'éthylotests antidémarrage (EAD) (obligatoires à compter du 01.09.2015).

Activité 4 ▸ Les structures d'accueil, d'aide et de soutien

8 **Renseignez** le tableau.

Numéros verts et sites internet d'information sur les addictions

Tabac info services	0 825 30 93 10
www.tabac-info-service.fr	
Écoute alcool	0 811 91 30 30
Écoute cannabis	0 811 91 20 20
Drogues info service	0 800 23 13 13

Site Drogues et dépendances (MILDT)
www.drogues-dependances.fr

Association nationale de prévention en alcoologie et addiction (ANPAA)
www.anpaa.asso.fr

Nom et adresse d'une structure d'accueil, d'aide et de soutien sur les addictions dans votre ville
....
....
....
....
....
....
....
....
....

Proposer des solutions

9 **Indiquez** la conduite qu'Alban aurait dû tenir face à cette situation, pour éviter l'accident.

....

10 **Proposez** à Quentin deux pistes pour trouver des informations et des conseils sur la consommation d'alcool.

....

....

MEMO

4

Les conduites addictives

• Les conduites addictives

C'est l'impossibilité de contrôler son comportement et la poursuite de ce comportement en dépit de la connaissance des conséquences négatives.

• Les conséquences des conduites addictives

Sur la vie professionnelle de l'individu	Sur l'entreprise
– Dégradation des relations professionnelles. – Prise de risque plus importante. – Risque de sanction ou de licenciement. – Incapacité de travailler.	– Baisse de la productivité. – Baisse de la qualité du travail. – Augmentation du nombre d'accidents du travail. – Absentéisme plus important. – Mauvaise image de l'entreprise.

• Les mesures de prévention et de répression

Mesures préventives	– Organisation de campagnes d'information et de sensibilisation sur les substances psychoactives. – Affichage des coordonnées des structures d'accueil, d'aide et de soutien sur les addictions. – Mise en place d'éthylotests antidémarrage dans les véhicules des entreprises de transport de voyageurs. – Dépistage dans des conditions particulières précisées dans le règlement intérieur.
Mesures répressives	Sanctions disciplinaires pouvant aller jusqu'au licenciement.

• Les structures d'accueil, d'aide et de soutien

Leurs coordonnées peuvent être affichées dans l'entreprise (vestiaire, salle de pause…) :
Écoute alcool, Tabac info service, Écoute cannabis, Drogues info service…

À vos vidéos !

Titre : Le cannabis au travail (JT France 2)
Lien : http://urls.fr/vcy
Durée : 4 min 06 s

Après avoir regardé la vidéo, répondez aux questions.

1 Combien de Français déclarent ne pas pouvoir commencer leur journée sans fumer du cannabis ?

2 Quelles sont les professions les plus touchées par la consommation de cannabis ?

3 Quelle est l'arme des employeurs pour lutter contre la consommation de drogue ?

4 Par combien est multiplié le risque d'être responsable d'un accident quand on conduit sous l'effet du cannabis ?

5 Quels sont les postes qui peuvent faire l'objet d'un test de dépistage et à quelle condition ?

5

Module 1
L'individu et sa santé

Les infections sexuellement transmissibles (IST)

OBJECTIF : Adopter un comportement responsable afin de prévenir les infections sexuellement transmissibles.

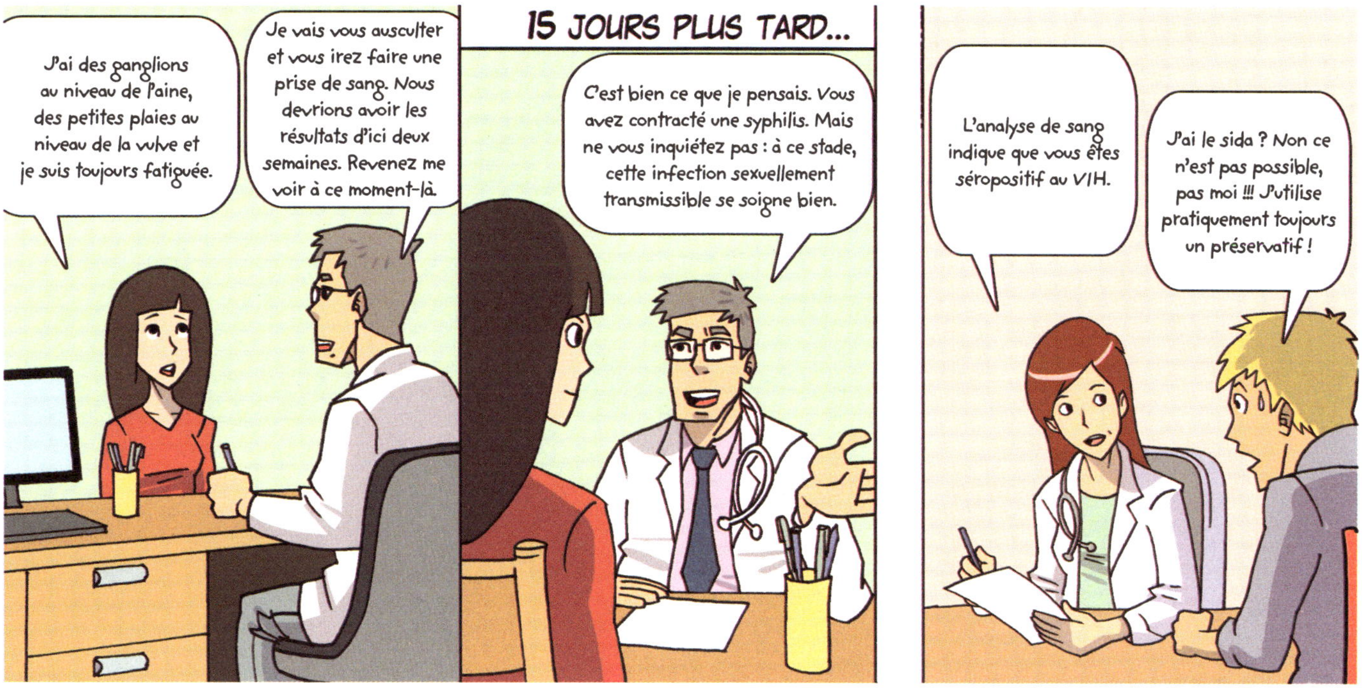

J'ai des ganglions au niveau de l'aine, des petites plaies au niveau de la vulve et je suis toujours fatiguée.
Je vais vous ausculter et vous irez faire une prise de sang. Nous devrions avoir les résultats d'ici deux semaines. Revenez me voir à ce moment-là.
15 JOURS PLUS TARD...
C'est bien ce que je pensais. Vous avez contracté une syphilis. Mais ne vous inquiétez pas : à ce stade, cette infection sexuellement transmissible se soigne bien.
L'analyse de sang indique que vous êtes séropositif au VIH.
J'ai le sida ? Non ce n'est pas possible, pas moi !!! J'utilise pratiquement toujours un préservatif !

Analyser la situation

1 **Cochez** le problème commun à Chloé et Lubin.

☐ Quelle attitude doivent adopter Chloé et Lubin pour éviter de contaminer leurs partenaires ?
☐ Combien de personnes sont concernées par les IST ?
☐ Quel médecin choisir pour un problème d'IST ?

2 **Renseignez** le tableau à partir de la situation.

	Chloé	Lubin
De quelle IST s'agit-il ?		
Comment l'IST a-t-elle été contractée ?		
Quels sont les symptômes de chaque IST ?		

Mobiliser les connaissances

Activité 1 Les principales IST

3 À partir du document A,

3.1 **Nommez** le micro-organisme responsable :

– de la syphilis : .... – du sida : ....

DOC A Les IST les plus courantes et leurs symptômes

	Nom de l'infection et du micro-organisme responsable	Symptômes		Conséquences possibles
		♀ Femme	♂ Homme	
IST d'origine bactérienne	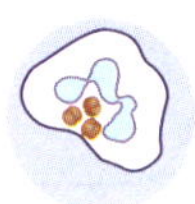 **Blennorragie ou gonoccocie** le gonoccoque	En général, aucun symptôme.	– Écoulement purulent à l'extrémité de la verge. – Brûlures en urinant. – Parfois aucun symptôme.	– Risque de stérilité chez l'homme et la femme. – Atteinte du nouveau-né si mère infectée.
IST d'origine bactérienne	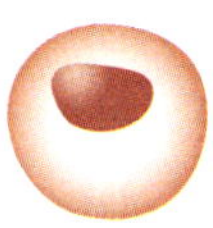 **Chlamydiose** le chlamydia	– Dans les trois quarts des cas, aucun symptôme. – Douleurs abdominales. – Fièvre, pertes banales.	– Brûlures en urinant.	– Risque de stérilité chez l'homme et la femme. – Atteinte du nouveau-né si mère infectée.
IST d'origine bactérienne	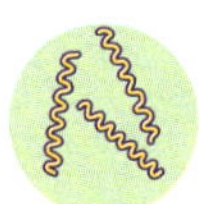 **Syphilis** le tréponème pâle	– Au début : chancre ou plaie indolore sur le sexe, gonflement des ganglions lymphatiques. – 2 mois plus tard : éruption de boutons sur tout le corps (roséole).		– Problèmes neurologiques, cardiovasculaires… – Atteinte du nouveau-né si mère infectée.
IST d'origine virale	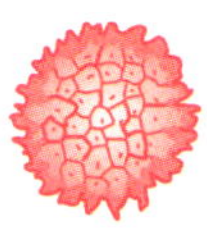 **Condylomes ou papillomavirus** le papillomavirus	Petites verrues sur les organes génitaux, parfois invisibles à l'œil nu.		– Cancer du col de l'utérus. – Atteinte du nouveau-né si mère infectée.
IST d'origine virale	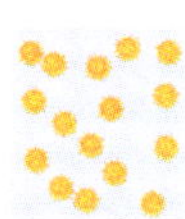 **Hépatite B** le virus de l'hépatite B	– Souvent aucun symptôme. – Jaunisse. – Grande fatigue. – Fièvre.		– À long terme, cirrhose (destruction des cellules du foie), cancer du foie. – Atteinte du nouveau-né si mère infectée.
IST d'origine virale	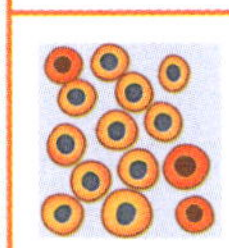 **Herpès génital** le virus de l'herpès	Petits boutons douloureux en forme de bulles sur les organes génitaux.		Atteinte du nouveau-né si mère infectée.
IST d'origine virale	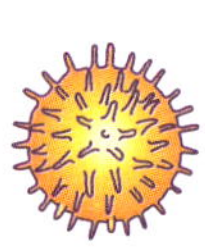 **Sida** (syndrome d'immuno-déficience humaine) le virus d'immuno-déficience humaine (VIH)	– **Le stade séropositif VIH :** absence de signes particuliers. – **Le stade sida :** apparition de maladies graves suite à l'affaiblissement des défenses immunitaires car le corps ne peut plus faire face aux micro-organismes pathogènes présents dans son environnement.		Atteinte du nouveau-né si mère infectée. – Infections dites « opportunistes » (bronchite, pneumonie, tuberculose…). – Cancer. – Mort. – Atteinte du nouveau-né si mère infectée.

3.2 Renseignez le tableau.

Symptômes			
d'une infection sexuellement transmissible		d'une personne séropositive au VIH	d'une personne atteinte du sida
chez l'homme	chez la femme		

3.3 Citez la conséquence des IST commune à l'homme et à la femme

Activité 2 Les modes de contamination

4 À partir des illustrations, **citez** les trois voies de transmission des IST.

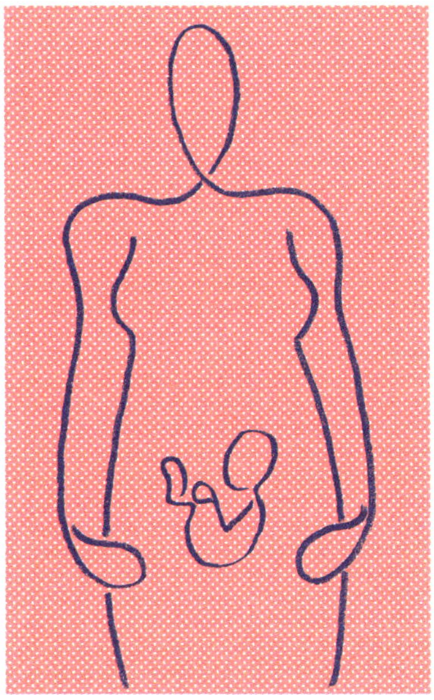

Voie

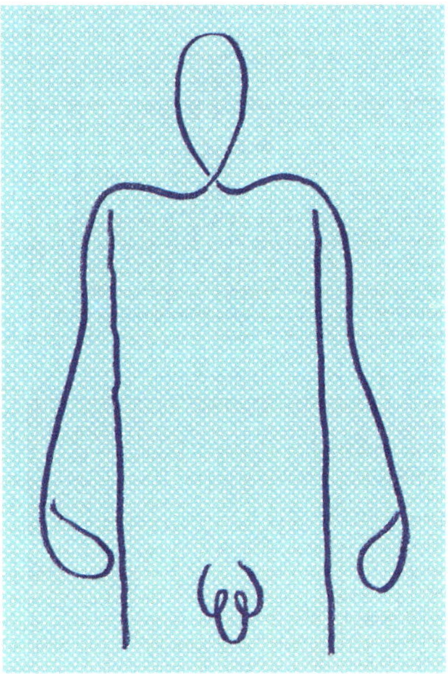

Voie

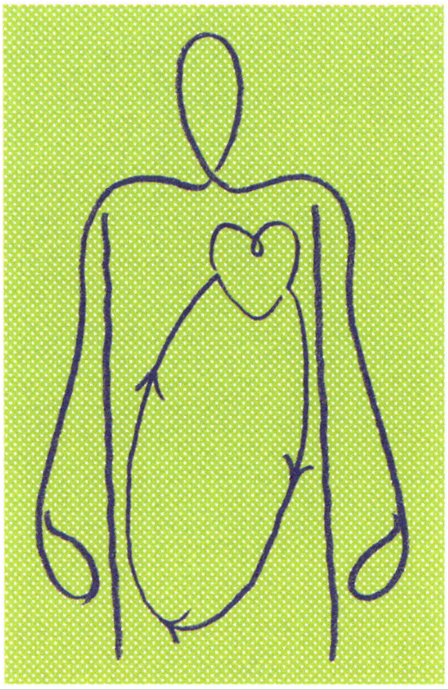

Remarque : mode de contamination très rare pour la syphilis

Voie

5 Cochez, parmi les affirmations, les pratiques qui risquent de transmettre le sida.

- ☐ Prêter ou échanger des vêtements.
- ☐ Avoir une relation sexuelle.
- ☐ Serrer la main d'une personne séropositive au VIH.
- ☐ Nager dans la piscine.
- ☐ S'asseoir sur une cuvette de WC.
- ☐ Se faire piquer par un moustique.
- ☐ Allaiter son bébé alors que l'on est séropositive.
- ☐ Embrasser sur la bouche.
- ☐ Partager des seringues usagées.
- ☐ Caresser un animal.
- ☐ Rendre visite à une personne malade du sida.

Activité 3 ▸ La conduite à tenir lors d'une prise de risque

6 À partir des illustrations, **indiquez** la conduite à tenir en cas de prise de risque (rapport sexuel non protégé) ou d'apparition de symptômes pouvant révéler une IST.

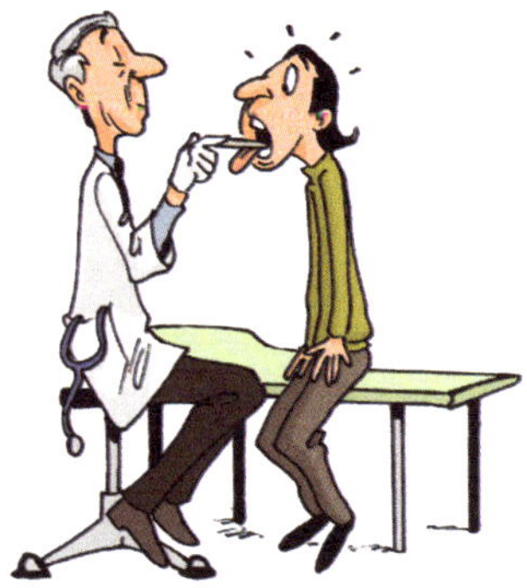

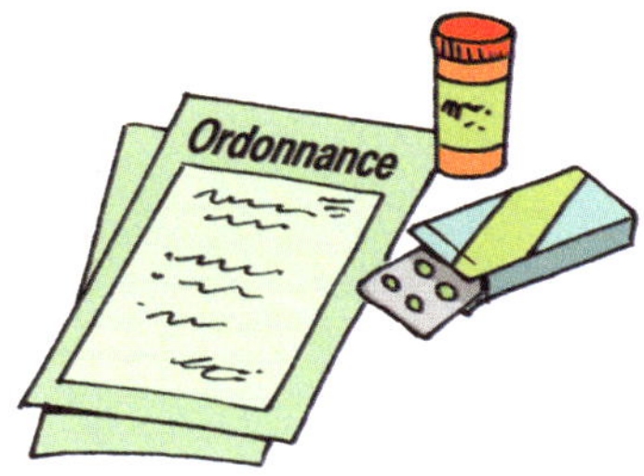

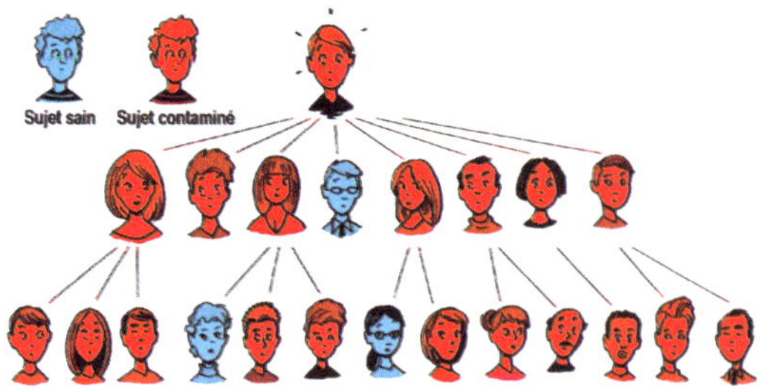

7 À partir des illustrations, **retrouvez** la conduite à tenir après une prise de risque au VIH, en répondant aux questions.

<table>
<tr><th colspan="4">Conduite à tenir lors d'une prise de risque au VIH
(rapport sexuel non protégé, partage de seringues usagées)</th></tr>
<tr><td>Étape 1 : traitement d'urgence</td><td colspan="2">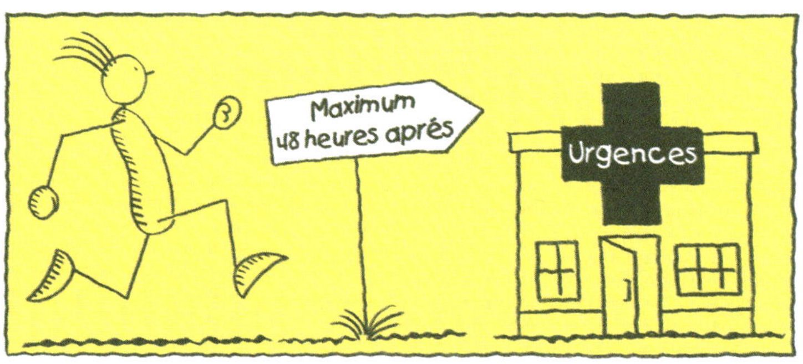
</td><td>Où se rendre pour bénéficier du traitement d'urgence ?
Quel délai respecter ?
Qui évalue la prise de risque ?</td></tr>
<tr><td rowspan="2">Étape 2 : test de dépistage du sida</td><td>10 à 15 jours après la prise de risque</td><td>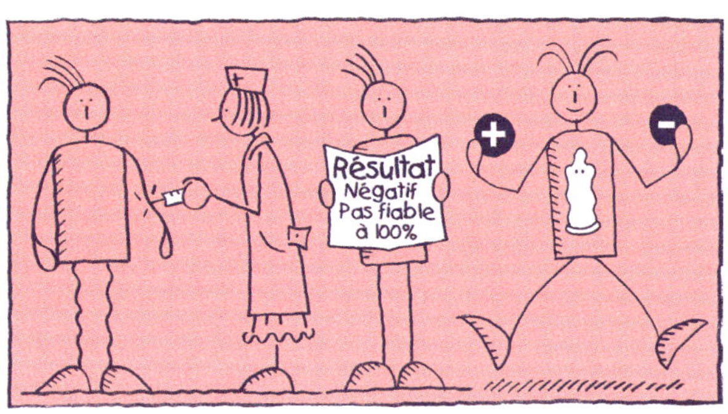
</td><td rowspan="2">Quand faire un test de dépistage ?
Pourquoi est-il nécessaire de faire un autre test ?
Pourquoi faut-il continuer à se protéger en attendant les résultats ?</td></tr>
<tr><td>3 mois après la prise de risque</td><td>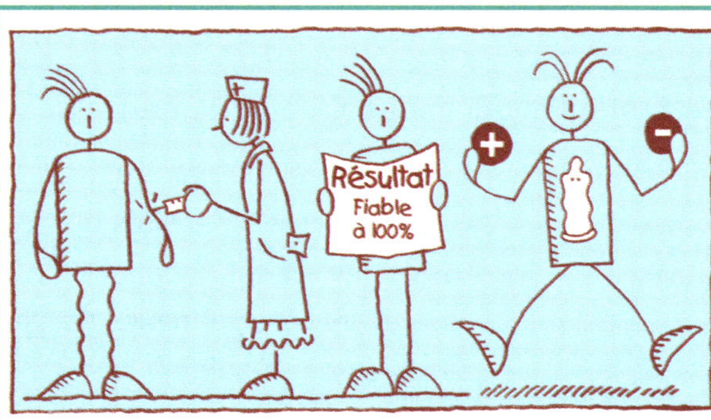
</td></tr>
</table>

Activité 4 ▸ Les moyens de prévention des IST

8 À partir de vos connaissances et du site www.sante.gouv.fr/calendrier-vaccinal-2013.html, **renseignez** le tableau.

	Préservatif masculin	Préservatif féminin	Vaccin
	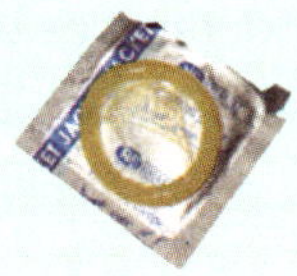	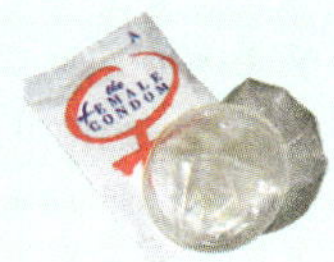	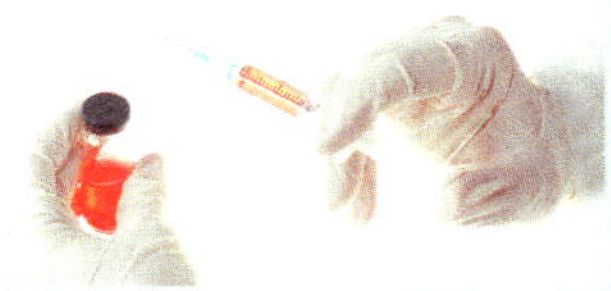
IST concernées	....	....	....

Activité 5 ▸ Les structures d'accueil, d'aide et de soutien

9 **Renseignez** le tableau.

Structures les plus proches de votre lycée ou de votre lieu d'habitation	Adresses
Centre de dépistage anonyme et gratuit (CDAG)	....
Centre de dépistage et de diagnostic des infections sexuellement transmissibles (CIDDIST)	....

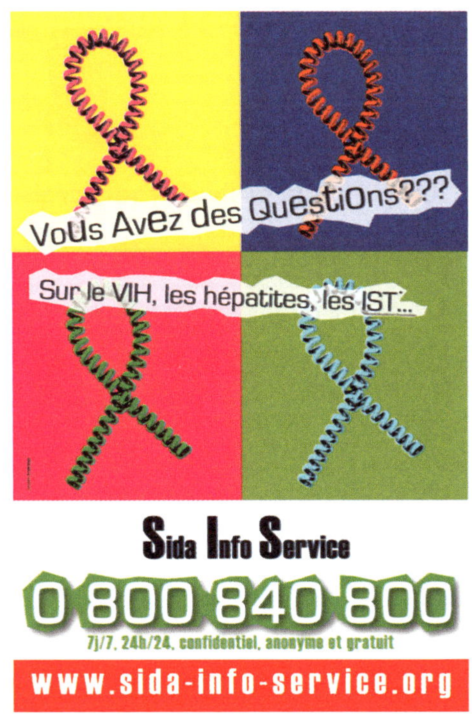
Vous Avez des Questions???
Sur le VIH, les hépatites, les IST...
Sida Info Service
0 800 840 800
7j/7, 24h/24, confidentiel, anonyme et gratuit
www.sida-info-service.org

Proposer des solutions

10 **Indiquez** les mesures à prendre par Chloé et Lubin pour ne pas contaminer leurs partenaires.

....

....

....

....

MEMO 5

Les infections sexuellement transmissibles

• Deux exemples d'IST

La **syphilis** est une IST due à une bactérie, le tréponème pâle. Le **sida**, syndrome de l'immunodéficience acquise, est dû au virus de l'immunodéficience humaine.

Les **symptômes** des IST sont localisés au niveau des organes génitaux :
- **chez l'homme :** démangeaisons, boutons sur le sexe, brûlures en urinant, écoulement anormal ;
- **chez la femme :** douleur lors des relations sexuelles, démangeaisons, boutons sur le sexe.

Une **personne séropositive**, porteuse du virus, ne présente **aucun signe de la maladie**, mais peut la **transmettre**. Chez la personne malade du sida, on voit apparaître des **maladies graves** suite à l'affaiblissement des défenses immunitaires.

• Les modes de contamination

Les **trois voies de transmission** des IST sont : la **voie fœto-maternelle**, la **voie génitale** et la **voie sanguine**.

• La conduite à tenir lors d'une prise de risque

La plupart des IST se soigne avec un **traitement précoce** et **adapté**. Une IST mal soignée peut être source de complications : stérilité, cancer du col de l'utérus. Lors d'une prise de risque liée au sida, il faut consulter un médecin au plus vite ou se rendre aux urgences dans les **48 heures** pour obtenir le traitement d'urgence.

• Les moyens de prévention

La prévention passe par l'information, l'**usage correct du préservatif**, la limitation du nombre de partenaires, la **vaccination** pour certaines IST (hépatite B et Papillomavirus).

• Les structures d'accueil, d'aide et de soutien

Il existe des **centres de dépistage** :
- le CDAG (centre de dépistage anonyme et gratuit) ;
- le CIDDIST (centre d'information, de dépistage et de diagnostic des infections sexuellement transmissibles).

À vous de jouer !

Complétez la grille de mots croisés à l'aide des définitions.

Horizontalement

A Famille de micro-organismes responsables de la syphilis.

B Lieu où il faut se rendre dans les 48 heures en cas de prise de risque.

C Moyen de protection contre toutes les IST.

D Conséquence d'une IST commune à l'homme et à la femme.

Verticalement

1 Signification de la lettre A dans le sigle CDAG.

2 Voie possible de transmission des IST.

3 Famille de micro-organismes responsables du sida.

4 Moyen de prévention pour le papillomavirus et l'hépatite B.

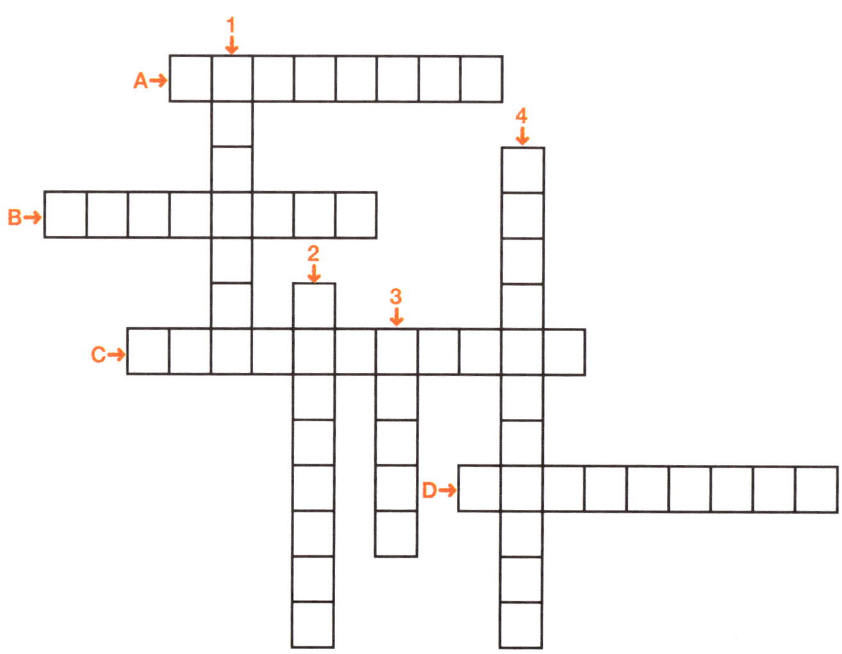

La contraception

OBJECTIF : Choisir un moyen de contraception adapté.

Julia et Léo, deux lycéens âgés de 18 ans, se sont rencontrés il y a quelques mois. Ils n'ont encore jamais eu de relation sexuelle et voudraient quelques conseils pour débuter leur sexualité sans risque de grossesse ni d'infection sexuellement transmissible. Ils décident alors de se rendre au centre de planification ou d'éducation familiale.

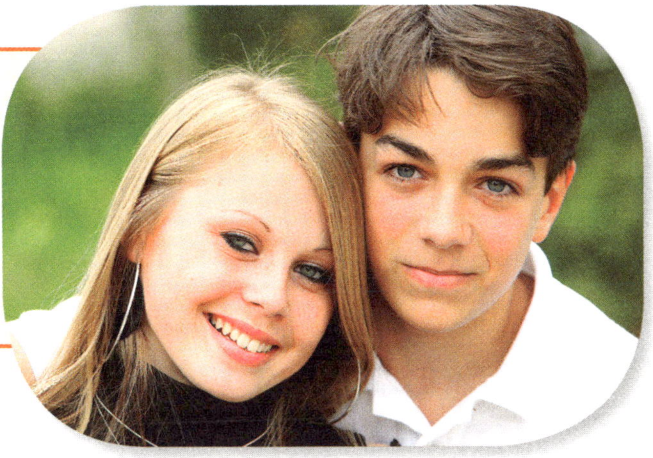

Analyser la situation

1 **Formulez** le problème posé dans la situation.

....

2 À partir de la situation, **renseignez** le tableau.

QUI ? *Qui sont les personnes concernées ?*	....
OÙ ? *Où se rendent-elles ?*	....
QUAND ? *À quel moment ?*	....
POURQUOI ? *Dans quel but ?*	....

Mobiliser les connaissances

Activité 1 ▸ Les méthodes contraceptives préventives

3 **Définissez** la contraception.

....

....

4 À partir du document A,

4.1 Dessinez sur le schéma de la femme, à l'endroit correspondant, chaque moyen de contraception ;

4.2 Indiquez, pour chacune des six actions, les méthodes contraceptives correspondantes.

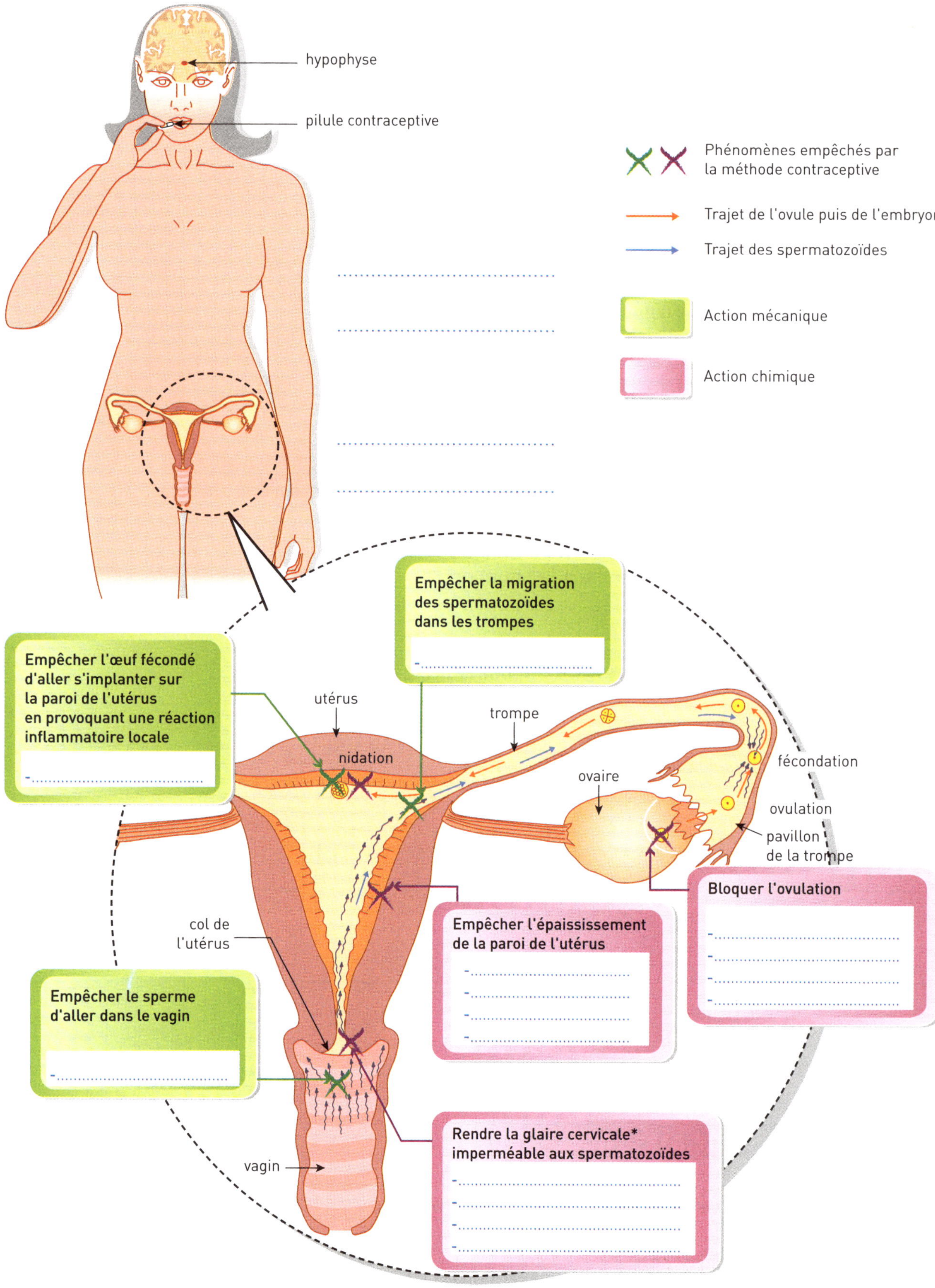

* Glaire cervicale : sécrétion de la muqueuse du col de l'utérus facilitant la migration des spermatozoïdes vers l'utérus et les trompes.

DOC A Les moyens pour contrôler les naissances

Moyens de contraception		Descriptif	Principes contraceptifs
Chimiques	**La pilule** 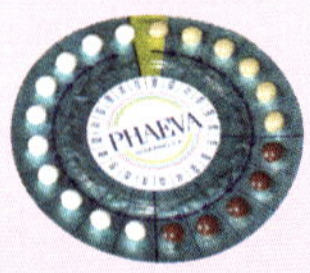	Elle contient des hormones agissant sur l'hypophyse qui est alors mise au repos. Les secrétions d'hormones sexuelles vont ainsi être freinées. Pour être efficace, elle doit être prise régulièrement et à heure fixe.	– Bloquer l'ovulation. – Empêcher l'épaississement de la paroi de l'utérus. – Rendre la glaire cervicale imperméable aux spermatozoïdes.
	Le patch 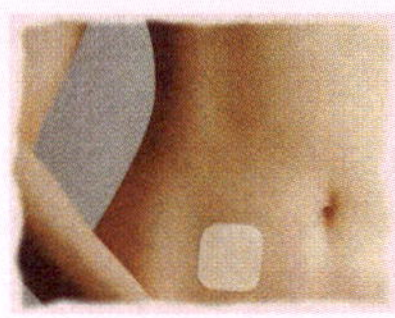	Timbre carré qui contient des hormones semblables à celles que la femme produit. Durant trois semaines consécutives, il faut coller un patch, chaque semaine, sur la peau et à un endroit différent (bras, fesses ou ventre, jamais sur les seins). Il peut être à l'origine d'irritations locales. Il peut se décoller et perdre ainsi son efficacité.	
	L'implant 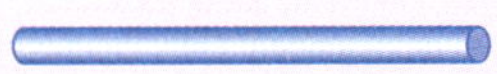	Petit bâtonnet en matière synthétique très fin contenant une hormone qui se diffuse en quantités infimes. Il est placé sous la peau, sur la face interne du bras, pour une durée de trois ans. Si un médecin vous prescrit des médicaments, il faut le prévenir de la présence de l'implant contraceptif car certains traitements peuvent diminuer son efficacité contraceptive.	
	Le stérilet à la progestérone 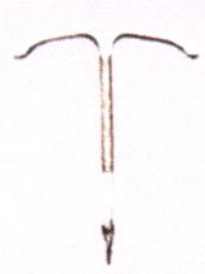	Petit dispositif en plastique souple en forme de « T » qui mesure environ trois centimètres et est entouré d'un cylindre contenant une hormone : la progestérone. Il est placé dans l'utérus.	
Mécaniques	**Le stérilet au cuivre** 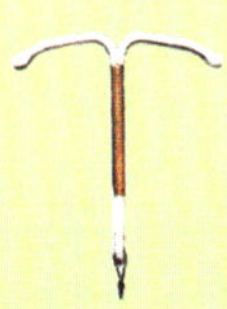	Petit dispositif en plastique souple, entouré d'un fil de cuivre, mis en place dans l'utérus par un médecin pour cinq ans. La prise d'anti-inflammatoire entraîne une perte de l'efficacité du stérilet au cuivre.	– Empêcher l'œuf fécondé d'aller s'implanter sur la paroi de l'utérus en provoquant une réaction inflammatoire locale. – Empêcher la migration des spermatozoïdes dans les trompes.
	Le préservatif masculin 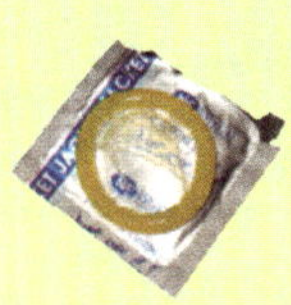	Étui en latex, généralement lubrifié. Les échecs sont essentiellement dus à une mauvaise utilisation pouvant entraîner sa déchirure.	– Empêcher le sperme d'aller dans le vagin.
	Le préservatif féminin 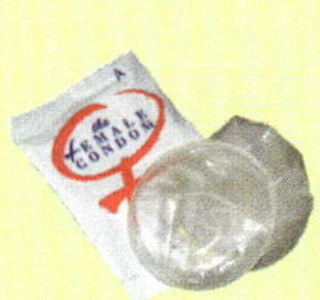	Fourreau prélubrifié en matière polyuréthane, avec deux anneaux flexibles à chaque extrémité.	

5 À partir du document A, **précisez**, pour chaque méthode contraceptive, les raisons de la limite de fiabilité qui expliqueraient le taux d'échec.

Fiabilité de la méthode	Taux d'échec (en %)	Raisons de la limite de fiabilité
Excellente		
Implant	0,05 à 0,1	....
Stérilet à la progestérone	0,1	Grossesse sur stérilet - expulsion du stérilet
Pilule	0,3 à 6	....
Patch	0,3 à 8	....
Stérilet au cuivre	0,6 à 0,8	....
Préservatif homme	3 à 14	....
Préservatif femme	5 à 21	....
Faible		

La fiabilité d'une méthode de contraception est évaluée en fonction du taux d'échec.

Exemple : si 100 couples utilisent pendant un an des préservatifs comme méthode de contraception et qu'on observe pendant cette période la survenue de 4 grossesses, le préservatif aura un taux d'échec de 4 %. Ce chiffre englobe non seulement les échecs dus à une défaillance directe de la méthode, mais également ceux qui proviennent d'une utilisation inappropriée.

Source : http://contraception.comprendrechoisir.com

Activité 2 Les méthodes contraceptives d'urgence

6 À partir du document B,

6.1 **Précisez** les situations qui nécessitent une contraception d'urgence.

....

6.2 **Renseignez** le tableau.

	Pilule du lendemain : contraception d'urgence au lévonorgestrel 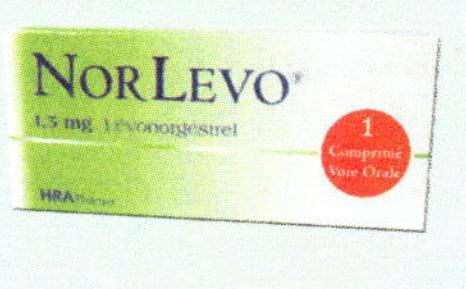	Pilule du surlendemain : contraception d'urgence à l'ulipristal-acétate 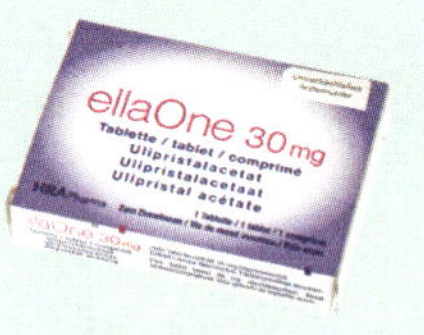
Délai maximal d'utilisation	....	....
Lieux où il est possible de se procurer la contraception d'urgence	....	....

DOC B La contraception d'urgence

La contraception d'urgence permet de faire face à un risque de grossesse non désirée lorsqu'on est confronté à des situations comme l'absence de méthode contraceptive, la rupture de préservatif ou l'oubli de pilule. Elle ne constitue donc pas une méthode de contraception régulière. Il s'agit au contraire d'une méthode de « rattrapage » qui, bien utilisée, est une solution efficace pour éviter un risque ponctuel de grossesse.

Elle se présente sous la forme d'un **comprimé à prendre le plus tôt possible**. Plus elle est prise rapidement, plus elle est efficace. Deux méthodes de contraception hormonale existent :

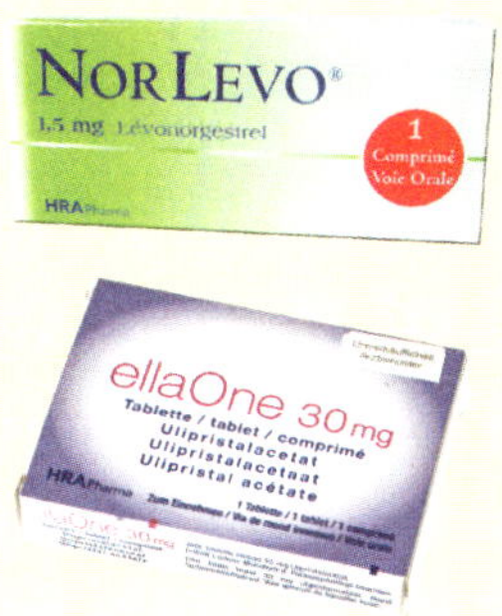

- la **contraception d'urgence au lévonorgestrel (pilule du lendemain)** qui doit être prise au plus tard dans les 72 heures (3 jours) après le rapport sexuel non ou mal protégé. Elle est délivrée de manière anonyme et gratuite aux mineures dans les pharmacies (avec ou sans ordonnance), les infirmeries scolaires et les centres de planification ou d'éducation familiale (CPEF) ;
- la **contraception d'urgence à l'ulipristal-acétate (pilule du surlendemain)** qui doit être prise au plus tard dans les 120 heures (5 jours) après le rapport sexuel non ou mal protégé. Elle est délivrée en pharmacie, uniquement sur ordonnance.

Activité 3 ▶ Les structures d'accueil, d'aide et de soutien

7 À partir du site www.sante.gouv.fr/les-centres-de-planification-ou-d-education-familiale.html, **recherchez** l'adresse du centre de planification ou d'éducation familiale (CPEF) le plus proche de votre domicile.

8 À partir du site http://maps.google.fr/, **recherchez** l'itinéraire pour vous rendre au CPEF le plus proche de votre domicile, puis **imprimez-le** et **collez-le**.

Collez ici l'itinéraire.

Proposer des solutions

9 **Indiquez** et **justifiez**, pour Julia et Léo, la méthode contraceptive la plus adaptée.

MEMO

6

La contraception

• Les méthodes de contraception préventives

La **contraception** est l'ensemble des moyens qui permettent d'avoir des relations sexuelles sans risque de grossesse.

Ces méthodes contraceptives agissent de différentes manières :

Action chimique	Pilule Patch Implant Stérilet à la progestérone	Bloquer l'ovulation.
		Empêcher l'épaississement de la muqueuse de l'utérus (endomètre).
		Rendre la glaire cervicale imperméable aux spermatozoïdes.
Action mécanique	Stérilet au cuivre	Empêcher l'œuf fécondé de s'implanter en provoquant une réaction inflammatoire de la paroi de l'utérus.
		Empêcher la migration des spermatozoïdes dans les trompes.
	Préservatif	Empêcher le sperme d'aller dans le vagin.

• Les méthodes contraceptives d'urgence

La contraception d'urgence est une **méthode de « rattrapage »** qui permet de faire face à une situation à risque (rapport mal protégé ou non protégé) pour éviter une grossesse non désirée.

Elle se présente sous la forme d'un comprimé à prendre le plus tôt possible. Il existe deux types de pilule : la **pilule du lendemain** (prise dans un **délai maximal de 3 jours**) délivrée sans ordonnance, et la **pilule du surlendemain** (prise dans un **délai maximal de 5 jours**), délivrée sous ordonnance.

• Les structures d'accueil, d'aide et de soutien

En France, les moyens contraceptifs sont délivrés de manière libre et gratuite dans les **centres de planification ou d'éducation familiale**.

À vos vidéos !

Titre : Une consultation dans un centre de planification
Lien : http://urls.fr/vcz
Durée : 1 min 35 s

Après avoir regardé la vidéo, répondez aux questions.

1 Quelles questions le médecin peut-il poser lors du premier rendez-vous médical au centre de planification ?

....

....

2 L'examen gynécologique est-il obligatoire, lors du premier rendez-vous médical au centre de planification, pour avoir une prescription de contraceptif ?

....

3 Une jeune fille mineure doit-elle obligatoirement avoir une autorisation parentale pour se faire prescrire un contraceptif dans un centre de planification ?

....

4 Quel est le coût des consultations au centre de planification ?

....

Évaluation

Module 1
L'individu et sa santé

Nom : ....

Prénom : ....

Date : .... / .... /

SITUATION

Après deux mois d'activité physique intense à la cueillette des pommes, Lucie est embauchée comme conseillère clientèle dans un centre d'appels téléphoniques. Elle passe ses journées assise à écouter les griefs de clients et à essayer malgré tout de satisfaire ces derniers. Tous les matins, elle doit se lever à 6 heures pour se rendre sur son lieu de travail situé à une heure et demie de trajet de son domicile. Elle n'a pas le temps de prendre un petit-déjeuner, mange une viennoiserie dans la matinée et a besoin de fumer une cigarette au moment de sa pause. Un sandwich, une pâtisserie et un soda composent la plupart du temps son déjeuner. Le soir, fatiguée physiquement et nerveusement, elle ne prend pas le temps de se préparer un dîner, s'installe devant la télévision et grignote des gâteaux apéritifs, ou mange une pizza. Elle a pris du poids et n'ose plus mettre son maillot de bain. Elle a donc cessé son sport favori, la natation, de peur des moqueries de ses amies.

1 **Cochez** le problème posé dans la situation.

☐ Quel est le sport le plus adapté pour perdre du poids ?
☐ Comment résoudre son problème de poids ?
☐ Comment se convaincre de la nécessité de pratiquer une activité physique ?

2 À partir de la situation, **renseignez** le diagramme d'Ishikawa.

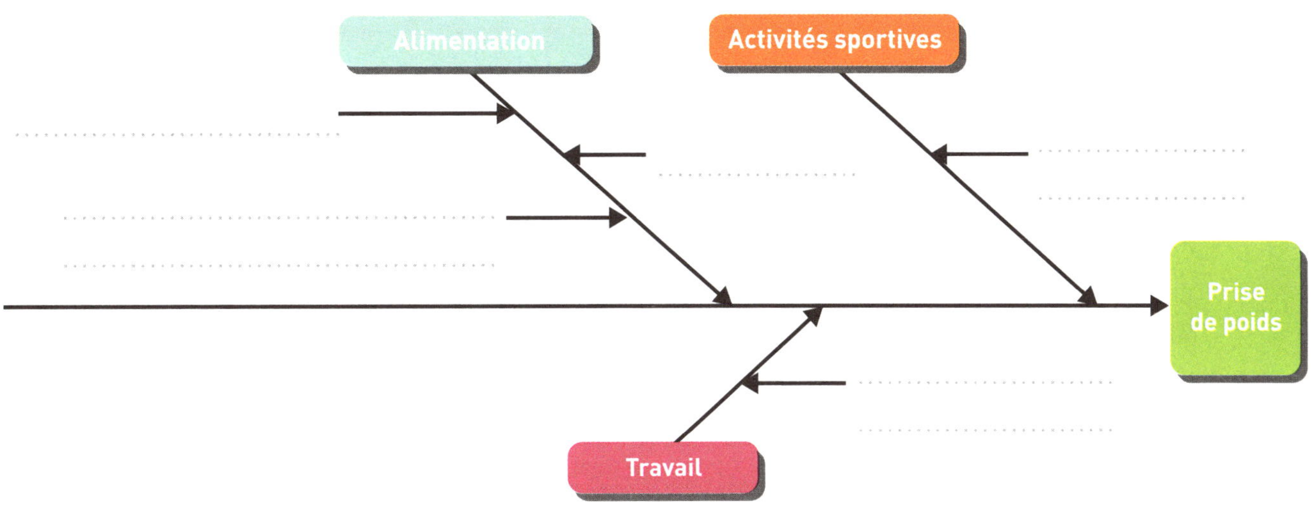

3 **Numérotez**, dans l'ordre, les stades d'un cycle de sommeil et **entourez** celui ou ceux qui favorise(nt) la récupération de la fatigue nerveuse.

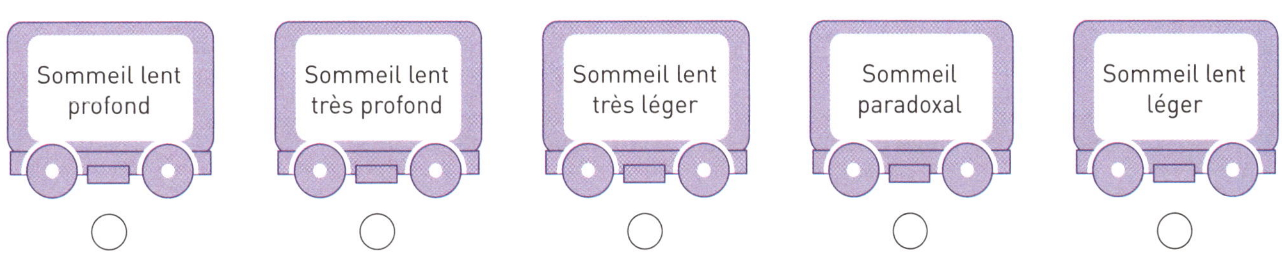

Sommeil lent profond
Sommeil lent très profond
Sommeil lent très léger
Sommeil paradoxal
Sommeil lent léger

4 **Cochez** les aliments nécessaires à la composition d'un petit-déjeuner équilibré.

Liste d'aliments		Justification
☐ Pain	☐ Yaourt	Il doit être composé :
☐ Biscottes	☐ Orange	
☐ Beurre	☐ Café	
☐ Confiture	☐ Lait	
☐ Céréales	☐ Thé	
☐ Pomme	☐ Jus d'orange	
☐ Chocolat au lait	☐ Pain au chocolat	

5 À partir de la situation initiale, **nommez** la substance psychoactive consommée par Lucie.

....

6 À partir du document A, **nommez** les substances responsables des conduites addictives au travail.

....

....

....

....

7 **Surlignez**, dans le document A, les conséquences sur l'entreprise.

DOC A Les conséquences des conduites addictives au travail

Aujourd'hui, 20 à 30 % des 650 000 accidents du travail recensés chaque année en France trouvent leur origine dans le fait qu'un collaborateur de l'entreprise est sous l'emprise d'une substance psychoactive : alcool, tabac, drogues illicites ou médicaments psychotropes. L'alcool est responsable à lui seul de 10 à 20 % des accidents du travail [...]. Le salarié qui prend des substances le paie cher, mais l'employeur aussi : retards répétés, arrêts de travail en rafale, qualité des tâches et des relations de travail dégradées... La Mission interministérielle de lutte contre les drogues et les toxicomanies (MIDLT) a calculé que l'absentéisme du salarié « accro » est multiplié par deux à cinq, en fréquence comme en durée. L'entreprise enregistre aussi une hausse des incidents de production, d'où une baisse de la productivité avec désorganisation du travail, augmentation de la charge pour les autres salariés...

Étienne Gless, http://lentreprise.lexpress.fr, 11 mai 2012.

8 **Indiquez** deux bienfaits de l'activité physique.

....

....

9 **Listez** deux conseils pour aider Lucie à retrouver un poids idéal.

....

....

Le budget et l'épargne

OBJECTIF : Gérer son budget et choisir une épargne.

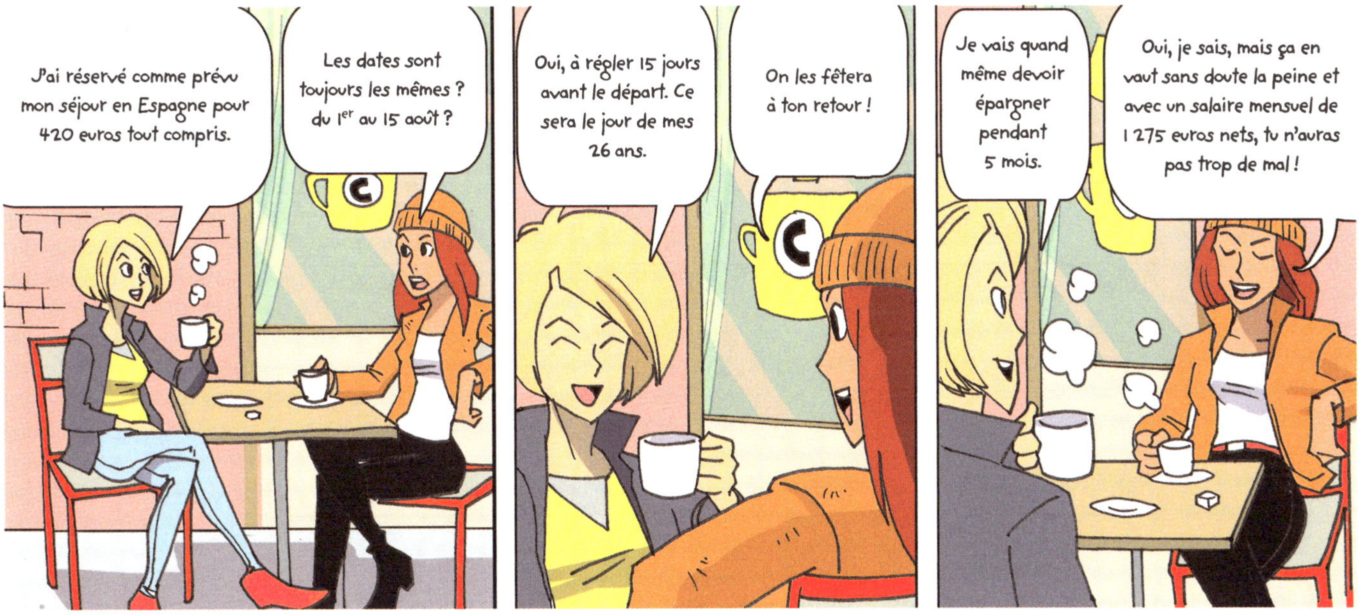
J'ai réservé comme prévu mon séjour en Espagne pour 420 euros tout compris.
Les dates sont toujours les mêmes ? du 1er au 15 août ?
Oui, à régler 15 jours avant le départ. Ce sera le jour de mes 26 ans.
On les fêtera à ton retour !
Je vais quand même devoir épargner pendant 5 mois.
Oui, je sais, mais ça en vaut sans doute la peine et avec un salaire mensuel de 1 275 euros nets, tu n'auras pas trop de mal !

Analyser la situation

1 **Cochez** le problème posé dans la situation.

☐ Comment obtenir un crédit ?
☐ Comment annuler un séjour de vacances déjà réglé ?
☐ Comment se constituer une réserve d'argent pour financer un séjour de vacances ?

2 À partir de la situation, **renseignez** le tableau.

Projet de Carla	....
Montant du projet	....
Période du séjour	....
Date du règlement	....
Temps pour économiser	....
Montant de l'épargne mensuelle à constituer	....

Mobiliser les connaissances

Activité 1 ▸ Le budget

3 À l'aide du document A, **cochez** la définition du budget.

☐ Organisation des vacances.
☐ Prévision des recettes et des dépenses pour une période donnée.
☐ Rémunération versée au salarié en contrepartie de son travail.

DOC A Le budget

Un budget est la prévision des recettes et des dépenses pour une période donnée. Pour élaborer un budget, il faut évaluer les recettes, les dépenses regroupées par poste, en vue de constituer une épargne.

Le budget mensuel de Carla							
Recettes (en €)	Dépenses mensuelles (en €)						Épargne (en €)
	Incompressibles		Compressibles				
	Charges fixes		Dépenses courantes		Dépenses d'équipement et de renouvellement		
1 275	Loyer	315,20	Alimentation	275,00	Habillement	124,00	
	EDF	29,79	Loisirs	74,00	Vacances	–	
	Taxe audiovisuelle	9,50	Hygiène-santé	40,00	Équipement ménager	30,50	
	Impôt sur le revenu	125,00	Entretien/divers	30,50	Cadeaux	18,00	
	Eau	6,33	Carburant	89,00			
	Téléphone	31,50					
	Assurance voiture	48,00					
	Taxe d'habitation	27,95					

4 À l'aide de vos connaissances, **surlignez**, pour chaque illustration, les différentes sources de revenus.

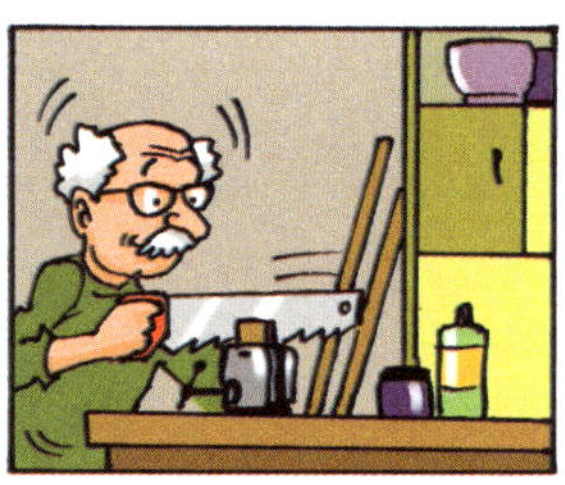
Monsieur Dupuis, retraité, perçoit une pension de l'État.

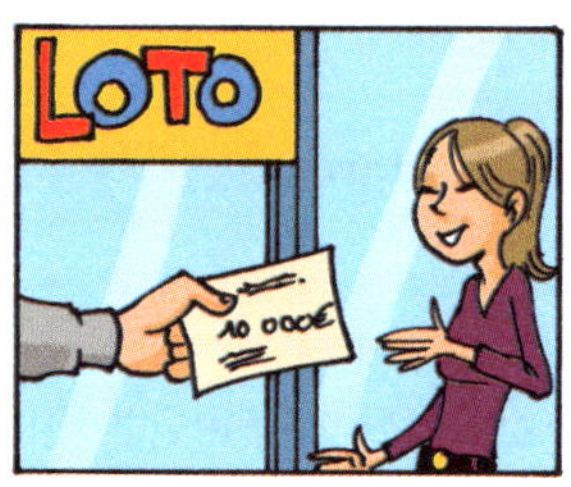

Madame Justy gagne régulièrement aux jeux.

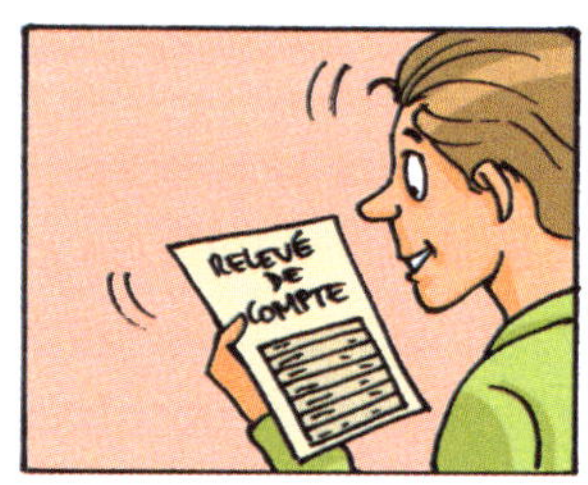

Monsieur Watt touche un salaire de 1 930 €. Il a placé de l'argent sur un livret A qui lui a rapporté 150 € pour l'année.

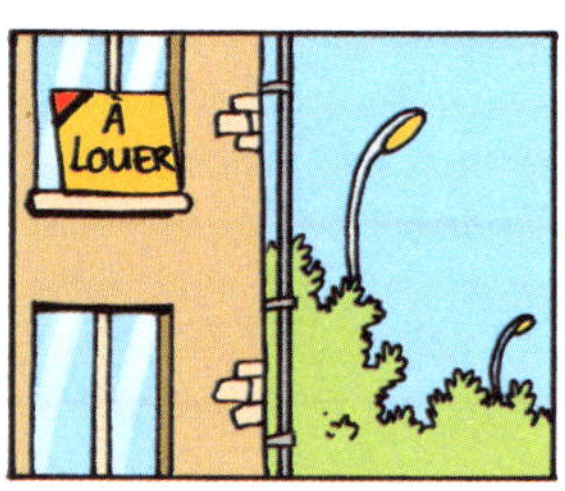

Monsieur Zénon a hérité d'un appartement dont la location lui rapporte 550 € par mois.

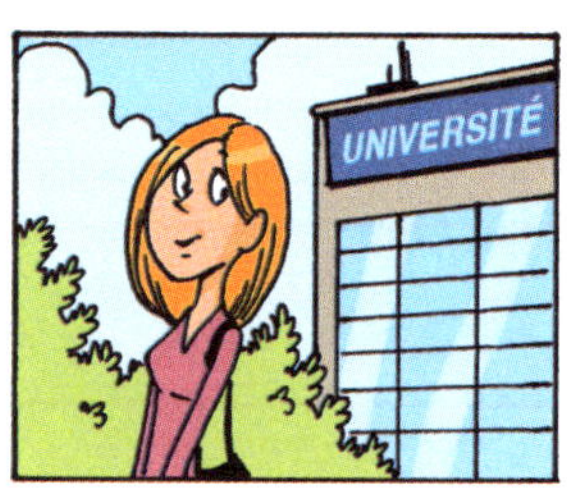

Léa, étudiante, a perçu une bourse d'études de 1 930 € pour l'année scolaire.

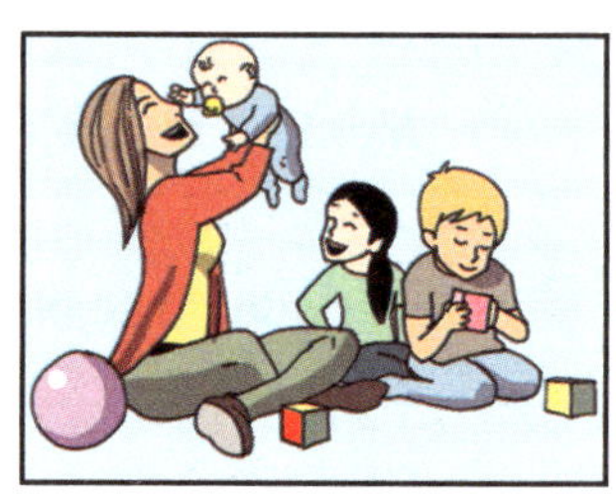
Madame Yale perçoit 293,30 € d'allocations familiales pour ses trois enfants à charge.

5 **Nommez** le type de revenus perçu par Carla.

....

6 À l'aide du document A, **complétez** le tableau.

			Montant total (en €)
Recettes (en €)			....
Dépenses (en €)	Charges fixes	....	
	Dépenses courantes	....	....
	Dépenses d'équipement et de renouvellement	....	
Épargne (en €)			....

7 **Après observation des trois types de budget,**

7.1 **Entourez** celui qui correspond au budget de Carla.

7.2 **Justifiez** votre réponse.

....

7.3 **Reliez** chaque type de budget à sa conséquence.

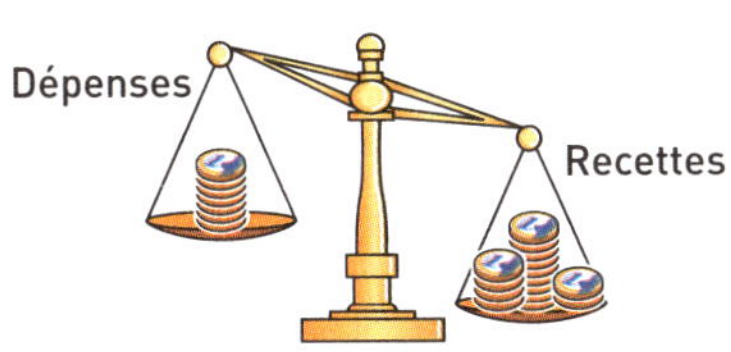

Budget excédentaire

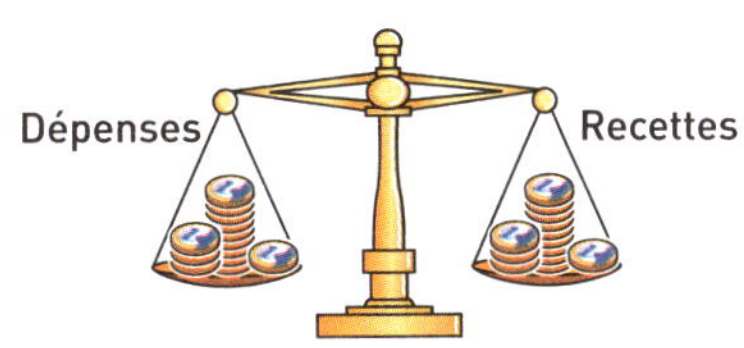

Budget équilibré

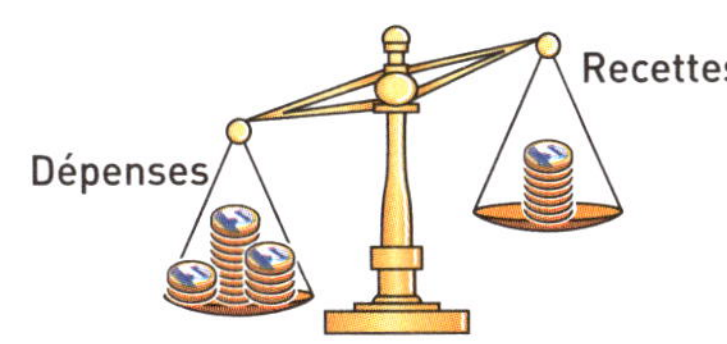

Budget déficitaire

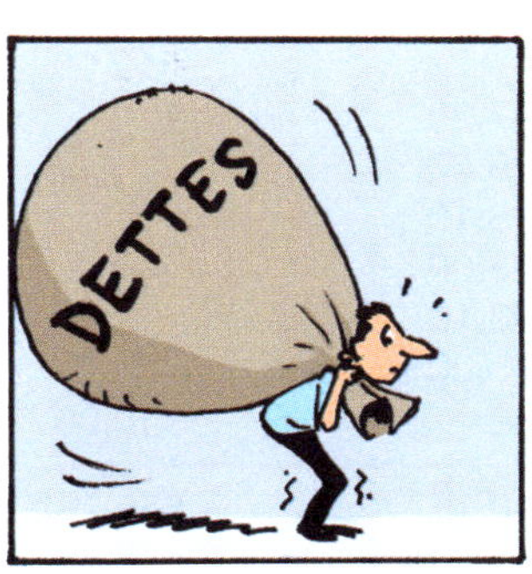

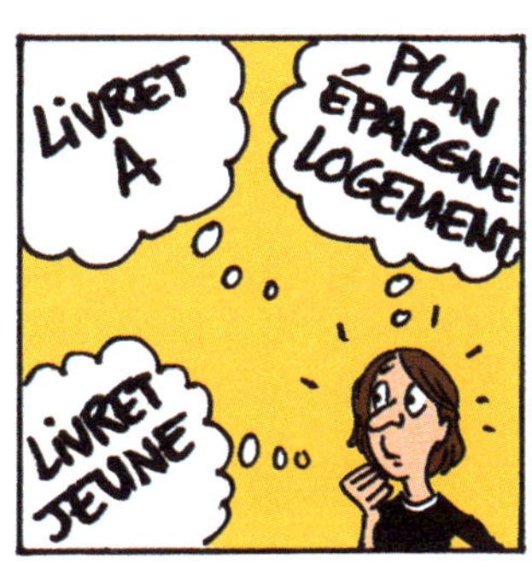

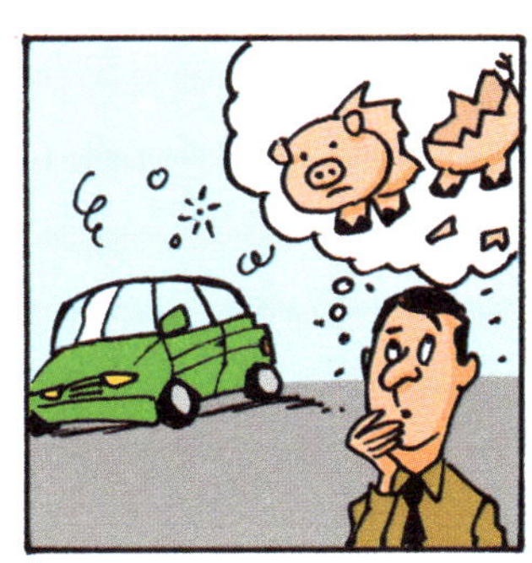

Activité 2 La tenue des comptes

8 À partir du document B,

8.1 Reliez chaque terme à la définition correspondante.

Crédit	Date à laquelle la somme est effectivement débitée ou créditée sur le compte.
Débit	Somme disponible sur le compte.
Date de valeur	Date à laquelle a été effectuée l'opération (retrait – paiement – dépôt).
Date de l'opération	Différence entre le débit et le crédit.
Solde	Somme prélevée sur le compte.

8.2 Indiquez la période à laquelle correspond cet extrait de relevé de comptes.

....

8.3 Cochez le temps dont dispose Carla pour contester le relevé de compte si elle constate une erreur.

☐ 8 jours ☐ 15 jours ☐ 20 jours ☐ 30 jours

8.4 Qualifiez le solde de Carla.

☐ Débiteur ☐ Créditeur

8.5 Justifiez l'intérêt de tenir ses comptes.

....

....

DOC B Le relevé de compte chèques de Carla

Agence de Coubertin
49000 Angers
TEL 0 820 36 69 69

Madame DUPUIS Carla
3, rue des Iris
49100 Angers

COMPTE N° 12012036963
Titulaire : Mme Dupuis Carla

Date	Opération	Date de valeur	Débit (en €)	Crédit (en €)
	Solde créditeur au 31/03/2014			*96,73*
03/04	Votre chèque 16 21186	03/04	32,75	
10/04	Virement mutuelle	10/04		19,00
12/04	Votre chèque 16 21187	12/04	47,20	
13/04	Prélèvement TIP France télécom 09001002056	13/04	29,60	
15/04	Paiement carte autoroute du Sud	15/04	8,10	
18/04	Prélèvement SFR 4942230	18/04	25,00	
19/04	Votre chèque 16 21188	19/04	53,10	
21/04	Virement direct sur le compte n° 20052 X	21/04	45,00	
27/04	Remise de chèque	27/04		540,00
		Total des mouvements :	**240,75**	**655,73**
		Solde créditeur au 30/04/2014		**414,98**

À défaut d'observation de votre part auprès de votre agence dans un délai de 30 jours, nous considérerons que vous avez approuvé le présent relevé.

Activité 3 ▸ L'épargne

9 À partir du **document C** :

9.1 **Complétez** le tableau à l'aide d'une croix.

	1	2	3	4	5
Placement le plus rentable					
Placements dont les sommes sont disponibles à tout moment					
Placements auxquels peut avoir droit Carla					

9.2 **Citez** deux critères de choix d'une épargne.

....

....

DOC C Les différentes épargnes (au 1er janvier 2014)

	Épargne	Montant des dépôts		Taux d'intérêt	Conditions d'ouverture	Disponibilité de l'épargne
		Minimum	Maximum			
1	Livret A 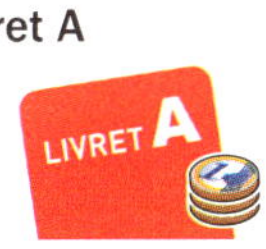	10 € (1,50 € pour un livret ouvert à la Banque postale)	22 950 €	1,25 %	Toute personne mineure ou majeure	Argent disponible à tout moment
2	Livret jeune 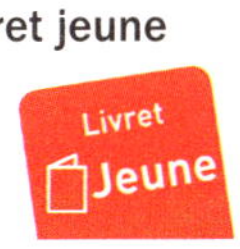	10 €	1 600 €	Dépend de la banque (2,25 à 3,25 %)	Tous les jeunes de 12 à 25 ans	Argent disponible à tout moment
3	Plan épargne logement 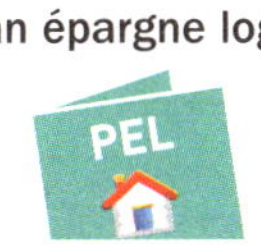	Versement initial minimum : 225 € Versement annuel minimum : 540 €	61 200 €	2,5 % + prime d'État	Toute personne mineure ou majeure	Montant bloqué pour 4 ans
4	Livret de développement durable 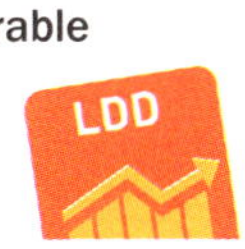	15 €	12 000 €	1,25 %	Toute personne majeure	Argent disponible à tout moment
5	Livret épargne populaire 	30 €	7 700 €	1,75 %	Toute personne majeure qui ne paie pas plus de 769 € d'impôts par an	Argent disponible à tout moment

Proposer des solutions

10 **Cochez le type de dépenses qui peut être supprimé momentanément par Carla pour lui permettre de réaliser des économies.**

☐ Les charges fixes. ☐ Les dépenses courantes. ☐ Les dépenses d'équipement et de renouvellement.

11 **Précisez le nom de l'épargne la plus adaptée au projet de Carla et justifiez votre réponse.**

....

MEMO

7

Le budget et l'épargne

• **Le budget**

C'est la **prévision** des **recettes** et des **dépenses** pour une période donnée.

Pour gérer un budget, il faut **évaluer les recettes** (salaire, prestations familiales…) et les **dépenses regroupées par poste** (charges fixes, dépenses courantes, dépenses d'équipement et de renouvellement) de manière à les **équilibrer**.

Suivant les postes, les dépenses peuvent être obligatoires et incompressibles, obligatoires mais partiellement compressibles ou être supprimées momentanément.

Le budget peut être :

- **excédentaire** (recettes > dépenses), ce qui permet d'**épargner** ;
- **équilibré** (recettes = dépenses), ce qui ne permet pas de faire face à une dépense imprévue ;
- **déficitaire** (recettes < dépenses), ce qui entraîne un **endettement**, voire un surendettement.

• **L'épargne**

Elle correspond à la partie des revenus qui n'est pas dépensée. Les formules de placements sont variées, elles dépendent de l'objectif (disponibilité des sommes placées, rentabilité, sécurité de placement) du consommateur.

À vous de jouer !

Retrouvez les mots du chapitre dans les rébus.

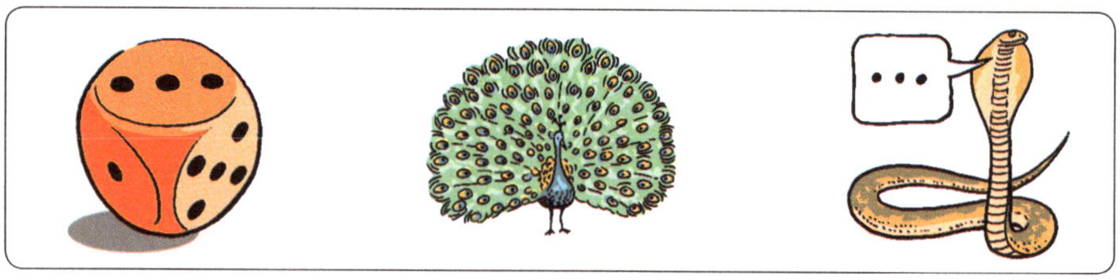

……………………………………………………………………

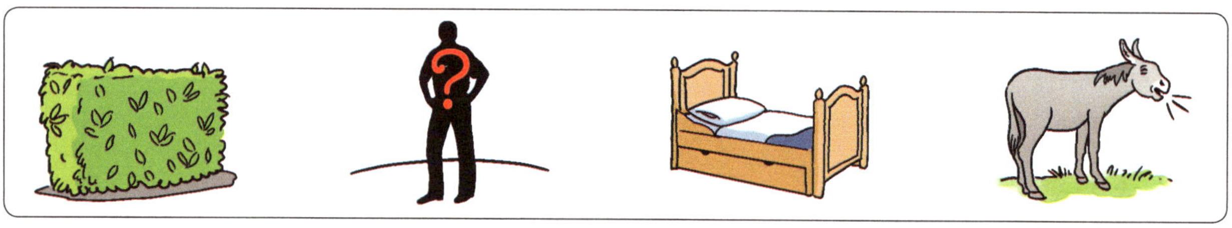

……………………………………………………………………

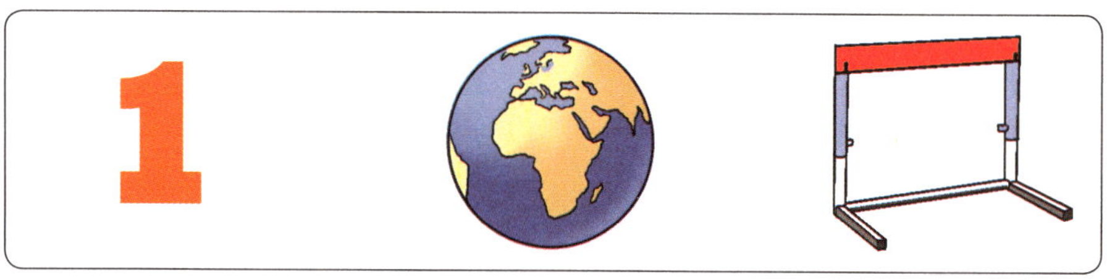

……………………………………………………………………

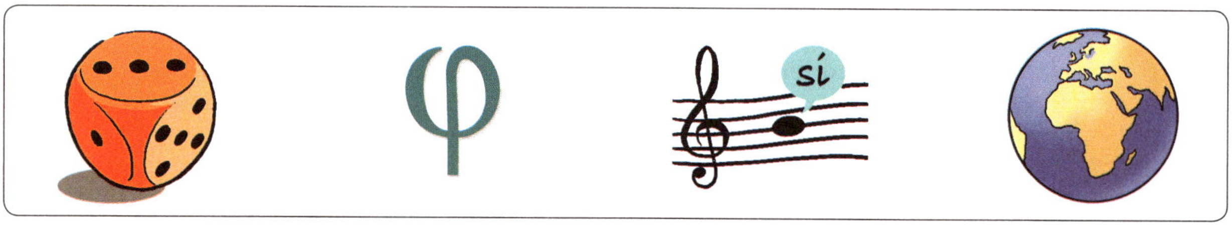

……………………………………………………………………

Le crédit et le surendettement

8

Module 2
L'individu dans ses actes de consommation

OBJECTIF : Prévenir le surendettement.

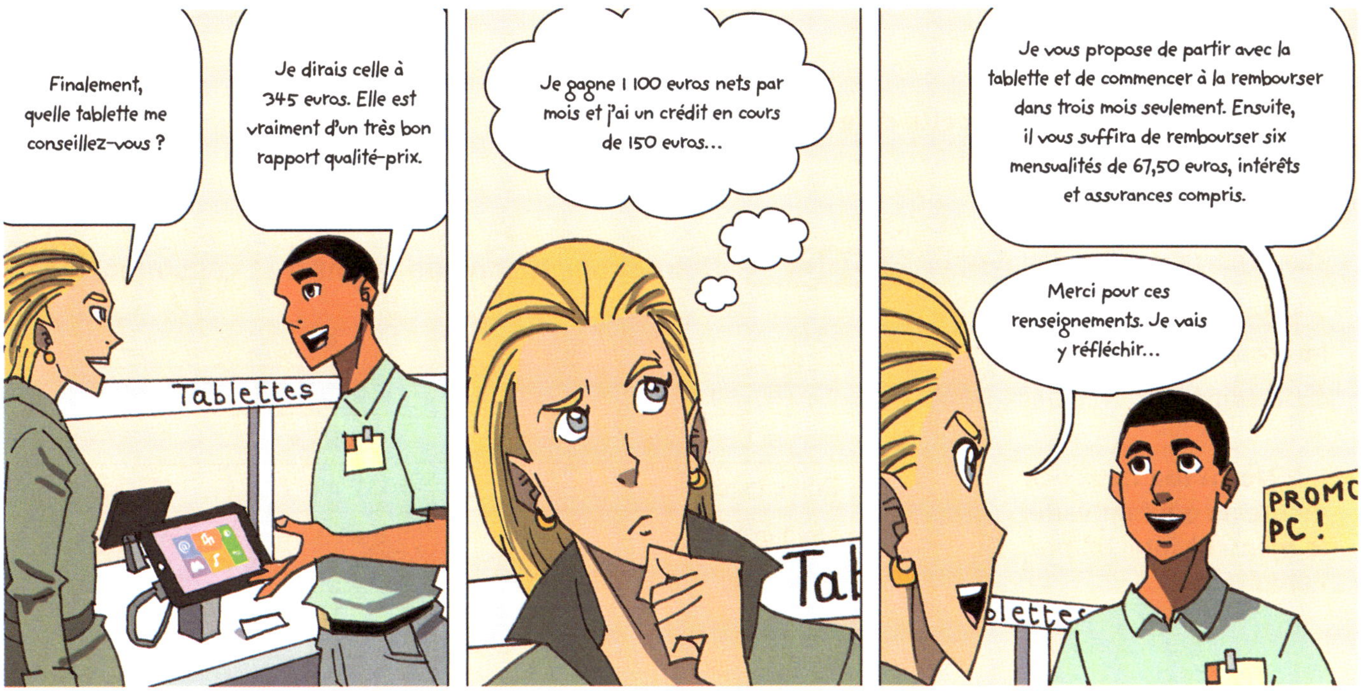
Finalement, quelle tablette me conseillez-vous ?
Je dirais celle à 345 euros. Elle est vraiment d'un très bon rapport qualité-prix.
Tablettes
Je gagne 1 100 euros nets par mois et j'ai un crédit en cours de 150 euros…
Je vous propose de partir avec la tablette et de commencer à la rembourser dans trois mois seulement. Ensuite, il vous suffira de rembourser six mensualités de 67,50 euros, intérêts et assurances compris.
Merci pour ces renseignements. Je vais y réfléchir…
PROMO PC !

Analyser la situation

1 **Cochez** le problème posé dans la situation.

☐ Quelle est la différence entre un crédit renouvelable et un crédit personnel ?
☐ Quel est le type de crédit le plus adapté pour acheter du matériel informatique ?
☐ Zoé peut-elle souscrire un crédit sans risque de surendettement ?

2 **Renseignez** le tableau.

Projet d'achat de Zoé	....
Montant de l'achat	....
Salaire mensuel de Zoé	....
Crédit en cours	....
Proposition du vendeur	....

Mobiliser les connaissances

Activité 1 Le crédit

3 À partir de la situation initiale,

3.1 **Indiquez** le coût de la tablette si Zoé effectue son achat à crédit (écrivez le calcul).

....

3.2 **Comparez** le résultat obtenu avec le coût si la tablette est achetée au comptant.
Formulez un commentaire.

....

....

3.3 **Expliquez** la raison de cette différence de prix.

....

4 À partir du document A,

4.1 **Cochez** le crédit le plus intéressant.

☐ Crédit A ☐ Crédit B

4.2 **Nommez** deux des éléments qui font varier le montant total dû par l'emprunteur.

....

....

....

DOC A Deux propositions de crédit à la consommation

Crédit	A	B
Montant du prêt	500 €	500 €
Montant de chaque mensualité	44,91 €	31,57 €
Durée du crédit	12 mois	18 mois
Montant total dû	538,92 €	568,26 €
Taux nominal[1] (taux débiteur fixe)	14,06 %	16,58 %
TAEG fixe[2]	15 %	17,90 %
Intérêts	38,92 €	68,26 €

1. Le taux nominal permet de calculer le montant des intérêts.
2. Le taux annuel effectif global est égal au taux nominal auquel on ajoute tous les frais de dossier et d'assurances.

5 **Indiquez** le principe du crédit.

....

....

....

....

....

....

DOC B Le taux d'endettement

Revenus mensuels = Salaire mensuel + Allocations familiales[1]	
Paiements mensuels = Prêts + Loyer	
$\text{Taux d'endettement} = \dfrac{\text{Paiements mensuels}}{\text{Revenus mensuels}} \times 100$	
Si taux d'endettement > à 33 %	Risque de surendettement

1. Prises en compte ou non suivant les banques.

6 À partir du document B,

6.1 **Calculez** le taux d'endettement actuel de Zoé.

....

6.2 **Indiquez** le pourcentage au-delà duquel il y a un risque de surendettement.

....

7 À partir du document C et de vos connaissances,

7.1 Renseignez le tableau.

Les engagements	de l'emprunteur	
	du prêteur	

7.2 Indiquez le délai de réflexion dont dispose l'emprunteur après la signature du contrat de crédit.

7.3 Nommez le document à envoyer si le consommateur souhaite se rétracter.

DOC C Les démarches pour obtenir un crédit à la consommation

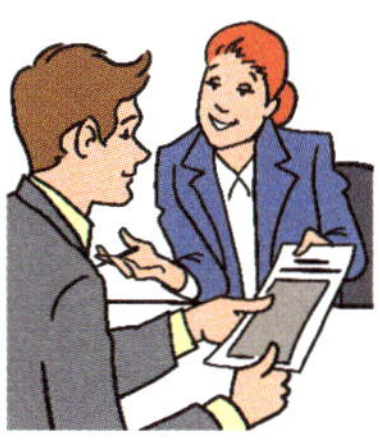

L'organisme de prêt sollicité remet au consommateur une **fiche d'information**[1].

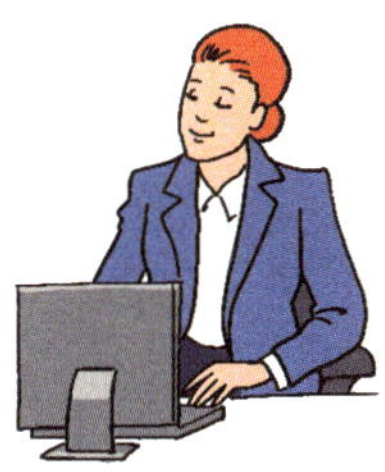

L'organisme de prêt évalue la solvabilité du consommateur en consultant le **FICP**[2].

Le prêt est refusé.

Le prêt est accepté.

L'organisme remet au consommateur une offre de contrat de crédit, **valable 15 jours**, qui comprend aussi un bordereau de rétractation.

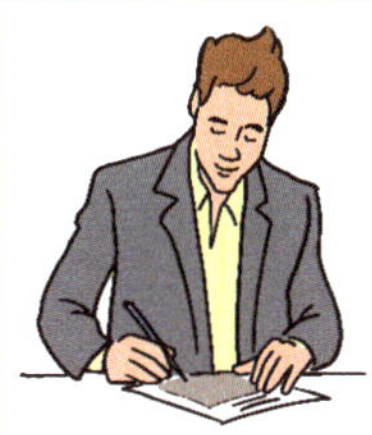

Le consommateur signe le contrat de crédit. Il a un **délai de 14 jours** pour se rétracter.

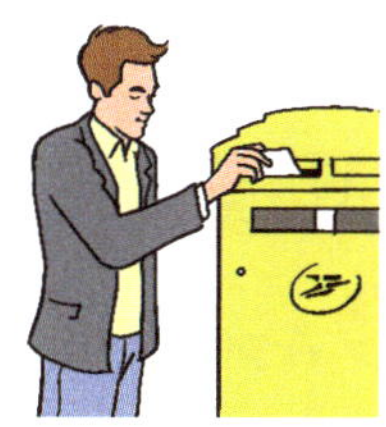

Le consommateur se rétracte en envoyant le **bordereau de rétractation** par lettre recommandée avec accusé de réception.

La vente est annulée.

Le consommateur ne se rétracte pas.

Le contrat de crédit devient définitif.

1. Elle précise toutes les informations utiles pour comparer différentes offres de crédit.
2. Le FICP (Fichier national des incidents de remboursement des crédits aux particuliers) recense les informations sur les incidents de paiement caractérisés, liés aux découverts et aux crédits accordés à des personnes physiques, pour des besoins non professionnels, ainsi que les informations relatives aux situations de surendettement.

7.4 Après lecture du bordereau de rétractation complété par Zita, indiquez :

– la date limite à laquelle elle doit renvoyer ce bordereau :

....

– le mode d'envoi du bordereau :

....

N° de dossier : FFI106040774

BORDEREAU DE RÉTRACTATION

À renvoyer au plus tard 14 jours après la date de votre signature de l'offre. Si ce délai expire un samedi, dimanche ou un jour férié chômé, il sera prorogé jusqu'au premier jour ouvrable suivant. Le délai commence à courir à partir du jour suivant votre signature de l'offre de contrat de crédit.
Cette rétractation n'est valable que si elle est adressée, lisiblement et parfaitement remplie, avant l'expiration des délais rappelés ci-dessus, par lettre recommandée avec accusé de réception.

Je soussigné(e) Zita Massois .... demeurant n° 4 ..... Rue des Acacias ....

Code postal 49000 .... Ville ANGERS .... déclare renoncer à l'offre de prêt personnel

de (*) 1500 .... euros de la Banque Casse-Noisette

que j'avais signée le (*) 10/04/2014 pour l'acquisition de (*) prêt personnel .... (présisez le bien acheté ou le service fourni) chez (*) .... (vendeur ou prestataire de services, nom et ville).

Le ....../....../......

Date et signature de l'emprunteur (et du coemprunteur)

(*) Mentions de la main de l'emprunteur

Massois

Activité 2 ▶ Le surendettement

8 **À partir du site www.banque-france.fr/la-banque-de-france/missions/protection-du-consommateur/surendettement.html,**

8.1 Définissez le surendettement.

....

....

8.2 Indiquez la caractéristique des dettes propres au surendettement.

....

8.3 Cochez la personne qui doit saisir la commission de surendettement.

☐ Le créancier (la personne qui a prêté de l'argent).
☐ Le débiteur (la personne qui a emprunté de l'argent).

8.4 Indiquez le rôle de la commission de surendettement.

....

....

....

8.5 Cochez les actions possibles de la commission de surendettement.

☐ Rechercher un accord amiable avec les créanciers.
☐ Prêter de l'argent pour racheter les crédits.
☐ Accorder des subventions.
☐ Déposer le dossier chez le juge en cas de difficultés financières importantes.

8.6 Précisez où le dossier de surendettement peut être :

– retiré : ....

....

– déposé : ....

....

8.7 Relevez les coordonnées de la Banque de France de votre département.

....

....

9 À l'aide du document D et de vos connaissances,

9.1 Cochez le type de surendettement sur lequel le consommateur peut intervenir.

☐ Surendettement actif. ☐ Surendettement passif.

9.2 Nommez la cause majeure du surendettement :

– actif : ....

– passif : ....

DOC D L'origine des situations de surendettement

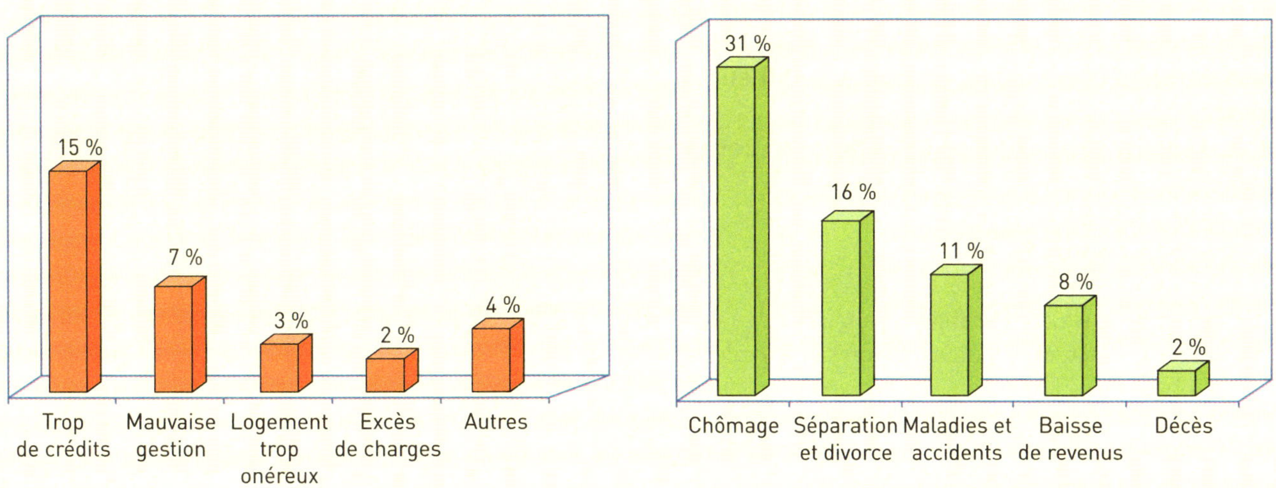

Le surendettement actif représente 31 % des dossiers

Le surendettement passif représente 68 % des dossiers

D'après www.guideducredit.com

Proposer des solutions

10 Calculez le taux d'endettement de Zoé si elle achète à crédit la tablette tactile. (Écrivez le calcul.)

....

11 Indiquez si Zoé peut acheter la tablette tactile à l'aide d'un crédit et **justifiez** votre réponse.

....

....

MEMO 8 — Le crédit et le surendettement

• Le crédit

C'est l'opération permettant à un consommateur d'obtenir d'un établissement de crédit le versement d'une somme d'argent pour l'acquisition d'un bien. Au remboursement de cet argent s'ajouteront des intérêts, et souvent des frais de dossier et d'assurance.

Le crédit à la consommation est très réglementé. L'offre de contrat proposée est **valable 15 jours** et l'emprunteur dispose d'un **délai de réflexion de 14 jours** après la signature du contrat pour se rétracter.

À l'issue de ce délai, sans rétractation de sa part, le prêt est accordé et les fonds mis à disposition de l'emprunteur.

• Le surendettement

C'est l'impossibilité de rembourser des dettes non professionnelles, lorsque les charges sont plus importantes que les revenus. Le surendettement peut être dû à une mauvaise gestion du budget, des difficultés financières imprévues (chômage, maladie) ou à des crédits accumulés. Le débiteur doit alors faire appel à la **commission de surendettement** pour trouver des solutions au règlement des créances.

Pour éviter le surendettement, il faut évaluer sa capacité de remboursement, qui ne doit pas dépasser 33 % de ses revenus, et être attentif, lors d'une demande de crédit, au **taux effectif global** (TAEG) proposé.

À vous de cliquer !

Lucas est célibataire. Il veut acheter une voiture d'occasion mais, pour cela, il doit souscrire un prêt personnel d'un montant de 3 000 euros. Ses revenus mensuels s'élèvent à 1 450 euros nets.
Les dépenses mensuelles à prendre en compte sont :
- **Loyer : 350 € ;**
- **Prêts en cours : 90 €.**

1 À partir de la situation, **calculez** le taux d'endettement actuel de Lucas (en écrivant les calculs).

....

Montant du crédit :		€
Montant de la mensualité		€
Durée du remboursement :		mois
Taux débiteur fixe :		%
TAEG fixe :		%
Montant total dû : *(hors assurance facultative)*		€
dont frais de dossier :		€
Coût de l'assurance ADI : *(facultative et non incluse dans la mensualité)*		€/mois

2 À partir de la situation et du site www.labanquepostale.fr/particuliers/pret/credits_a_la_consommation/simulateur.html,

2.1 Sélectionnez l'objet du prêt « Prêt Personnel Projet », **complétez** le montant souhaité, puis **cliquez** sur « Simulez ».

2.2 Renseignez le tableau avec la proposition du simulateur.

2.3 Indiquez si Lucas peut accepter les conditions du prêt personnel qui lui est proposé. **Justifiez** votre réponse.

....

....

....

....

3 Proposez des solutions pour que Lucas puisse acheter une voiture d'occasion.

....

....

....

....

....

....

Les achats

OBJECTIF : Gérer ses achats.

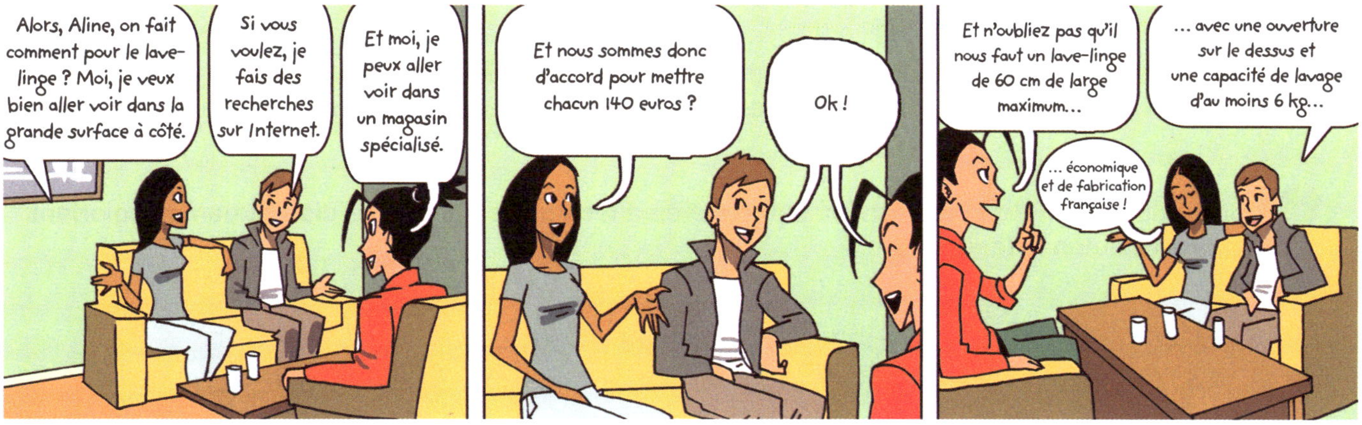
Alors, Aline, on fait comment pour le lave-linge ? Moi, je veux bien aller voir dans la grande surface à côté.
Si vous voulez, je fais des recherches sur Internet.
Et moi, je peux aller voir dans un magasin spécialisé.
Et nous sommes donc d'accord pour mettre chacun 140 euros ?
Ok !
Et n'oubliez pas qu'il nous faut un lave-linge de 60 cm de large maximum…
… avec une ouverture sur le dessus et une capacité de lavage d'au moins 6 kg…
… économique et de fabrication française !

Analyser la situation

1 **Cochez** le problème posé dans la situation.

☐ Que doivent-ils faire pour économiser avant d'acheter leur lave-linge ?
☐ Quel lave-linge doivent-ils acheter pour répondre à leurs besoins ?
☐ Qui va financer le lave-linge ?

2 À partir de la situation, **renseignez** le tableau.

Lieux de prospection		
Critères de choix retenus	Budget	
	Autres	

Mobiliser les connaissances

Activité 1 ▸ Les canaux de distribution

3 **Surlignez,** dans le document A, la définition d'un circuit de distribution.

DOC A Les circuits de distribution

Un circuit de distribution est le chemin commercial parcouru par un produit. Il est constitué de l'enchaînement des différents canaux empruntés par les produits pour parvenir aux consommateurs.

Selon le type de marchandise et la politique du producteur, l'écoulement des produits peut emprunter un ou plusieurs canaux :

- le **canal direct** ou ultra-court : aucun intermédiaire ;
- le **canal court** : un seul intermédiaire (le détaillant) ;
- le **canal long** : * traditionnel : deux intermédiaires (le grossiste et le détaillant),
  * intégré : deux intermédiaires (les centrales d'achat et les hypermarchés du groupe).

4 À partir du document A, **identifiez** sur le schéma les quatre canaux de distribution en coloriant les flèches selon la légende.

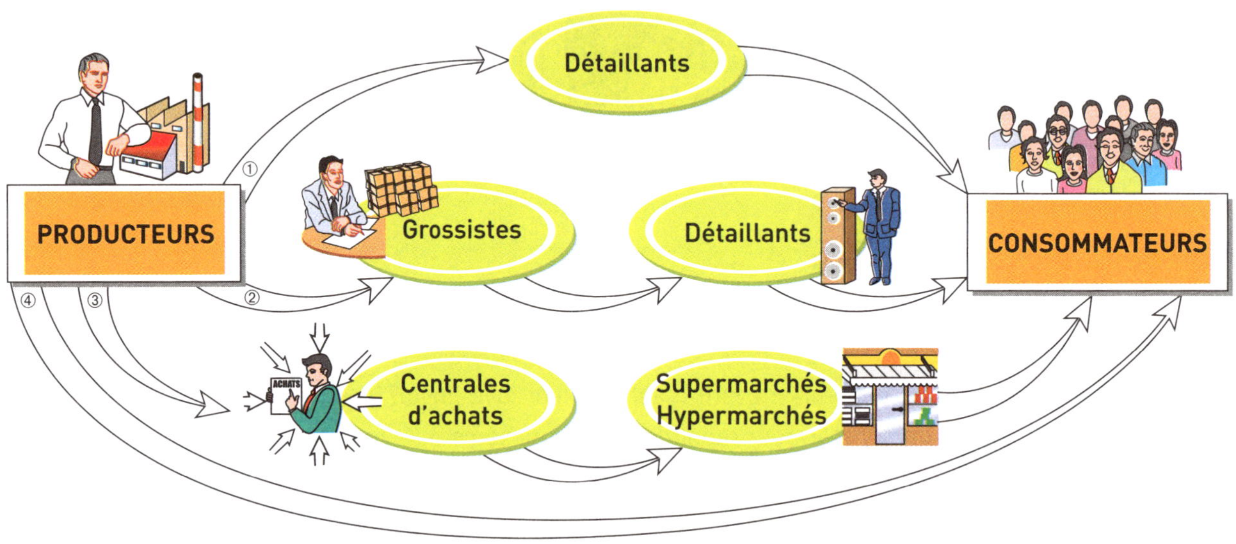

Canal direct ou ultra-court — Canal court — Canal long traditionnel — Canal long intégré

Activité 2 ▸ Les différents lieux d'achats

5 À partir de vos connaissances, **renseignez** le tableau.

Les différents lieux d'achats	Avantages	Inconvénients
Les grandes surfaces (hypermarchés, supermarchés, magasins spécialisés) 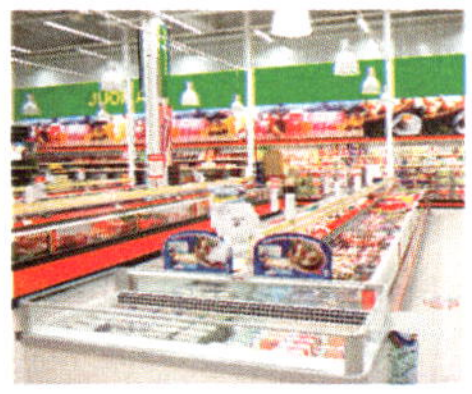		
Les commerces de proximité 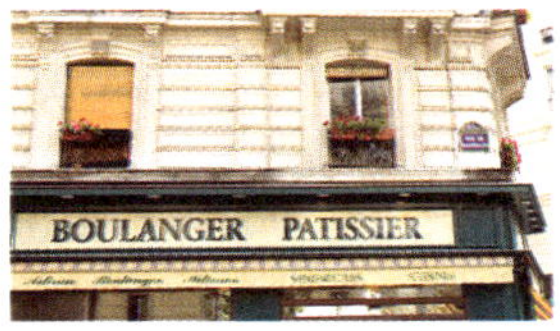		

Les différents lieux d'achats	Avantages	Inconvénients
Les commerces en ligne 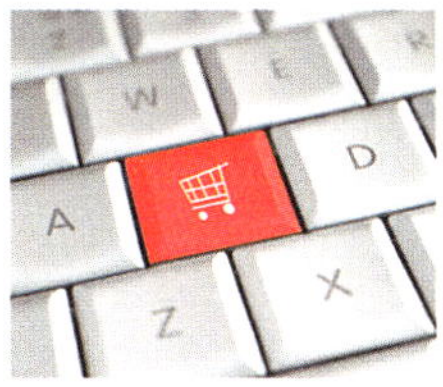		

Activité 3 Les caractéristiques du commerce équitable

6 **Après avoir consulté le site internet www.commercequitable.org,**

6.1 **Cochez la définition qui correspond au commerce équitable.**

☐ Système permettant de suivre un produit alimentaire de son lieu de production jusqu'à son lieu de distribution.

☐ Forme de commerce mondial qui a pour objectif de payer un prix décent aux producteurs du Sud, de protéger les droits fondamentaux des personnes et de respecter l'environnement.

6.2 **Complétez le tableau.**

	Pour les consommateurs	Pour les producteurs
Avantages du commerce équitable (ALTER ECO COMMERCE ÉQUITABLE)		

Activité 4 Les signes de conformité à la réglementation pour les produits industriels et les services

7 **À partir de vos connaissances et/ou du site www.economie.gouv.fr/dgccrf/Signe-de-qualite, reliez chaque signe de conformité à la définition correspondante.**

Signe	Définition
e	Garantie de conformité de la Communauté européenne **non obligatoire**, utilisée pour les préemballages.
CE	Marquage **non obligatoire** qui garantit la conformité du produit aux réglementations françaises, européennes et internationales.
NF	Marquage de conformité **obligatoire** indiquant que les produits industriels respectent toutes les exigences essentielles de sécurité, de santé ou de respect de l'environnement prévues dans des directives européennes.

Activité 5 ▸ Les critères de choix d'un produit

DOC A Les caractéristiques des appareils retenus

1 Lave-linge ELECTROLUX	2 Lave-linge THOMSON	3 Lave-linge FAURE

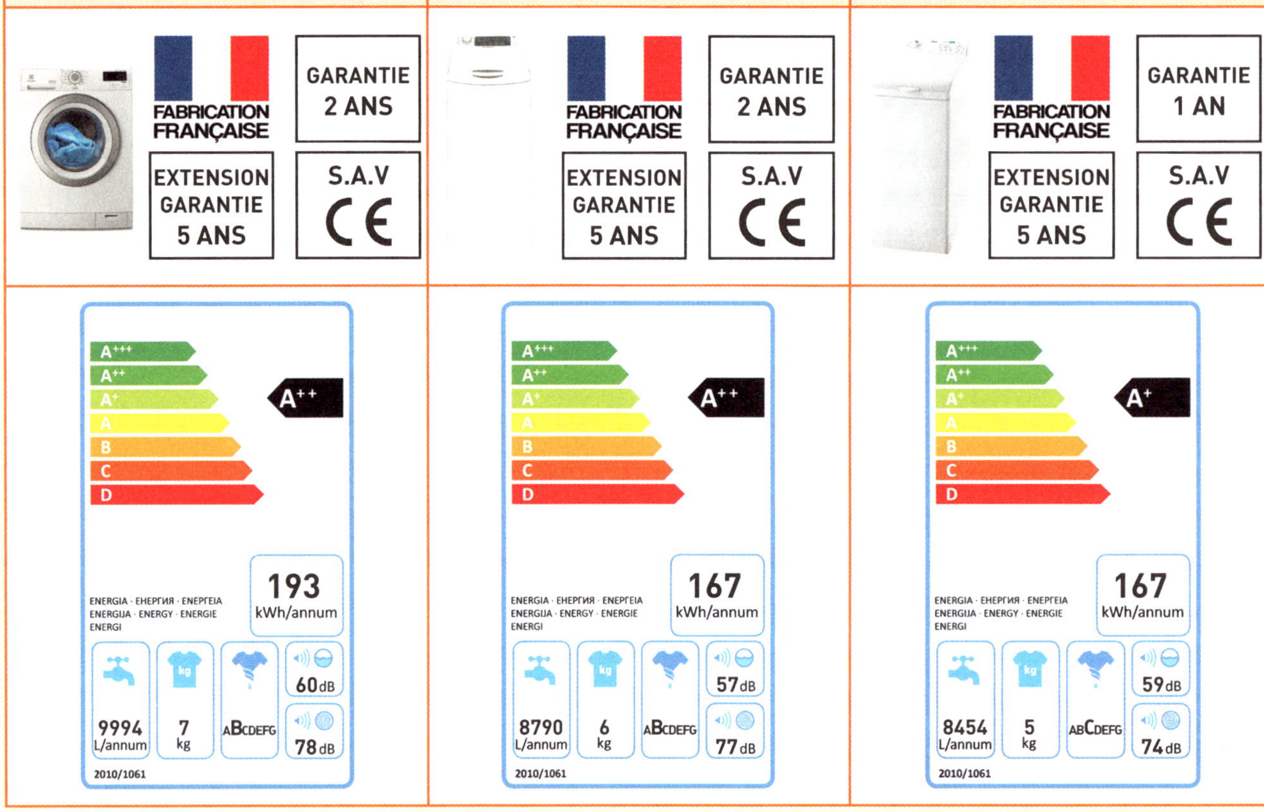

8 À partir du document A, **renseignez** le tableau.

Caractéristiques du lave-linge (220 cycles de lavages par an)		1	2	3
Montant de l'achat	Magasin spécialisé	399,50 €	429,90 €	396,00 €
	Grande surface	359,00 €	419,00 €	389,00 €
	Internet	299,79 €	338,90 €	341,56 €
Marque		....	....	....
Fabrication		....	....	....
Dimensions en cm (L × H x P)		60 x 85 x 50	40 x 85 x 60	40 x 60 x 85
Type de chargement		....	....	....
Capacité de chargement kg		....	....	....
Classe énergétique		....	....	....

Caractéristiques du lave-linge (220 cycles de lavages par an)		❶	❷	❸
Consommation annuelle	Énergie	....	....	....
	Eau (litres/an)	....	....	....
Niveau sonore	Au lavage	....	....	....
	À l'essorage	....	....	....
Classe d'efficacité à l'essorage		....	....	....

Activité 6 Les modes de paiement

9 **Surlignez, dans le document C, pour les différents modes de paiement :** en vert, les intérêts ; en rouge, les limites ou les inconvénients de leur utilisation.

DOC C Des modes de paiement

1 Les espèces

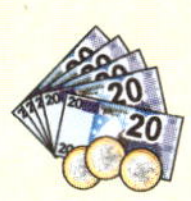

Pratiques pour les petits budgets et pour garder le contrôle de ses dépenses, les espèces permettent le règlement des achats d'un montant inférieur à 3 000 €.

2 Le chèque

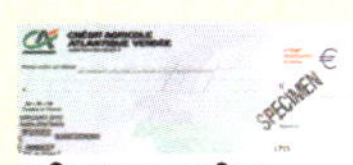

Le chèque évite d'avoir des sommes d'argent importantes sur soi. Tout compte doit être approvisionné pour émettre un chèque afin d'éviter l'interdiction bancaire.

3 La carte bancaire

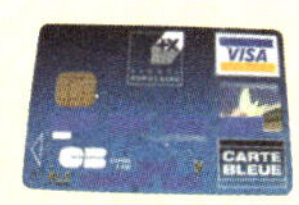

Délivrée contre une cotisation annuelle, la carte bancaire s'utilise avec un code confidentiel. Elle permet à la fois de retirer de l'argent dans les distributeurs et de régler ses achats chez les commerçants.

4 Le prélèvement automatique

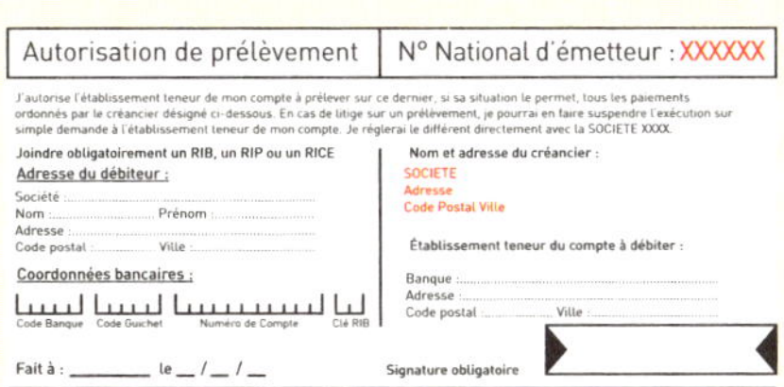
Autorisation de prélèvement | N° National d'émetteur : XXXXXX

Il est facile à mettre en place et permet d'éviter les oublis ou les retards de paiement. En cas de désaccord sur le montant, il faut faire opposition.

5 Le titre interbancaire de paiement (TIP)

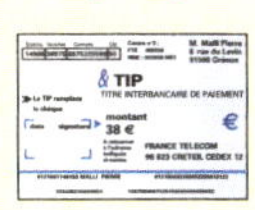

Le paiement reste à l'initiative du débiteur qui peut contrôler la somme due. Il permet de régler ses factures sans faire de chèque ; il est facile à remplir puisqu'il suffit de le dater, de le signer et de l'envoyer à l'adresse indiquée. Il n'évite pas les retards ou les oublis de paiement.

6 La carte privative

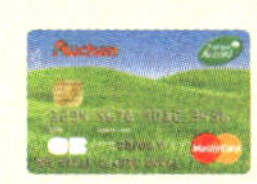

Carte payante liée à la banque du magasin qui la propose, elle permet de bénéficier d'avantages dans le magasin concerné. Elle donne la possibilité d'utiliser une réserve d'argent soumise à un taux de crédit élevé.

Proposer des solutions

10 **Renseignez** le tableau.

Lave-linge choisi			
Marque	....	**Montant**	....
Lieu d'achat	....	**Moyen de paiement**	....

MEMO 9 Les achats

- **Les canaux de distribution**

Ils permettent aux fabricants et aux producteurs de vendre leurs produits. Le circuit du producteur aux consommateurs est rarement direct. On distingue :
- le canal **direct** (aucun intermédiaire) ;
- le canal **court** (un intermédiaire) ;
- le canal **long** (deux intermédiaires).

- **Les différents lieux d'achats**

Les achats peuvent s'effectuer dans **différents lieux** :
- les grandes surfaces (hypermarchés, supermarchés et magasins spécialisés) ;
- les commerces de proximité ;
- les commerces en ligne.

- **Les caractéristiques du commerce équitable**

C'est une forme de commerce mondial qui **a pour objectif de payer un prix décent aux producteurs du Sud, de protéger les droits fondamentaux des personnes et de respecter l'environnement**.

- **Les signes de conformité à la réglementation pour les produits industriels et les services**

Ils sont nombreux. Le marquage **CE** est obligatoire.

- **Les critères de choix d'un produit**

Ils varient d'un consommateur à l'autre selon le produit acheté : **le prix, la marque, la forme, la couleur, la garantie, le service après-vente, les performances énergétiques** (dans le cas d'appareils électroménagers), etc.

- **Les modes de paiement**

Différents modes de paiement sont proposés par la banque : les espèces, le chèque, la carte bancaire, le titre interbancaire de paiement (TIP), l'autorisation de prélèvement, etc.
Le consommateur fait son choix selon des critères de **sécurité** et de **commodité**.

À vos vidéos !

Titre : AMAP : association de consommateurs
Lien : http://urls.fr/vd0
Durée : 2 min 05 s

Après avoir regardé la vidéo, répondez aux questions.

1 Que signifie le sigle AMAP ?

....

2 Quelle est la date de création des AMAP ?

☐ 2001 ☐ 2006 ☐ 2010

3 Quel est le principe des AMAP ?

....
....
....
....
....
....

4 Quel est le circuit de distribution concerné ?

....

5 Quels sont les avantages pour le producteur ?

....
....
....
....
....
....

6 Quels sont les avantages pour le consommateur ?

....
....
....
....
....
....

Les contrats et les assurances

10

Module 2
L'individu dans ses actes de consommation

OBJECTIF : Utiliser les systèmes de protection et de défense du consommateur.

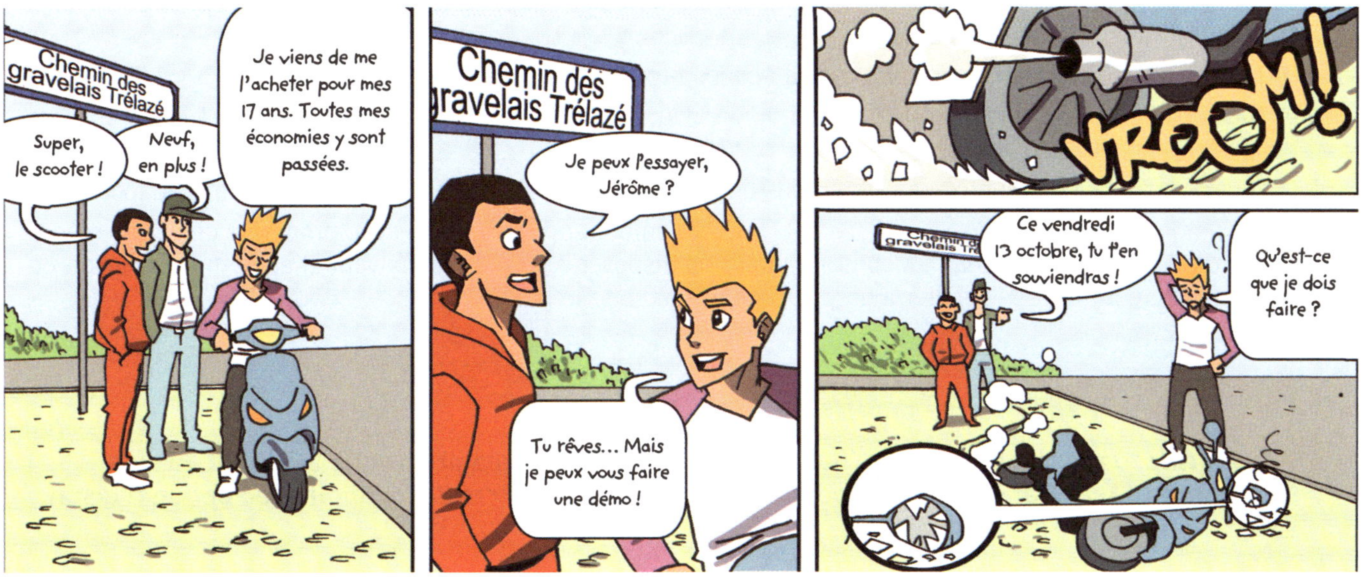

Chemin des gravelais Trélazé
Super, le scooter !
Neuf, en plus !
Je viens de me l'acheter pour mes 17 ans. Toutes mes économies y sont passées.
Chemin des gravelais Trélazé
Je peux l'essayer, Jérôme ?
Tu rêves… Mais je peux vous faire une démo !
VROOM!
Ce vendredi 13 octobre, tu t'en souviendras !
Qu'est-ce que je dois faire ?

Analyser la situation

1 **Cochez** le problème posé dans la situation.

☐ Est-il obligatoire d'assurer son véhicule ?
☐ Que faut-il faire pour obtenir la réparation des dégâts sur le scooter ?
☐ Faut-il le permis A pour conduire un scooter ?

2 À partir de la situation, **renseignez** le tableau.

QUOI ? *Que s'est-il passé ?*	....
QUI ? *De qui s'agit-il ?*	....
OÙ ? *Où cela s'est-il passé ?*	....
QUAND ? *Quand cela s'est-il passé ?*	....
COMMENT ? *Comment cela s'est-il passé ?*	....
POURQUOI ? *Pourquoi cela pose-t-il problème ?*	....

Mobiliser les connaissances

Activité 1 ▸ Les contrats de consommation

3 À partir du document A, **nommez** les parties concernées par un contrat de consommation.

....

....

DOC A Les contrats de consommation

Un contrat de consommation est un accord par lequel le consommateur acquiert, loue, emprunte ou se procure une marchandise ou des prestations de services auprès d'un professionnel. Ce contrat peut être oral si la valeur du bien n'excède pas 750 €.

Différents types de contrats sont proposés au consommateur :

- le **contrat de vente** qui récapitule l'accord du vendeur et de l'acheteur sur le bien, le prix et les conditions de vente et atteste la vente ;
- le **contrat de location** qui fixe les conditions de la location à respecter entre le propriétaire et le locataire ;
- le **contrat de location avec option d'achat** (LOA), également appelé location avec promesse de vente, crédit-bail ou leasing, qui permet à un consommateur de disposer d'un bien, en payant chaque mois un loyer, et, à la fin du contrat, de l'acheter à un prix déterminé ou de le restituer.

4 **Indiquez**, dans chaque bulle, le numéro du contrat dont il s'agit en vous aidant de la liste suivante : **1** contrat de vente, **2** contrat de location, **3** contrat de location avec option d'achat.

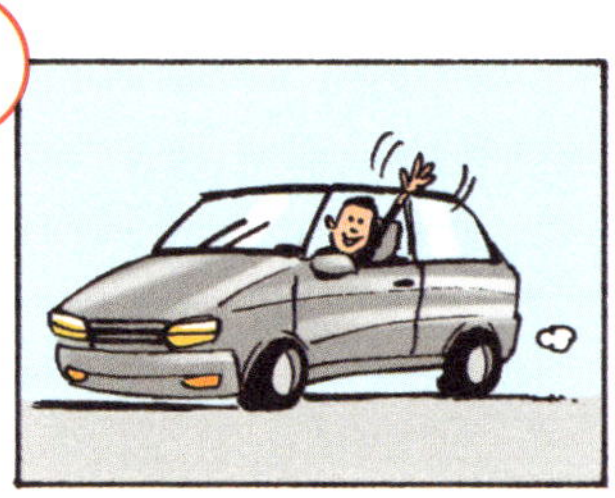

Michel vient de louer une voiture. Il a signé un contrat qui l'engage à acheter la voiture à la fin de la location.

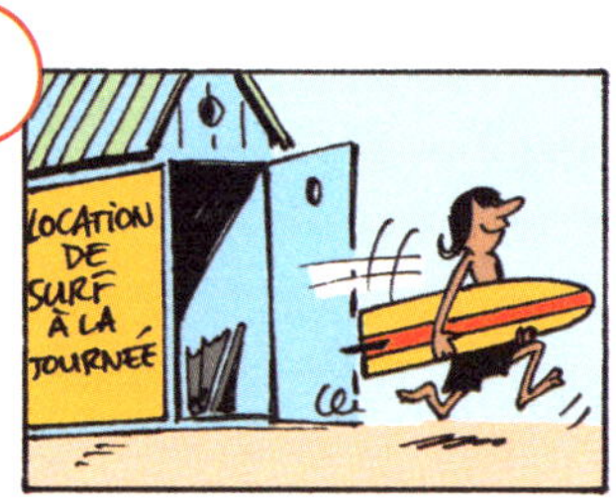

Léo a loué une planche de surf pour la journée.

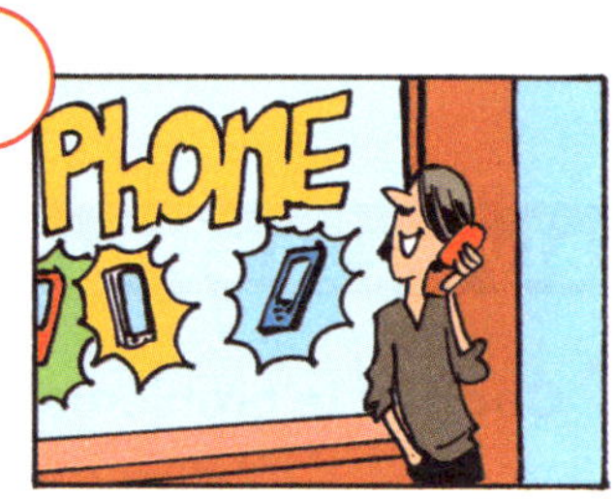

Lucas vient de souscrire un abonnement de téléphonie mobile pour 2 ans.

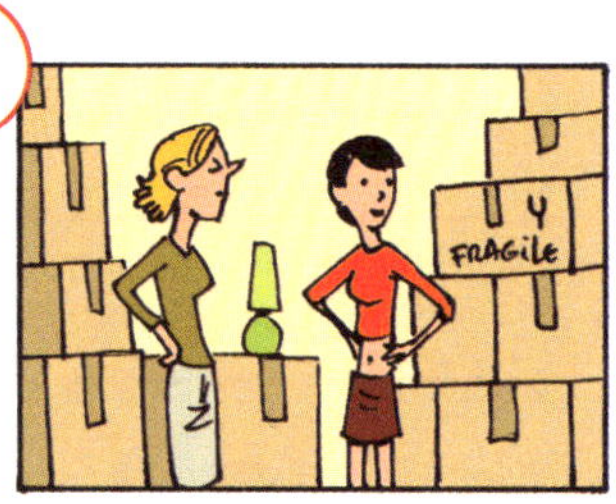

Jeanne et Paula emménagent en colocation dans un T3 ; elles ont signé un contrat de location pour 3 ans.

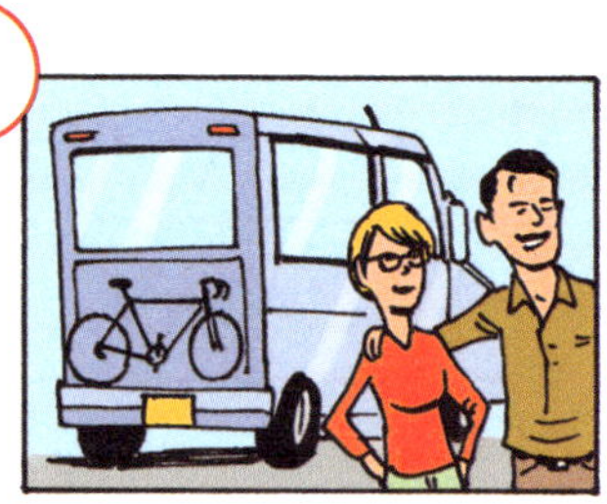

Murielle et Jacques ont acheté un camping-car. Ils vont verser un loyer mensuel durant deux ans et le solde à l'issue de cette période.

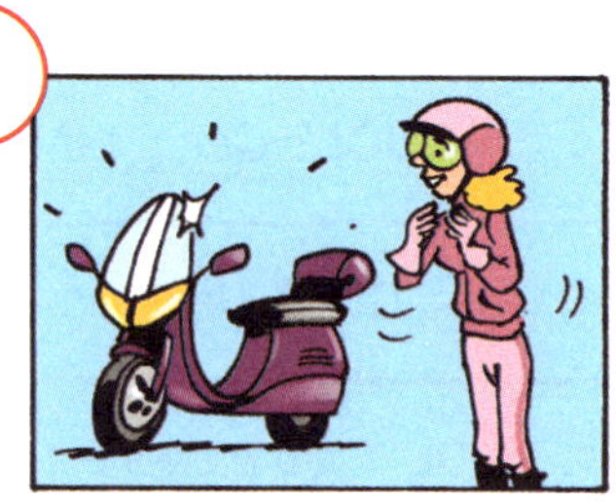

Louisa vient d'acheter un scooter.

5 **Nommez** les types de contrat que Jérôme a pu signer pour acquérir son scooter.

....

6 **Reliez** chaque obligation du contrat de vente à la personne concernée.

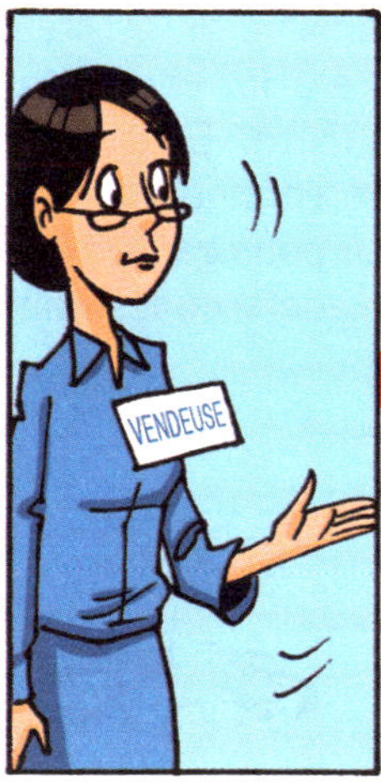

- Payer le produit acheté aux jour et lieu prévus.
- Délivrer le produit à l'origine du contrat.
- Garantir la qualité du produit acheté.
- Prendre livraison du produit acheté aux jour et lieu prévus.
- Délivrer toutes les informations sur le produit : nature, prix, etc.
- Respecter la nature de la commande.

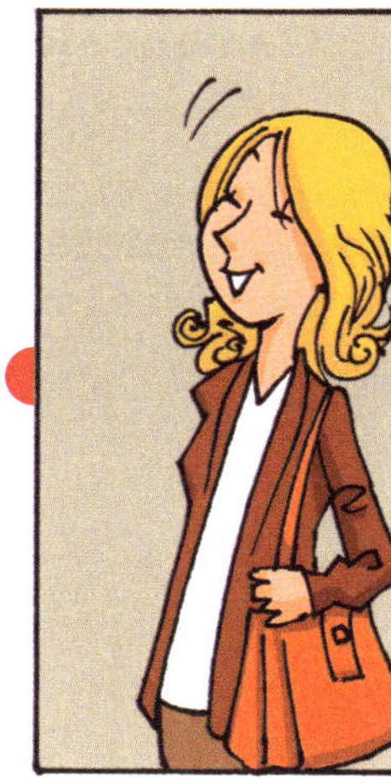

Activité 2 Le règlement des litiges à l'amiable

7 À partir du document B,

7.1 **Nommez** le type de règlement dont il s'agit.

....

7.2 **Indiquez** l'intérêt de ce type de règlement.

....

DOC B Le règlement des litiges à l'amiable

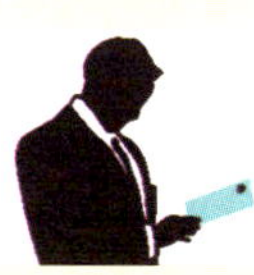

Contacter le professionnel pour résoudre le problème. Lui exposer par écrit (par lettre recommandée avec accusé de réception) les faits et les attentes.

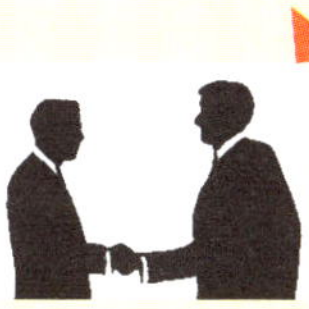

Si le professionnel accepte, la démarche prend fin.

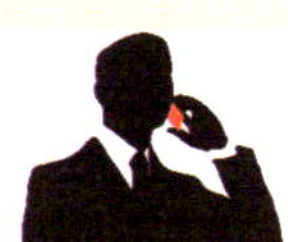

En cas de refus ou d'absence de réponse, **contacter un médiateur**[1], dont le champ de compétences correspond au litige, pour négocier avec lui sans que le tribunal soit saisi.

Préparer le dossier (coordonnées des parties en litige et résumé précis de la situation) et l'envoyer au médiateur.

Résoudre le litige grâce au médiateur. Si le litige n'est pas résolu, une action pourra être menée en justice.

1. – En cas d'achat auprès d'un commerçant, le médiateur peut être le conciliateur de justice ou les services de la direction départementale de la protection des populations (DDPP).
   – En cas d'achat en ligne, le médiateur peut être celui du net (www.mediateurdunet.fr) ou l'association de consommateurs (e-litige).

Activité 3 ▸ Le contrat d'assurance

8 À partir du document C,

8.1 **Indiquez** le principe sur lequel repose l'assurance.

8.2 **Complétez** le schéma en reportant dans chaque encadré les termes notés en gras.

DOC C Le principe de l'assurance

L'assurance est un service qui fait appel à la solidarité. Le **contrat d'assurance** est un contrat par lequel un organisme dit **assureur** s'engage envers un **assuré** à lui verser des **indemnités** en cas de sinistre. En contrepartie, l'assuré verse une somme d'argent appelée **prime d'assurance** pour garantir un certain nombre de risques déterminés dans le contrat.

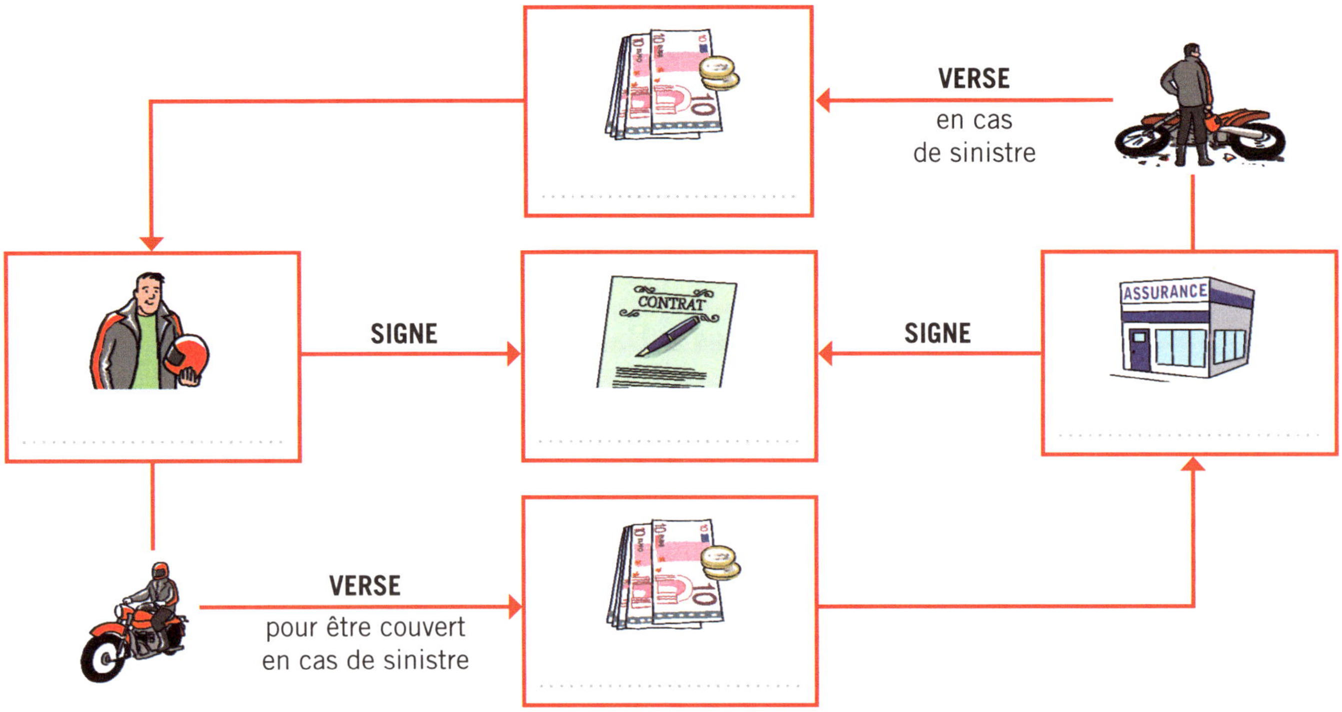

Activité 4 ▸ Les assurances obligatoires et facultatives

9 À partir du document D, **nommez l'assurance automobile obligatoire.**

10 **Surlignez** dans le document D,
- en vert, l'assurance obligatoire pour un locataire ;
- en bleu, l'assurance automobile facultative qui garantit une indemnisation quasi totale.

DOC D Les assurances obligatoires et les assurances facultatives

Certaines assurances sont **obligatoires** :
- l'**assurance responsabilité civile vie privée** : elle correspond à l'obligation de réparer le dommage corporel et/ou matériel causé à autrui ;
- l'**assurance habitation** : elle couvre tous les dommages causés par le locataire au propriétaire (incendie, dégâts des eaux). C'est la garantie risques locatifs ;
- l'**assurance automobile** (assurance au tiers encore appelée garantie responsabilité civile) : elle couvre les dommages que le véhicule assuré peut occasionner à une personne ou à ses biens. Le conducteur du véhicule et le responsable de l'accident ne sont pas indemnisés pour les dommages qu'ils ont subis.

Des assurances **facultatives** (assurance décès…) peuvent compléter les assurances obligatoires.
Par exemple, le propriétaire d'un véhicule peut souhaiter opter pour une garantie plus étendue des risques que celle proposée par l'assurance au tiers. Dans ce cas, il peut choisir « l'assurance tous risques ». Celle-ci prévoit le remboursement de tous les dommages subis par son véhicule, quel que soit le type de responsabilité du conducteur ou quel que soit le type d'accident.

Activité 5 ▶ Les démarches à effectuer en cas de sinistre

11 **Surlignez**, dans le document E, pour chaque sinistre, les délais à respecter pour transmettre la déclaration à l'assureur.

12 À partir du document E, **indiquez** où l'on peut se procurer un constat amiable « constat européen d'accident ».

DOC E Les démarches à effectuer en cas de sinistre

Sinistre		Démarches
Accident automobile	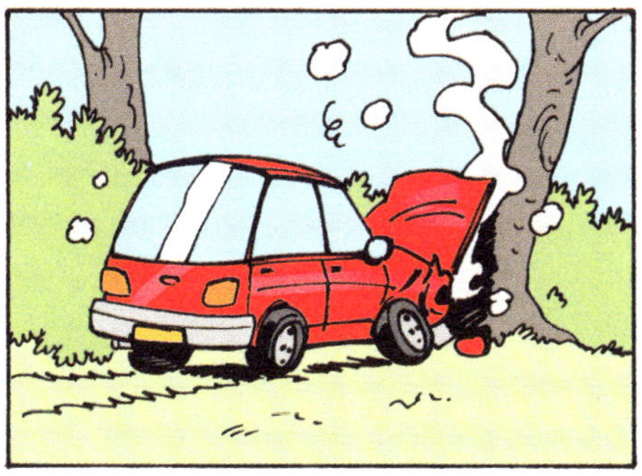	– Remplir un constat amiable « constat européen d'accident » (remis par l'assureur à la signature du contrat) et lui transmettre dans les cinq jours par lettre recommandée avec accusé de réception. – En cas de blessure, faire établir par l'hôpital ou le médecin un certificat médical précisant les dommages.
Dégât des eaux	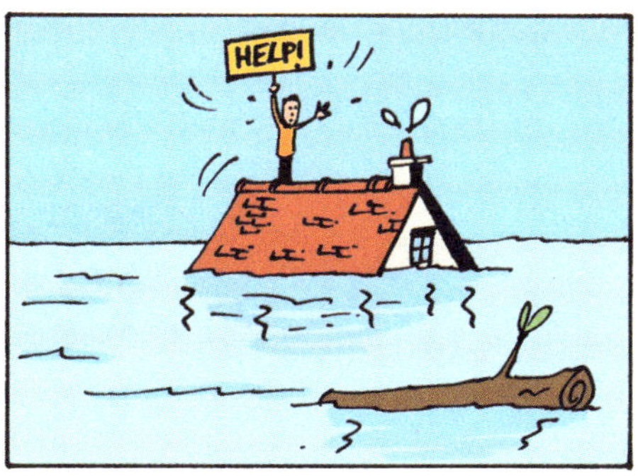	– Remplir un constat amiable « dégâts des eaux » disponible auprès de l'assurance et le transmettre dans les cinq jours par lettre recommandée avec accusé de réception. – Prévenir le propriétaire si vous êtes locataire.
Vol	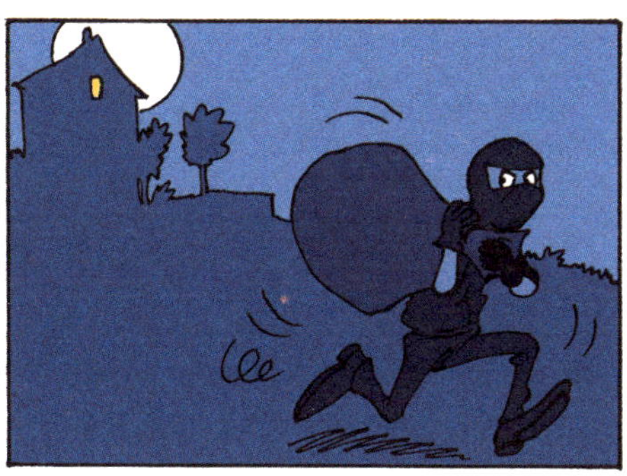	– Déposer une plainte dans un commissariat ou une gendarmerie dans les 24 heures. – Déclarer ce vol auprès de l'assureur dans les deux jours pour pouvoir être indemnisé, en lui transmettant une copie du récépissé ou du procès-verbal de plainte.

Proposer des solutions

13 **Nommez** et **justifiez** l'assurance que Jérôme doit avoir souscrit à l'achat de son scooter pour être indemnisé suite à son accident.

14 **Indiquez** les démarches à effectuer par Jérôme après son accident pour être indemnisé.

MEMO

10

Les contrats et les assurances

• Les contrats de consommation

Un contrat de consommation est un **accord** par lequel le **consommateur** acquiert, loue, emprunte ou se procure une marchandise auprès d'un **professionnel**.

Il existe différents **types de contrats** : le contrat de vente, le contrat de location, et le contrat de location avec ou sans option d'achats. Tous les contrats imposent des droits et des obligations pour les parties en présence.

• Le règlement des litiges à l'amiable

En cas de litige, le consommateur peut le régler **à l'amiable** en contactant directement le professionnel ou en faisant intervenir un **médiateur**.

• Le contrat d'assurance

Le **contrat d'assurance** est un contrat par lequel un organisme dit **assureur** s'engage envers un **assuré** à lui verser des **indemnités** en cas de sinistre.

• Les assurances obligatoires et facultatives

Certaines assurances sont **obligatoires** :

- **l'assurance responsabilité civile vie privée** : elle correspond à l'obligation de réparer le dommage corporel et/ou matériel causé à autrui ;
- **l'assurance habitation** : elle couvre tous les dommages causés par le locataire (incendie, dégâts des eaux) au propriétaire ;
- **l'assurance automobile** (assurance au tiers encore appelée garantie responsabilité civile) : elle couvre les dommages que le véhicule assuré peut occasionner à une personne ou à ses biens. Le conducteur du véhicule et le responsable de l'accident ne sont pas indemnisés pour les dommages qu'ils ont subis.

D'autres assurances sont **facultatives**, comme l'assurance vie.

• Les démarches à effectuer en cas de sinistre

Il faut faire une **déclaration** par l'intermédiaire du **constat amiable** pour expliquer les circonstances de l'accident. L'assureur indemnisera la ou les victimes en fonction des clauses spécifiées au contrat.

À vous de cliquer !

1 **Procurez-vous** un « constat européen d'accident » ou **téléchargez-le** à partir du site **www.lelynx.fr/documents/constat-amiable-europeen-accident-automobile.pdf**.

2 **Remplissez** le constat amiable à l'aide de la situation initiale et des documents 1 et 2.

DOC 1 L'attestation d'assurance du scooter

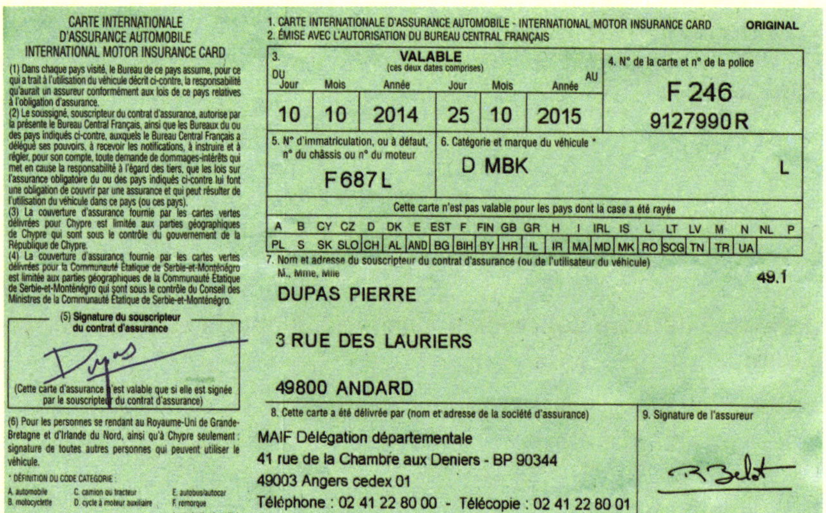

CARTE INTERNATIONALE D'ASSURANCE AUTOMOBILE
INTERNATIONAL MOTOR INSURANCE CARD

(1) Dans chaque pays visité, le Bureau de ce pays assume, pour ce qui a trait à l'utilisation du véhicule décrit ci-contre, la responsabilité qu'aurait un assureur conformément aux lois de ce pays relatives à l'obligation d'assurance.
(2) Le soussigné, souscripteur du contrat d'assurance, autorise par la présente le Bureau Central Français, ainsi que les Bureaux du ou des pays indiqués ci-contre, auxquels le Bureau Central Français a délégué ses pouvoirs, à recevoir les notifications, à instruire et à régler, pour son compte, toute demande de dommages-intérêts qui met en cause la responsabilité à l'égard des tiers, que les lois sur l'assurance obligatoire du ou des pays indiqués ci-contre lui font une obligation de couvrir par une assurance et qui peut résulter de l'utilisation du véhicule dans ce pays (ou ces pays).
(3) La couverture d'assurance fournie par les cartes vertes délivrées pour Chypre est limitée aux parties géographiques de Chypre qui sont sous le contrôle du gouvernement de la République de Chypre.
(4) La couverture d'assurance fournie par les cartes vertes délivrées pour la Communauté Étatique de Serbie-et-Monténégro est limitée aux parties géographiques de la Communauté Étatique de Serbie-et-Monténégro qui sont sous le contrôle du Conseil des Ministres de la Communauté Étatique de Serbie-et-Monténégro.
(5) Signature du souscripteur du contrat d'assurance
(Cette carte d'assurance n'est valable que si elle est signée par le souscripteur du contrat d'assurance)
(6) Pour les personnes se rendant au Royaume-Uni de Grande-Bretagne et d'Irlande du Nord, ainsi qu'à Chypre seulement : signature de toutes autres personnes qui peuvent utiliser le véhicule.
* DÉFINITION DU CODE CATÉGORIE :
A. automobile — B. motocyclette — C. camion ou tracteur — D. cycle à moteur auxiliaire — E. autobus/autocar — F. remorque
(reproduction interdite)

1. CARTE INTERNATIONALE D'ASSURANCE AUTOMOBILE - INTERNATIONAL MOTOR INSURANCE CARD — ORIGINAL
2. ÉMISE AVEC L'AUTORISATION DU BUREAU CENTRAL FRANÇAIS

3. VALABLE (ces deux dates comprises)

DU Jour	Mois	Année	AU Jour	Mois	Année
10	10	2014	25	10	2015

4. N° de la carte et n° de la police : F 246 9127990 R
5. N° d'immatriculation, ou à défaut, n° du châssis ou n° du moteur : F687L
6. Catégorie et marque du véhicule * : D MBK — L

Cette carte n'est pas valable pour les pays dont la case a été rayée
A B CY CZ D DK E EST F FIN GB GR H I IRL IS L LT LV M N NL P
PL S SK SLO CH AL AND BG BIH BY HR IL IR MA MD MK RO SCG TN TR UA

7. Nom et adresse du souscripteur du contrat d'assurance (ou de l'utilisateur du véhicule)
M., Mme, Mlle — 49.1
DUPAS PIERRE
3 RUE DES LAURIERS
49800 ANDARD

8. Cette carte a été délivrée par (nom et adresse de la société d'assurance)
MAIF Délégation départementale
41 rue de la Chambre aux Deniers - BP 90344
49003 Angers cedex 01
Téléphone : 02 41 22 80 00 - Télécopie : 02 41 22 80 01

9. Signature de l'assureur

DOC 2 Des informations sur Jérôme

DUPAS Jérôme
Né le 12/03/1993
Titulaire du BSR

Date et heure de l'accident :
13 octobre 2014 à 16 h 30

Lieu de l'accident :
12 chemin des gravelais
49800 Trélazé

L'information et la protection du consommateur

11 Module 2 — L'individu dans ses actes de consommation

OBJECTIF : S'informer sur les moyens de défense et de protection du consommateur.

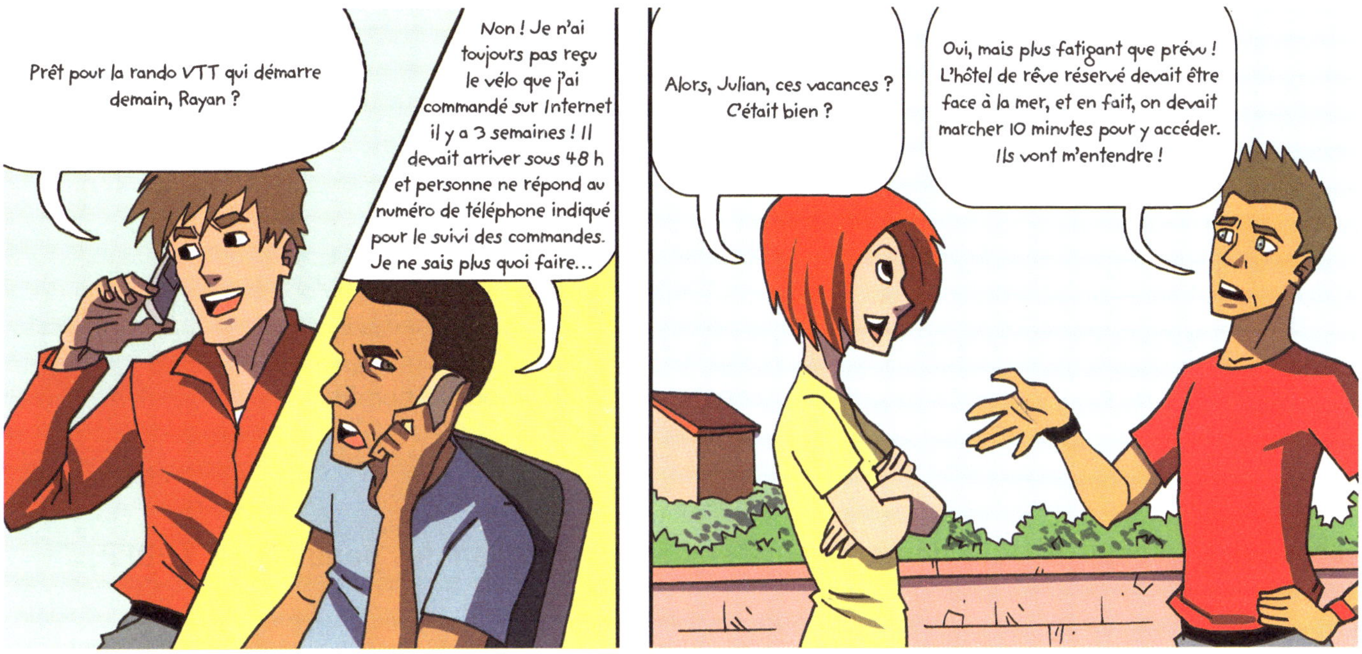

Prêt pour la rando VTT qui démarre demain, Rayan ?
Non ! Je n'ai toujours pas reçu le vélo que j'ai commandé sur Internet il y a 3 semaines ! Il devait arriver sous 48 h et personne ne répond au numéro de téléphone indiqué pour le suivi des commandes. Je ne sais plus quoi faire…
Alors, Julian, ces vacances ? C'était bien ?
Oui, mais plus fatigant que prévu ! L'hôtel de rêve réservé devait être face à la mer, et en fait, on devait marcher 10 minutes pour y accéder. Ils vont m'entendre !

Analyser la situation

1 **Cochez** le problème posé dans les deux situations.

☐ Comment protéger les consommateurs contre les risques liés à l'alimentation ?
☐ Comment protéger les consommateurs contre les risques de surendettement ?
☐ Comment les consommateurs peuvent-ils se défendre quand ils sont confrontés à des litiges en matière de consommation ?

2 **Cochez** le litige correspondant à chaque situation.

	Rayan 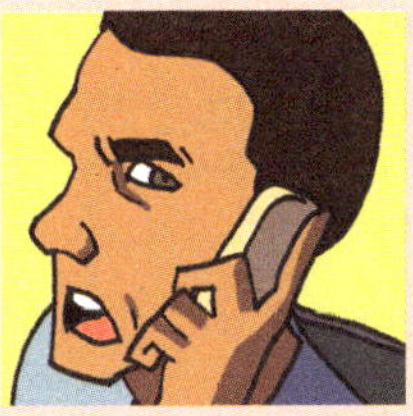	Julian 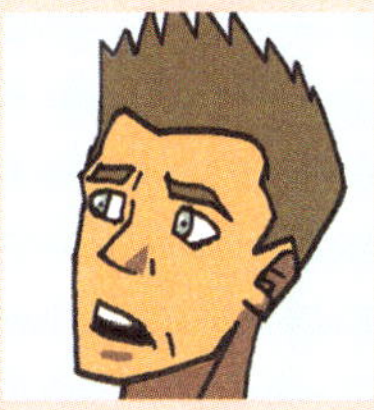
Délai de livraison non respecté		
Publicité mensongère		

Mobiliser les connaissances

Activité 1 ▶ Les organismes et les associations d'information et/ou de défense des consommateurs

3 À partir du document A,

3.1 Cochez la mission à laquelle fait référence chacune des actions mentionnées.

Actions d'une DDPP	1	2	3	4
Elle fait retirer du marché un tour de lit pour enfant à la suite du décès accidentel d'un bébé de 9 mois survenu par strangulation avec les lanières d'attaches.				
Elle intervient auprès d'un restaurant pour effectuer des prélèvements alimentaires à la suite de la plainte d'un client.				
Elle réalise des prélèvements de matières premières pour l'alimentation d'animaux dans un élevage afin de détecter la présence de substances indésirables.				
Elle sanctionne un magasin qui vend des produits de contrefaçon.				

3.2 Relevez les coordonnées de la DDPP du département dont vous dépendez.

....

DOC A Les directions départementales de la protection des populations (DDPP)

Les DDPP relèvent du Premier ministre et sont placées sous l'autorité du préfet du département. Ce sont des administrations de contrôle. Elles veillent à ce que les textes législatifs et réglementaires en matière de police économique et de protection du consommateur soient appliqués.

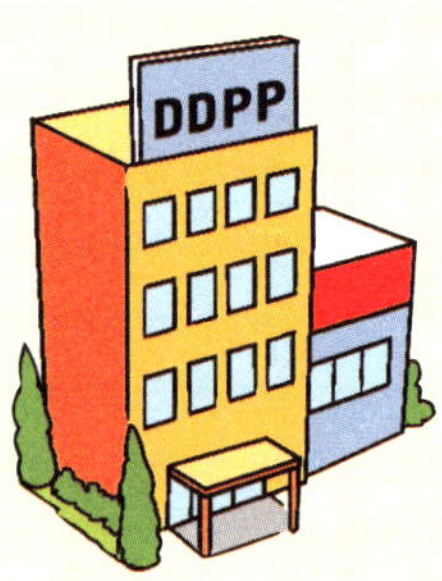

a pour mission d'assurer

1 La qualité et la sécurité de l'alimentation
Exemples : prévenir les risques de contamination des aliments, contrôler les entreprises de restauration.

2 La protection de la santé animale
Exemples : contrôler l'état sanitaire des animaux, les productions agricoles.

3 La sécurité des consommateurs
Exemples : assurer une information claire et loyale sur les prix des produits, éviter la mise sur le marché de produits dangereux.

4 La protection de la vie économique des entreprises
Exemple : assurer l'exercice loyal de la concurrence en luttant notamment contre les contrefaçons.

Les DDPP n'interviennent pas pour régler les litiges individuels des consommateurs mais les conseillent et les informent sur la réglementation, et relèvent les infractions qui leur sont signalées ou qu'elles sont amenées à constater lors des contrôles qu'elles opèrent.

@ Comment la contacter ?
Par internet : www.economie.gouv.fr/dgccrf/Liste-des-directions-departementales-de-la-protect

4 À partir du document B et de vos connaissances,

4.1 **Surlignez** les trois missions essentielles de l'INC.

4.2 **Indiquez** le nom :

– du magazine édité par l'INC : ……

– de l'émission télévisée programmée par l'INC : ……

DOC B L'Institut national de la consommation (INC)

L'INC est un établissement public national à caractère industriel et commercial au service de tous les consommateurs et de leurs associations.

Il informe les consommateurs sur leurs droits, procède à des essais comparatifs, à des études techniques pour obtenir l'amélioration ou le retrait de certains produits estimés dangereux. Il conduit également des actions de formation auprès des associations de consommateurs. Il édite un magazine mensuel – *60 millions de consommateurs* –, produit et diffuse des émissions de télévision « Conso mag » ; en revanche, il n'assure pas la défense des consommateurs. Pour toute information et documentation, le consommateur peut consulter le site internet www.conso.net.

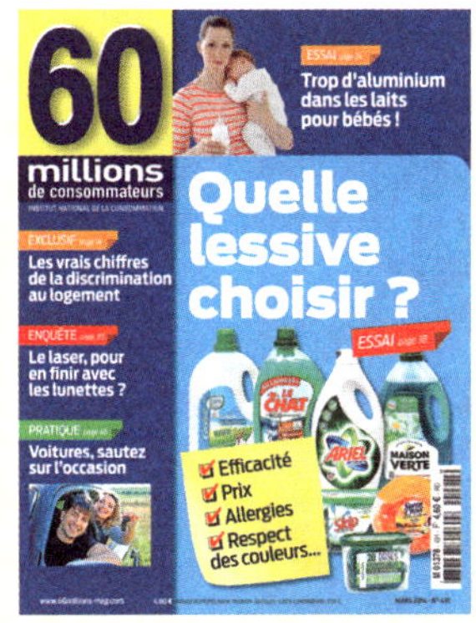

60 millions de consommateurs, n° 491, mars 2014.

5 À partir du document C,

5.1 **Surlignez** les rôles des associations de consommateurs.

5.2 **Indiquez** deux moyens utilisés par l'UFC-QUE CHOISIR pour informer les consommateurs.

……

……

6 À partir du site www.quechoisir.org, **recherchez** les coordonnées de l'association UFC-QUE CHOISIR la plus proche de chez vous.

……

……

……

DOC C Les associations de consommateurs

Les consommateurs se regroupent en associations pour représenter et défendre leurs intérêts économiques et sociaux. Il existe des associations à vocation généraliste et des associations spécialisées (ex. : défense des locataires, défense des usagers des services publics…). Parmi elles, UFC-QUE CHOISIR, dont les domaines de compétences se situent autour des thèmes de la consommation et de l'environnement. Ses objectifs sont d'informer, de défendre les consommateurs et de représenter leurs intérêts collectifs auprès des pouvoirs publics et des professionnels devant les tribunaux. Elle édite une revue mensuelle de presse et chaque consommateur peut consulter son site internet www.quechoisir.org.

Proposer des solutions

7 **Renseignez** le tableau en indiquant le nom des organismes qui vont conseiller et informer Rayan et Julian, et ceux qui vont les défendre suite à leur litige.

Les organismes qui conseillent et informent	Les organismes qui défendent et règlent les litiges
……	……
……	……
……	……

MEMO

11

L'information et la protection du consommateur

• Les organismes et les associations d'information et/ou de défense de consommateur

Les consommateurs sont de plus en plus confrontés à des fraudes en matière de consommation.

Des organismes publics et des associations ont été créés pour les informer et les défendre en cas de litige.

Parmi eux :

- **la Direction départementale de la protection des populations** (DDPP), dont la mission essentielle est de contrôler le respect des textes réglementaires qui protègent les consommateurs ;
- l'**Institut national de la consommation** (INC), qui conseille et informe les consommateurs ;
- **les associations de consommateurs** (ex. : UFC-QUE CHOISIR), qui les représentent et défendent leurs intérêts économiques et sociaux.

À vos vidéos !

Titre : La perte de bagages dans le transport aérien
Lien : http://urls.fr/vei
Durée : 2 min 08 s

Après avoir regardé la vidéo, répondez aux questions.

1 Quel est le problème posé dans cette vidéo ?

....

....

2 De combien de jours dispose-t-on pour réclamer le bagage perdu ?

....

3 À qui doit-on faire la déclaration ?

☐ À l'agence de voyage qui a vendu le billet d'avion.

☐ Au guichet de la compagnie aérienne qui va enregistrer la réclamation et faire rechercher le bagage.

4 Comment la déclaration de perte doit-elle être faite ?

☐ Par écrit.

☐ Par oral.

5 Que se passe-t-il si le bagage est considéré comme perdu définitivement ?

....

6 De quoi l'indemnisation dépend-elle ?

☐ Du nombre de kilomètres parcourus.

☐ De la provenance du vol.

☐ De la capacité de l'avion.

7 Quels documents sont nécessaires pour chiffrer l'indemnisation ?

....

....

8 Quel conseil est prodigué concernant les objets de valeur (bijoux…) que l'on veut emporter en voyage ?

....

La sécurité sanitaire du consommateur

12

Module 2
L'individu dans ses actes de consommation

OBJECTIF : Repérer les systèmes de protection et de défense du consommateur.

Intoxications dans l'Hérault :
alerte toxique sur les moules d'Espagne

« Plusieurs cas d'intoxication alimentaire de type gastro-entérite, en lien avec la consommation de moules d'Espagne provenant de la province de Galice, ont été signalés en France », selon un communiqué commun des ministères de l'Agriculture et de la Santé. Suite à des analyses demandées par l'Institut national de veille sanitaire (INVS) et devant le nombre important des déclarations d'intoxications collectives, une alerte nationale a été lancée.

Le communiqué précise : « Des algues Dinophysis productrices de toxines lipophiles ont été détectées. Les intoxications alimentaires causées par les toxines lipophiles se traduisent par des troubles gastro-intestinaux (diarrhées, vomissements, douleurs abdominales), des maux de tête et de la fièvre modérée apparaissant entre 2 et 18 heures après la consommation. »

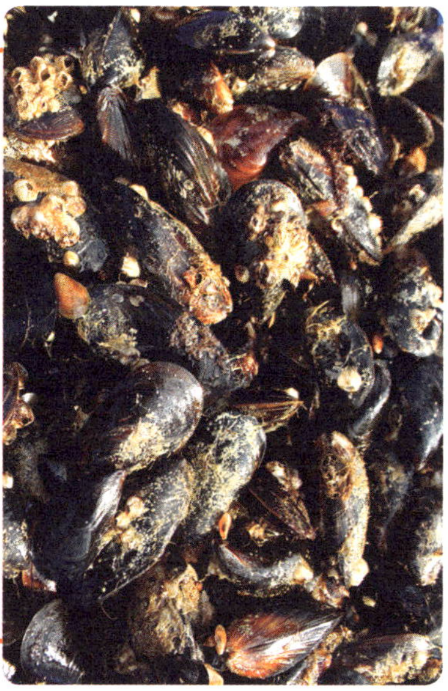

Analyser la situation

1 **Cochez** le problème posé dans la situation.

☐ Quels sont les dangers d'une consommation excessive de produits gras ?
☐ Comment protéger le consommateur des risques d'infection d'origine alimentaire ?
☐ Faut-il supprimer définitivement la consommation de moules ?

2 À partir de la situation, **renseignez** le tableau.

Micro-organismes responsables	
Origine de la contamination	
Symptômes	
Ministères et organisme intervenus	

Mobiliser les connaissances

Activité 1 ▸ Les organismes de contrôles

3 **Surlignez**, dans le document A, les acteurs qui interviennent dans le système d'alerte sanitaire.

DOC A Le fonctionnement du système d'alerte sanitaire en France

La **Mission des urgences sanitaires** (MUS) de la Direction générale de l'alimentation (DGAL) est chargée de coordonner la gestion des alertes, des urgences et des crises sanitaires aux niveaux national et européen.

Qu'est-ce qu'une alerte ?	Qui peut déclencher une alerte ?
Est considérée comme une alerte la détection et le signalement d'une non-conformité sur un produit alimentaire, comme la présence de bactéries pouvant être dangereuses pour la santé humaine, ou d'un foyer de maladie animale transmissible ou non à l'homme (ex. : grippe aviaire).	– Les services de contrôle des départements (DDPP[1] ou DDCSPP[2]), en collaboration avec les agences régionales de santé (ARS) quand il s'agit de cas humains. – Les administrations centrales (ministères de l'Agriculture, de l'Économie et de la Santé) après signalement par l'Institut de veille sanitaire (InVS). – Tous les professionnels de la chaîne alimentaire, dans le cadre de leurs autocontrôles (surveillance qu'ils sont tenus d'effectuer sur les produits qu'ils mettent sur le marché dans le cadre de la réglementation européenne en vigueur). – Les consommateurs, dont les plaintes peuvent également être à l'origine du déclenchement d'une alerte par les professionnels.

1. Direction départementale de la protection des populations.
2. Direction départementale de la cohésion sociale et de la protection des populations.

D'après http://agriculture.gouv.fr

4 À partir du document A et de vos connaissances,

4.1 **Nommez** l'organisme qui coordonne les alertes sanitaires en France.

....

4.2 **Renseignez** le tableau.

Objectifs de l'alerte	Mesures mises en œuvre
Éviter la contamination d'autres produits	....
Faire cesser l'exposition du produit au consommateur	....
Informer le consommateur	....

Activité 2 ▸ Le principe de précaution

5 À partir du document B,

5.1 **Entourez** le numéro du ou des articles qui relèvent du principe de précaution.

1

Afin de protéger la population contre les potentiels effets néfastes du BPA[1], la fabrication et la commercialisation de biberons contenant cette substance chimique est interdite en France depuis le 1er janvier 2011.

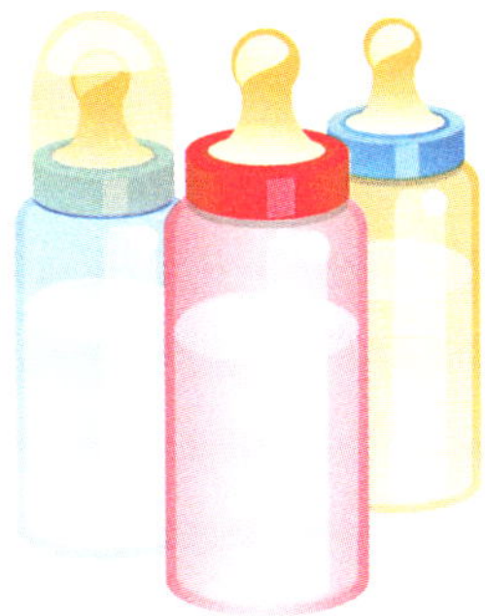

1. Bisphénol A : substance chimique entrant dans la composition de certains plastiques.

2

Depuis le 1er janvier 2004, une réglementation impose le non-accès des piscines privées aux enfants de moins de cinq ans. Des dispositifs physiques et des alarmes doivent être installés selon les normes en vigueur.

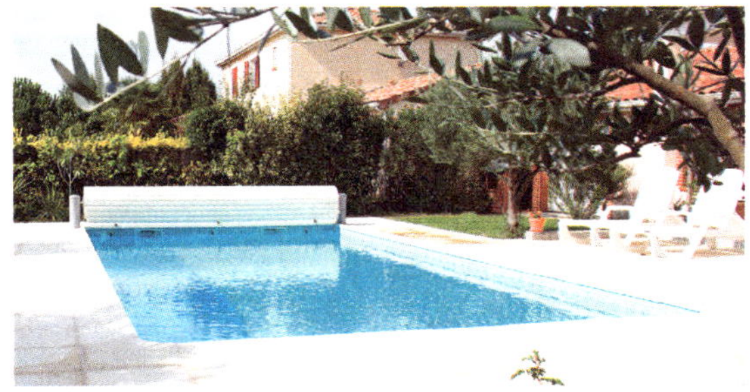

3

Un amendement a été voté le 19 mars 2013 à l'Assemblée nationale. Il stipule que « la mise en place du service public du numérique éducatif prévu par le texte se fasse en favorisant les connexions filaires, c'est-à-dire Ethernet, plutôt que par Wi-Fi, pour protéger les enfants d'éventuels risques ».

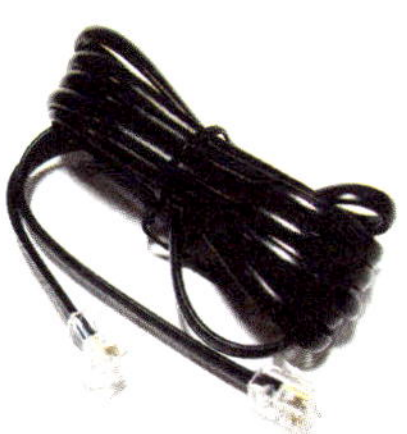

Câble pour réseau ethernet

4

Avis de rappel d'un chargeur secteur USB par Boulanger le 3 octobre 2013.

Le produit pourrait présenter un défaut électrique.

Arrêt de la commercialisation du produit.

Reprise du produit en magasin.

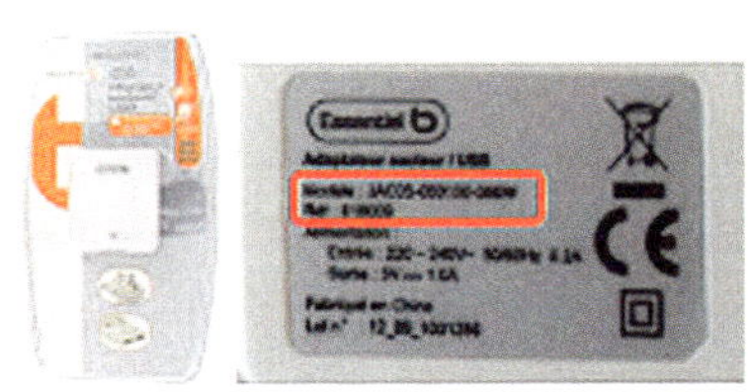

5.2 **Déduisez** l'objectif du principe de précaution en cochant la réponse exacte.

☐ Principe qui impose un arrêt de travail face à un danger réel et immédiat entraînant des conséquences pour la santé mentale du sujet.

☐ Principe qui impose de définir des mesures immédiates face à un possible danger pour la santé humaine, animale, végétale ou pour la protection de l'environnement.

DOC B Le principe de précaution

Contrairement au principe de prévention qui s'applique dans un contexte de certitude (on connaît les risques, qui sont clairement identifiés, et la seule chose qu'on ne sait pas est le moment où ils vont se produire), le principe de précaution s'applique dans un contexte d'incertitude. On a identifié des risques possibles mais il n'y a pas de preuves scientifiques suffisantes pour qu'ils soient avérés, principalement dans le domaine de l'environnement et de la santé. Cette précaution est donc prise même si la preuve formelle d'un lien de cause à effet entre cette activité ou ce produit et les conséquences redoutées n'a pu être établie.

Activité 3 ▸ L'étiquetage d'un produit alimentaire

6 À partir du document C, **reportez**, sur l'étiquette du produit alimentaire, les numéros des informations obligatoires.

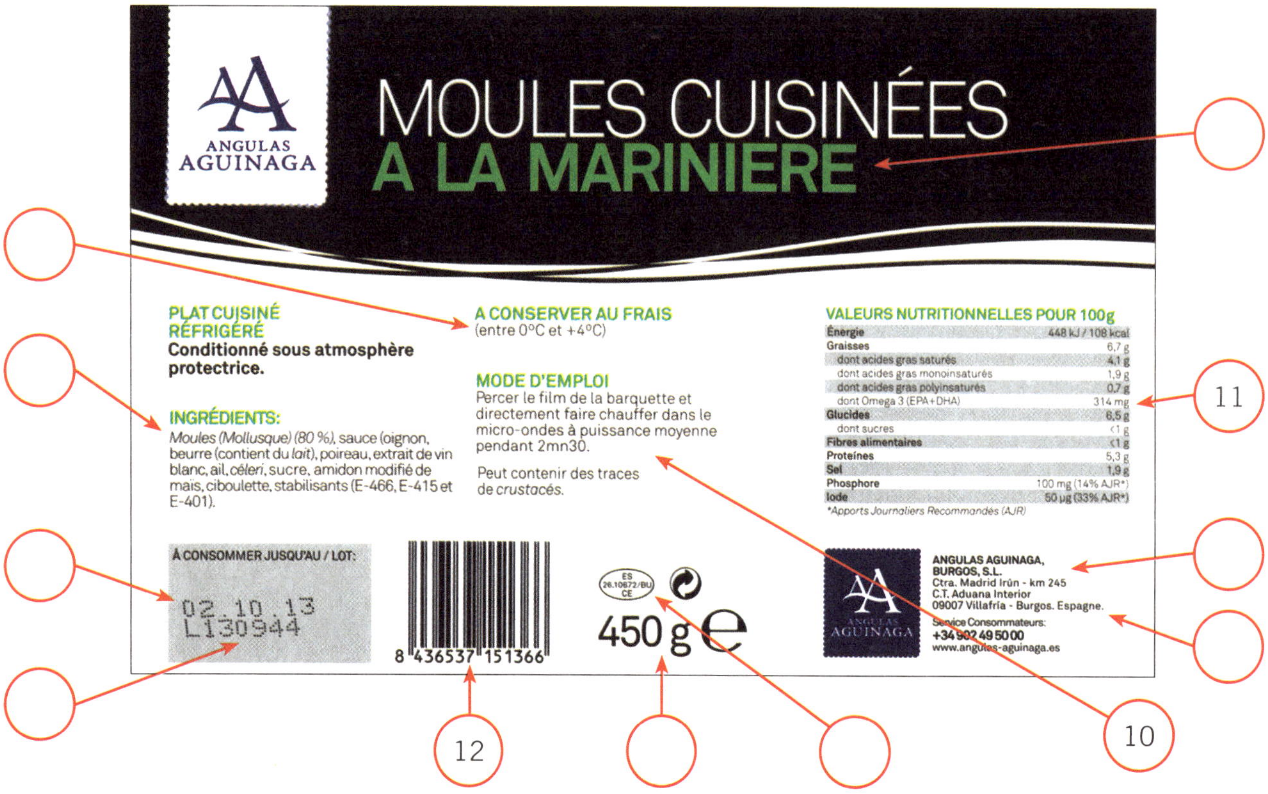

ANGULAS AGUINAGA
MOULES CUISINÉES
A LA MARINIERE
PLAT CUISINÉ RÉFRIGÉRÉ
Conditionné sous atmosphère protectrice.
INGRÉDIENTS:
Moules (Mollusque) (80 %), sauce (oignon, beurre (contient du lait), poireau, extrait de vin blanc, ail, céleri, sucre, amidon modifié de mais, ciboulette, stabilisants (E-466, E-415 et E-401).
A CONSERVER AU FRAIS
(entre 0°C et +4°C)
MODE D'EMPLOI
Percer le film de la barquette et directement faire chauffer dans le micro-ondes à puissance moyenne pendant 2mn30.
Peut contenir des traces de crustacés.
VALEURS NUTRITIONNELLES POUR 100g
Énergie 448 kJ / 108 kcal
Graisses 6,7 g
dont acides gras saturés 4,1 g
dont acides gras monoinsaturés 1,9 g
dont acides gras polyinsaturés 0,7 g
dont Omega 3 (EPA+DHA) 314 mg
Glucides 6,5 g
dont sucres <1 g
Fibres alimentaires <1 g
Protéines 5,3 g
Sel 1,9 g
Phosphore 100 mg (14% AJR*)
Iode 50 µg (33% AJR*)
*Apports Journaliers Recommandés (AJR)
À CONSOMMER JUSQU'AU / LOT:
02.10.13
L130944
8 436537 151366
ES 26.10672/BU CE
450 g ℮
ANGULAS AGUINAGA, BURGOS, S.L.
Ctra. Madrid Irún - km 245
C.T. Aduana Interior
09007 Villafría - Burgos. Espagne.
Service Consommateurs:
+34 902 49 50 00
www.angulas-aguinaga.es
11
12
10

DOC C Les informations portées sur l'étiquette d'un produit alimentaire préemballé

L'étiquetage d'un produit alimentaire est obligatoire. C'est la première source d'information du consommateur.

Suivant les produits, **certaines mentions sont obligatoires** :

1. La dénomination de vente : le nom du produit ;
2. La liste des ingrédients : ils sont énumérés par ordre décroissant de quantité avec les additifs ;
3. La quantité nette de produit ;
4. Le nom ou la raison sociale du fabricant ;
5. L'estampille sanitaire sur les produits d'origine animale ;
6. La date limite de consommation (DLC), pour les produits périssables et les semi-conserves, signalée par la mention « à consommer avant le… » ; la date limite d'utilisation optimale (DLUO) pour les produits non périssables, signalée par la mention « à consommer de préférence avant le… » ;
7. Le numéro du lot de fabrication ;
8. Les conditions particulières de stockage, d'utilisation ;
9. L'origine du produit.

Les autres mentions ne sont pas obligatoires : les valeurs énergétique et nutritionnelle[1], le code-barre, la marque commerciale, les conseils de préparation, etc.

1. Obligatoire à partir du 13 décembre 2016.

7 **Reportez**, dans le tableau, la nature des informations facultatives numérotées sur l'étiquette des moules cuisinées à la marinière.

	Des informations facultatives
10	
11	
12	

Activité 4 ▶ Des signes officiels de qualité alimentaire

8 **À partir du site** www.economie.gouv.fr/dgccrf/Signe-de-qualite, **reliez chaque définition au signe de qualité qui lui correspond.**

- Garantie officielle de qualité supérieure.
- Assurance d'une production sans additif chimique de synthèse, ni utilisation de pesticides.
- Attestation par laquelle le produit possède des qualités ou suit des règles de fabrication particulières, strictes et contrôlées.

- CERTIFIÉ AB AGRICULTURE BIOLOGIQUE
- PRODUIT CERTIFIÉ Décret du 05.01.07
- Label Rouge

Activité 5 ▶ La responsabilité de chacun face à la sécurité sanitaire

9 **Pour chaque proposition, cochez celles qui sont de la responsabilité du fabricant et/ou du consommateur.**

Propositions	Fabricant	Consommateur
Lire les informations figurant sur l'étiquette des produits alimentaires préemballés.		
Mettre en place des règles strictes d'hygiène sur la chaîne de fabrication.		
Assurer l'autocontrôle microbiologique des produits en laboratoire.		
Terminer ses achats par les surgelés.		
Se laver les mains avant de cuisiner.		

Proposer des solutions

10 **Complétez les mesures à mettre en place par la Mission des urgences sanitaires.**

- Demander officiellement à l'Espagne de fournir la liste de l'ensemble des lots exportés depuis les deux *rias* contaminées.

....

....

11 **Indiquez les mesures à prendre par le consommateur.**

....

....

MEMO

12

La sécurité sanitaire du consommateur

• Les organismes de contrôle

La **Mission des urgences sanitaires** (MUS) coordonne la gestion des alertes, des urgences et des crises sanitaires aux niveaux national et européen.

• Le principe de précaution

Il impose de définir des mesures immédiates face à **un possible danger pour la santé** humaine, animale, végétale ou **pour la protection de l'environnement**.

• L'étiquetage d'un produit alimentaire

Sur les produits alimentaires préemballés, la réglementation impose la présence d'une étiquette informant le consommateur sur la nature des produits.

Les informations obligatoires	Les informations facultatives
– La dénomination de vente. – La liste des ingrédients. – La quantité nette de produit. – Le nom ou la raison sociale du fabricant. – L'estampille sanitaire sur les produits d'origine animale. – La date limite de consommation (DLC) ou la date limite d'utilisation optimale (DLUO). – Le numéro du lot de fabrication. – Les conditions particulières de stockage, d'utilisation. – L'origine du produit.	– Les valeurs énergétique et nutritionnelle. – Le code-barre. – La marque commerciale. – Les conseils de préparation.

• Des signes officiels de qualité alimentaire

En matière de sécurité alimentaire, les produits qui ont des **signes officiels de qualité** font l'objet de contrôles renforcés par rapport aux produits standard.

CERTIFIÉ AB AGRICULTURE BIOLOGIQUE — PRODUIT CERTIFIÉ Décret du 05.01.07 — label Rouge

À vous de jouer !

1 Pour décrypter la phrase mystère relative à cette étiquette de produit alimentaire, **associez** chaque chiffre à la lettre correspondante.

1	2	3	4	5	6	7	8	9	10	11	12	13	14	15
A	D	E	G	I	L	M	N	O	P	Q	R	S	T	U

3	6	6	3
....	....	....	....

4	1	12	1	8	14	5	14
....	....	....	....	....	....	....	....

15	8
....	....

10	12	9	2	15	5	14
....	....	....	....	....	....	....

1	6	5	7	3	8	14	1	5	12	3
....	....	....	....	....	....	....	....	....	....	....

2	3
....	....

11	15	1	6	5	14	3
....	....	....	....	....	....	....

13	15	10	3	12	5	3	15	12	3
....	....	....	....	....	....	....	....	....	....

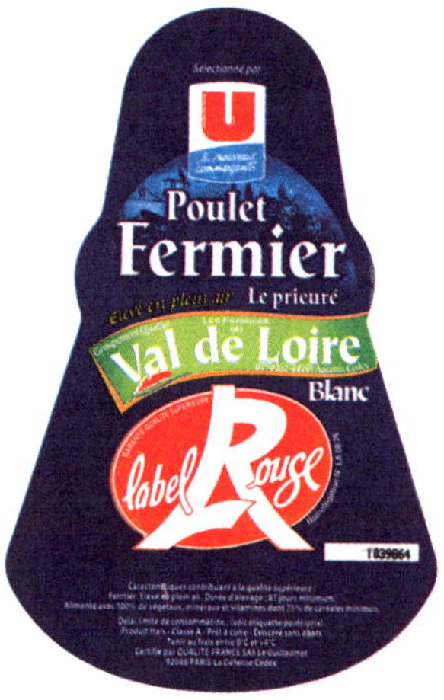

2 Entourez sur l'étiquette ce qui justifie cette phrase.

Évaluation

Nom : ....

Prénom : ....

Date : ...... / ...... /

SITUATION

Anne fait ses courses tous les jours au supermarché. Elle est particulièrement attentive aux produits qu'elle achète. D'une part, parce qu'elle est allergique aux produits alimentaires à base d'arachide, et, d'autre part, parce qu'elle craint d'avoir un budget déficitaire à la fin du mois si elle achète des produits trop chers.

1 **Cochez** le problème posé dans la situation.

- ☐ Où trouver des informations sur la qualité des aliments ?
- ☐ Comment choisir un produit alimentaire adapté à ses critères de choix ?
- ☐ Comment diminuer le nombre des allergies ?

2 À partir de la situation, **renseignez** le tableau.

Lieu d'achat	....
Critères d'achat	....

3 À partir du document A, dans le tableau,

3.1 **Nommez** les informations identifiées par un numéro.

3.2 **Surlignez** :
- en vert, la ou les mentions obligatoires ;
- en rouge, la ou les mentions facultatives.

1	....
2	....
3	....
4	....
5	....
6	....
7	....
8	....

DOC A Un exemple d'étiquette de produit alimentaire

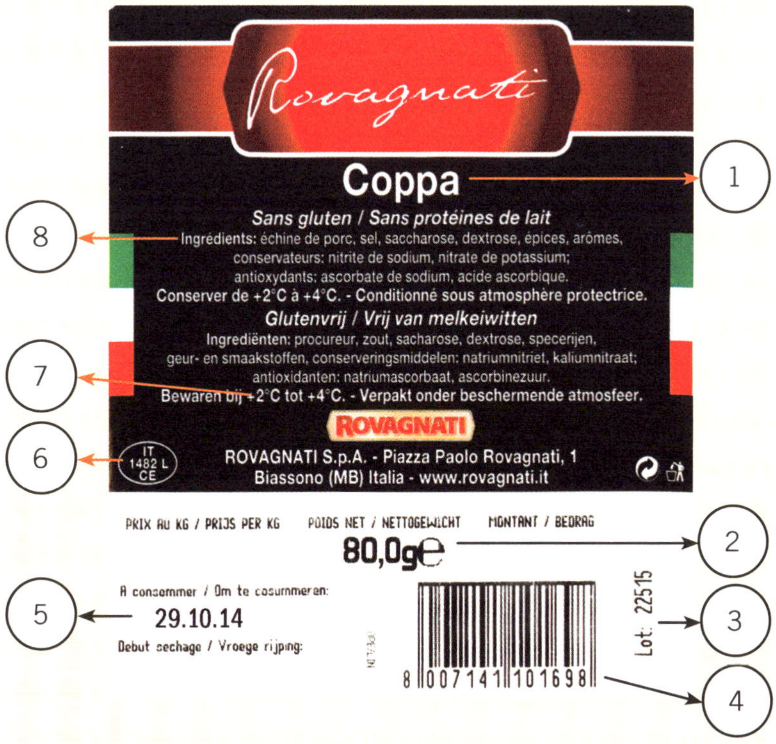

4 **Entourez**, dans le document A, l'information qui permet de vérifier si le produit n'est pas périmé.

5 **Cochez** le circuit de distribution correspondant aux achats alimentaires d'Anne et **justifiez** votre réponse.

☐ Circuit direct.
☐ Circuit court.
☐ Circuit long.

....

6 **Citez** un avantage et un inconvénient des grandes surfaces.

Avantage : ....

....

Inconvénient : ....

7 **Nommez** le poste du budget qui correspond aux dépenses d'alimentation.

....

8 **Citez** deux autres dépenses pour ce poste.

....

....

9 **Définissez** un budget déficitaire.

....

....

....

10 À partir des critères de choix d'Anne, **entourez** l'étiquette du produit choisi et **justifiez**.

Boudoirs

n° 1 — 1,05 €

BOUDOIRS AUX ŒUFS FRAIS

INGRÉDIENTS

Sucre, farine de blé, œufs frais 29%, sirop de glucose - fructose de blé, poudre à lever : carbonate acide d'ammonium, protéines de lait, arôme, correcteur d'acidité : acide citrique.
Traces éventuelles d'arachide.

VALEURS NUTRITIONNELLES MOYENNES

POUR 100 g		POUR UN SACHET DE 10 BOUDOIRS SOIT 58,33g	
Energie :	1622 kJ soit 383 kcal	Energie :	946 kJ soit 223 kcal
Protéines :	7,9 g	Protéines :	4,6 g
Glucides :	79,7 g	Glucides :	46,5 g
Lipides :	3,6 g	Lipides :	2,1 g

n° 2 — 1,05 €

Boudoirs aux œufs frais

Ingrédients

Sucre, farine de blé, œufs frais 29%, sirop de glucose - fructose de blé, poudre à lever : carbonate acide d'ammonium, protéines de lait, arôme, correcteur d'acidité : acide citrique.

Valeurs nutritionnelles

	Pour 1 sachet de 58 g environ :	Pour 100 g :
énergie :	966 kJ / **228 kcal**	1668 kJ / **394 kcal**
graisses	2,7 g	4,7 g
dont acides gras saturés	*0,6 g*	*1 g*
glucides	46,3 g	79,9 g
dont sucres	*31,6 g*	*54,5 g*
fibres alimentaires	1 g	1,7 g
protéines	4,2 g	7,2 g
sel	0,05 g	0,09 g

Justification :

....

....

Potage

n° 1 — 1,71 €

Mouliné de légumes variés

Ingrédients

Légumes 45,5% (pommes de terre, carottes, oignons, céleri-rave, choux-fleurs, navets, poireaux, haricots verts), eau, lait entier en poudre reconstitué, amidon transformé de maïs, beurre, sel, persil, arôme naturel, extrait de levure, arôme naturel de poivre.

Valeurs nutritionnelles

	Pour 1 brique de 30 cl :	Pour 100 ml :
énergie :	455 kJ / **108 kcal**	152 kJ / **36 kcal**
graisses	3 g	1 g
dont acides gras saturés	*2,1 g*	*0,7 g*
glucides	17,1 g	5,7 g
dont sucres	*2,1 g*	*0,7 g*
fibres alimentaires	1,5 g	0,5 g
protéines	2,4 g	0,8 g
sel	2,3 g	0,78 g

n° 2 — 1,80 €

Velouté de Légumes

Ingrédients

Légumes 52,8% (purée de tomate à base de concentré, carotte, courgette, oignon, poivron rouge, céleri-rave, poireau, haricot vert), eau, huile d'olive vierge extra, amidon transformé de maïs, sel, sucre, basilic, arômes naturels, extrait de levure, ail, lait écrémé en poudre.

Valeurs nutritionnelles

	Pour 1 briquette de 30 cl :	Pour 100 ml :
énergie :	453 kJ / **108 kcal**	151 kJ / **36 kcal**
graisses	4,5 g	1,5 g
dont acides gras saturés	*0,6 g*	*0,2 g*
glucides	12,6 g	4,2 g
dont sucres	*7,8 g*	*2,6 g*
fibres alimentaires	3,3 g	1,1 g
protéines	2,7 g	0,9 g
sel	2,4 g	0,8 g

Justification :

....

....

La formation initiale

OBJECTIF : Différencier les deux voies possibles de la formation initiale.

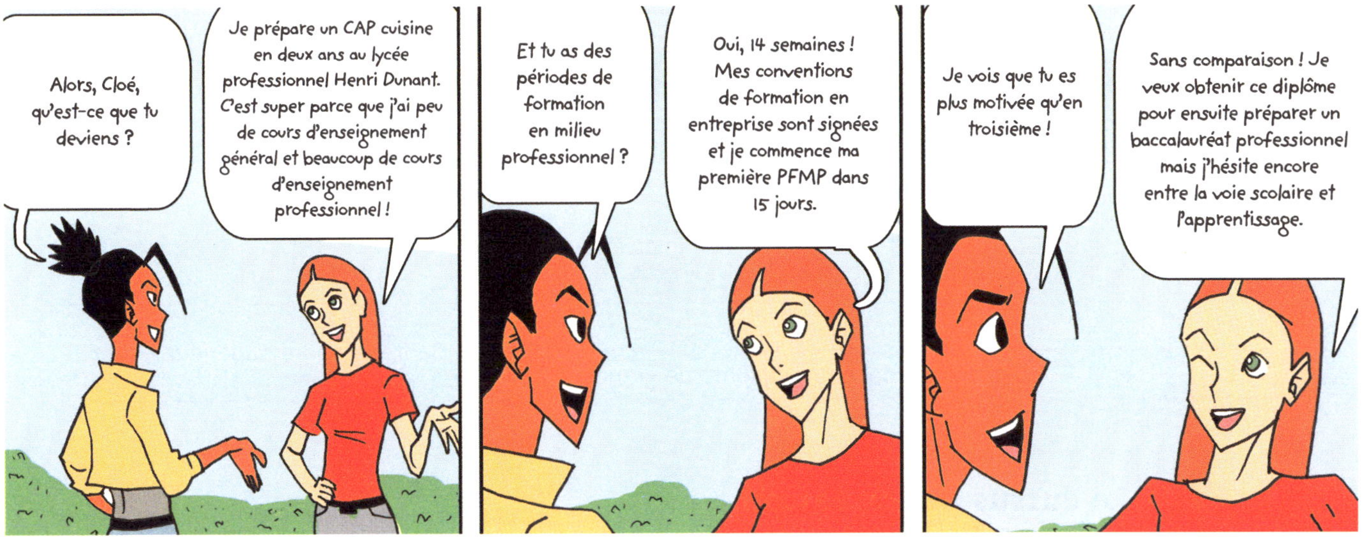
Alors, Cloé, qu'est-ce que tu deviens ?
Je prépare un CAP cuisine en deux ans au lycée professionnel Henri Dunant. C'est super parce que j'ai peu de cours d'enseignement général et beaucoup de cours d'enseignement professionnel !
Et tu as des périodes de formation en milieu professionnel ?
Oui, 14 semaines ! Mes conventions de formation en entreprise sont signées et je commence ma première PFMP dans 15 jours.
Je vois que tu es plus motivée qu'en troisième !
Sans comparaison ! Je veux obtenir ce diplôme pour ensuite préparer un baccalauréat professionnel mais j'hésite encore entre la voie scolaire et l'apprentissage.

Analyser la situation

1 **Cochez** le problème posé dans la situation.

☐ Quelles démarches effectuer pour trouver une entreprise d'accueil pour les périodes de formation en milieu professionnel ?

☐ Quelles sont les orientations possibles après la classe de troisième ?

☐ Quels sont les avantages de la voie scolaire et de l'apprentissage pour préparer un diplôme ?

2 À partir de la situation de Cloé, **renseignez** le tableau.

QUOI ? *Quelle est la formation ?*	....
QUI ? *Qui est concerné ?*	....
OÙ ? *Quel est le lieu de formation ?*	....
QUAND ? *Quelle est la durée de la formation ?*	....
COMMENT ? *Comment se déroule la formation ?*	....
POURQUOI ? *Quel est le but de la formation ?*	....

Mobiliser les connaissances

Activité 1 ▶ Les niveaux de qualification professionnelle

3 **Dans le document A, soulignez la signification du diplôme préparé par Cloé et son niveau de qualification lorsqu'elle aura obtenu ce diplôme.**

DOC A Les diplômes et les niveaux de qualification

Les six niveaux de qualification servent à indiquer le type de formation nécessaire pour occuper un poste dans le monde professionnel.

Niveaux	Diplômes	Types d'emploi
6	Aucun diplôme	Manœuvre
5	CAP (certificat d'aptitudes professionnelles) BEP (brevet d'études professionnelles)	Employé ou ouvrier professionnel qualifié
4	Baccalauréats professionnel, général et technologique, brevet professionnel	Agent technique ou technicien
3	Bac + 2 : DUT (diplôme universitaire technologique), BTS (brevet de technicien supérieur)	Agent de maîtrise
2	Bac + 3 ou 4 : licence, maîtrise	Cadre et cadre supérieur
1	Bac + 4 ou 5 : master, doctorat, diplôme de grandes écoles	

Activité 2 ▶ Le cursus de formation

4 **Sur le document B, coloriez le cursus que devra suivre Cloé pour atteindre le niveau de qualification 4, conformément à son projet professionnel.**

5 **À partir des fiches métiers de l'ONISEP *via* Internet, identifiez le nom précis des diplômes propres à votre secteur professionnel pour les niveaux 4 et 3.**

– BAC PRO .... – BTS ....

DOC B La voie professionnelle

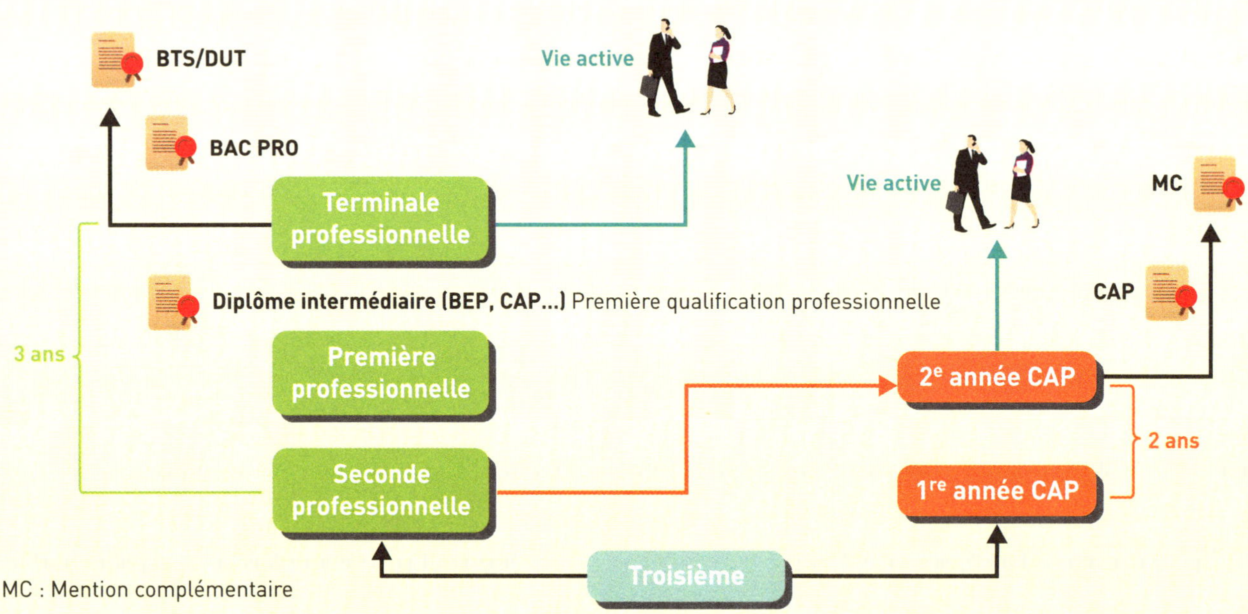

MC : Mention complémentaire

Activité 3 ▸ Les caractéristiques de la voie scolaire et de l'apprentissage

6 À partir des documents C et D et des informations données dans la situation de Cloé, **renseignez** le tableau.

	Voie scolaire	Apprentissage
Statut du jeune	....	....
Lieux de la formation	....	....
Rémunération	....	....
Durée des congés	....	....
Nombre de semaines de formation en entreprise	....	Environ 62 (avec une alternance de 2 semaines en entreprise et 1 semaine au CFA).
Document signé avec l'entreprise	....	....

DOC C La formation en Centre de formation pour apprentis (CFA)

Le témoignage de Romain, 17 ans

« J'ai signé mon contrat d'apprentissage avec un restaurateur pour préparer un CAP restaurant en deux ans. Mon rythme de vie va changer puisque je vais alterner deux semaines en entreprise et une semaine au CFA. Je commence début septembre et fin septembre je vais percevoir mon premier salaire. Actuellement, je profite pleinement de mes dernières vacances scolaires car désormais j'aurai seulement 5 semaines de congés payés comme tous les salariés. »

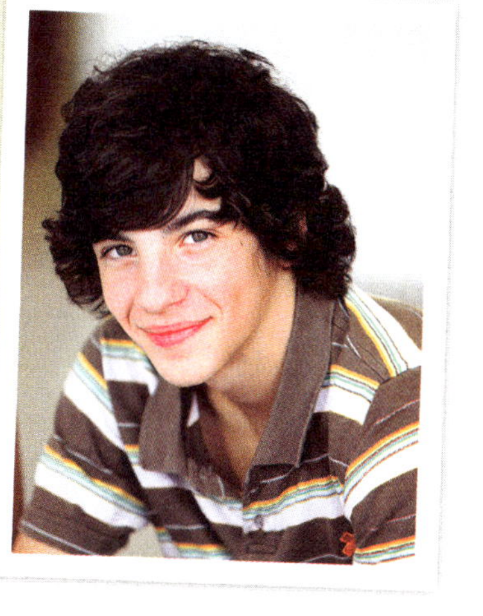

DOC D La rémunération de l'apprenti

Ancienneté du contrat	16 – 17 ans	18 – 20 ans	21 ans et plus
1re année	25 % du SMIC	41 % du SMIC	53 % du SMIC
2e année	37 % du SMIC	49 % du SMIC	61 % du SMIC
3e année	53 % du SMIC	65 % du SMIC	78 % du SMIC

SMIC : Salaire minimum interprofessionnel de croissance.

Activité 4 ▸ Comparaison d'une convention de formation en entreprise et d'un contrat d'apprentissage

7 À partir des documents E et F, **renseignez** le tableau.

		Convention de formation en entreprise	Contrat d'apprentissage
Définition			
Personnes ayant signé le document			
Obligations (devoirs)	Entreprise d'accueil		– Respecter les obligations du contrat, les horaires. – Verser un salaire à l'apprenti. – Lui garantir les mêmes droits qu'aux autres salariés. – Lui faire suivre la formation dispensée au CFA. – Lui assurer une formation en relation avec le diplôme préparé.
Obligations (devoirs)	Jeune en formation		
Droits	Entreprise d'accueil		– Résilier le contrat pendant la période d'essai. – Imposer le règlement intérieur.
Droits	Jeune en formation		Bénéficier de : – la protection sociale ; – 5 semaines de congés payés ; – 5 jours de congés spécifiques à prendre pendant le mois précédant ses examens afin de se préparer aux épreuves ; – une carte nationale d'apprenti qui lui permet de bénéficier des mêmes avantages tarifaires que les étudiants ; – un suivi par un professeur référent en CFA et un maître d'apprentissage dans l'entreprise ; – une rémunération ; – une allocation chômage et la couverture sociale en fin de contrat s'il ne trouve pas de travail.

DOC E Un extrait de la convention de formation entreprise d'après le BO n° 2 du 08/01/2009

Entre l'entreprise BLEAS représentée par S. DUJO directeur,

Et le lycée professionnel DUNANT représenté par C. VIET chef d'établissement d'autre part,

Il a été convenu ce qui suit :

Article 4 - Statut et obligations de l'élève

L'élève demeure, durant ces périodes de formation en milieu professionnel, sous statut scolaire. Il reste sous la responsabilité du chef d'établissement scolaire. Il ne peut prétendre à aucune rémunération de l'entreprise. Toutefois, il peut lui être alloué une gratification. [...] L'élève ne doit pas être pris en compte dans le calcul de l'effectif de l'entreprise. Il ne peut participer aux éventuelles élections professionnelles. L'élève est soumis aux règles générales en vigueur dans l'entreprise, notamment en matière de sécurité, d'horaires et de discipline, sous réserve des dispositions des articles 5 et 6 de la présente convention. L'élève est soumis au secret professionnel. Il est tenu d'observer une entière discrétion sur l'ensemble des renseignements qu'il pourra recueillir à l'occasion de ses fonctions ou du fait de sa présence dans l'entreprise. En outre, l'élève s'engage à ne faire figurer dans son rapport de stage aucun renseignement confidentiel concernant l'entreprise.

Article 9 - Couverture accidents du travail

En application de l'article L. 412-8 modifié du Code de la Sécurité sociale, l'élève bénéficie de la législation sur les accidents du travail. [...]

Fait à Angers, le 15 mai 2014.

Le représentant de l'entreprise	*L'élève ou son représentant légal*	*Le chef d'établissement*

DOC F Les obligations et droits de l'apprenti

Le contrat d'apprentissage est un contrat de travail particulier avec une durée déterminée. Il est signé par un employeur et un jeune de 16 à 25 ans (et les parents pour les mineurs). Il précise les engagements des deux parties.

Du fait de son statut de salarié, l'apprenti bénéficie des droits suivants :
- la protection sociale ;
- 5 semaines de congés payés ;
- 5 jours de congés spécifiques à prendre pendant le mois précédant ses examens afin de se préparer aux épreuves ;
- une carte nationale d'apprenti qui lui permet de bénéficier des mêmes avantages tarifaires que les étudiants ;
- le suivi par un professeur référent en CFA et un maître d'apprentissage dans l'entreprise ;
- une rémunération ;
- une allocation chômage et la couverture sociale en fin de contrat s'il ne trouve pas de travail.

En contrepartie, l'apprenti a aussi des obligations. En effet, il doit :
- respecter les obligations du contrat de travail ainsi que les horaires prévus ;
- respecter le règlement intérieur du CFA et de l'entreprise ;
- travailler pour l'employeur et suivre la formation au CFA et en entreprise ;
- se présenter à l'examen.

Proposer des solutions

8 Citez au moins deux avantages pour chaque voie de formation.

Voie scolaire

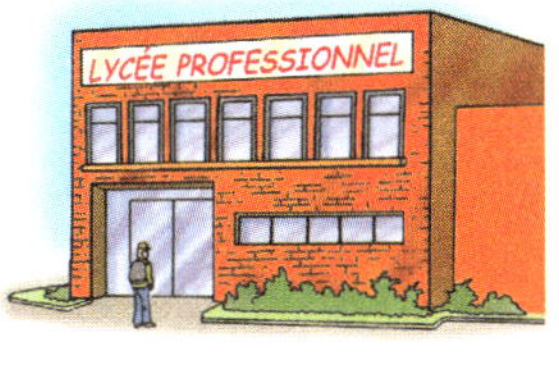

....

....

....

Apprentissage

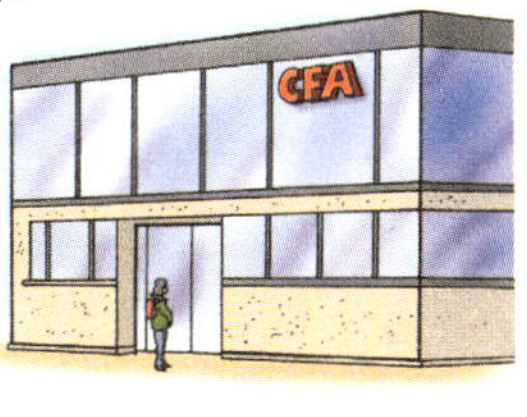

....

....

....

MEMO

13

La formation initiale

- **La formation professionnelle initiale**

Elle s'adresse aux **jeunes de 16 à 25 ans** et peut s'effectuer sous le statut **scolaire** ou celui d'**apprenti**.

- **Les niveaux de qualification professionnelle**

À l'issue de cette formation, le jeune obtient un **diplôme** qui correspond à un **niveau de qualification professionnelle** allant de 6 (sortie après la troisième) à 1 (diplôme d'un niveau égal ou supérieur à bac + 4 ou 5) permettant d'accéder à un emploi défini.

- **La voie scolaire**

Les élèves de lycée professionnel sont sous **statut scolaire**. Les périodes de formation en milieu professionnel (**PFMP**) qu'ils effectuent sont réglementées par un document officiel appelé **convention de formation**. Ils bénéficient des congés scolaires.

- **L'apprentissage**

L'apprentissage est une formation en alternance. Elle se déroule dans une entreprise et dans un centre de formation pour apprentis (CFA).

Les apprentis sont des **salariés** en formation, liés à une entreprise par un **contrat d'apprentissage**. Ils sont soumis aux règles de travail de l'entreprise (horaires, règlement intérieur...) et bénéficient de tous les avantages propres à l'entreprise (rémunération, congés payés, protection sociale...).

À vous de jouer !

Complétez la grille de mots croisés à l'aide des définitions.

Horizontalement

A Niveau de qualification obtenu avec un CAP.
B Diplôme de niveau 4.
C Lieu de formation d'un apprenti.
D Qualification donnée à la formation professionnelle qui s'adresse aux jeunes de 16 à 25 ans.

Verticalement

1 Détermine le pourcentage du SMIC perçu par l'apprenti.
2 Statut d'un apprenti.
3 Document signé entre l'apprenti et l'employeur.
4 Document signé pour effectuer une PFMP.

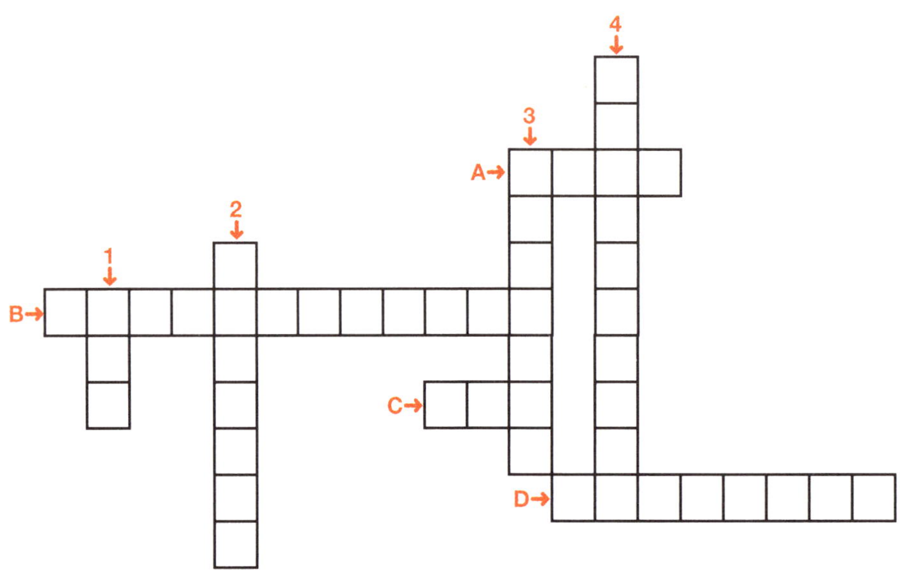

La formation continue et la validation des acquis de l'expérience

OBJECTIF : Gérer sa formation professionnelle tout au long de sa vie.

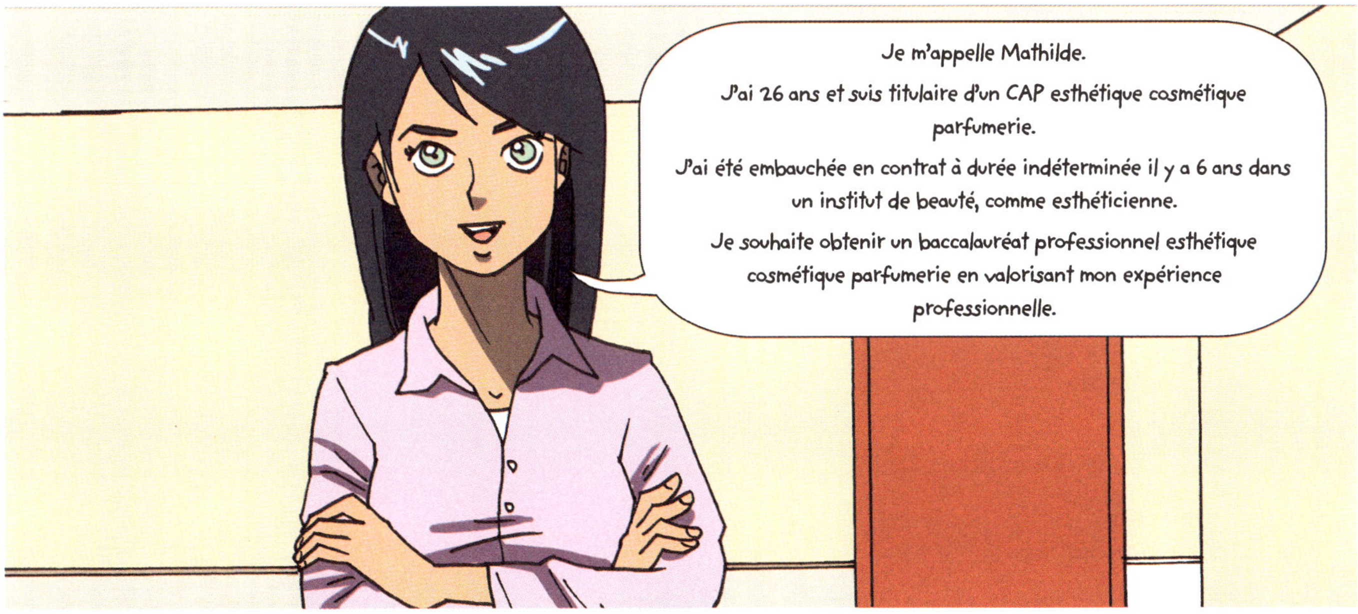
Je m'appelle Mathilde.
J'ai 26 ans et suis titulaire d'un CAP esthétique cosmétique parfumerie.
J'ai été embauchée en contrat à durée indéterminée il y a 6 ans dans un institut de beauté, comme esthéticienne.
Je souhaite obtenir un baccalauréat professionnel esthétique cosmétique parfumerie en valorisant mon expérience professionnelle.

Analyser la situation

1 **Cochez** le problème posé dans la situation.

☐ Quelles démarches Mathilde doit-elle effectuer pour quitter son entreprise ?
☐ Quelles démarches Mathilde doit-elle effectuer pour concrétiser son projet professionnel ?
☐ Quelles démarches Mathilde doit-elle effectuer pour obtenir une augmentation de salaire ?

2 À partir de la situation, **renseignez** le tableau.

	Mathilde
Âge	....
Statut	....
Diplôme obtenu	....
Expérience professionnelle	....
Projet	....

Mobiliser les connaissances

Activité 1 ▸ Les objectifs de la formation continue et les personnes concernées

3 À partir du **document A**,

3.1 Complétez la frise avec le vocabulaire suivant :
formation initiale – formation continue.

Formation professionnelle tout au long de la vie

6 à 16 ans	Formation professionnelle	Vie active	Retraite
Scolarité obligatoire	....	....	

3.2 Renseignez le tableau.

Personnes concernées par la formation continue	....
Objectifs de la formation continue	....

DOC A La formation continue en quelques mots

La formation continue a pour but d'assurer aux salariés ou demandeurs d'emploi une formation destinée à améliorer ou acquérir des connaissances et compétences professionnelles.

Selon le Code du travail, « la formation professionnelle tout au long de la vie constitue une obligation nationale. Elle comporte une formation initiale et des formations ultérieures destinées aux adultes et aux jeunes déjà engagés dans la vie active ou qui s'y engagent. Ces formations ultérieures constituent la formation professionnelle continue ».

Activité 2 ▸ Les dispositifs de la formation continue

4 À partir du **document B**,

4.1 Cochez les affirmations exactes.

☐ Le CIF est accordé à tous les salariés quelle que soit leur ancienneté au poste de travail.

☐ Le bilan de compétences est à l'initiative de l'employeur.

☐ Le CIF ne peut avoir une durée supérieure à 1 an.

☐ Le DIF est à l'initiative de l'employeur.

4.2 Renseignez le tableau.

Situation	Aurélien, 22 ans, est boulanger depuis 2 ans chez Pain Doré. Il souhaite suivre un CAP pâtissier en 1 an.
Formation possible	....
Justification	....

DOC B Les dispositifs de la formation continue

Dispositifs	Objectifs	Personnes concernées	Durée
Contrat de professionnalisation	- Favoriser l'insertion et la réinsertion professionnelle par l'acquisition d'une qualification.	- Jeunes de moins de 26 ans. - Demandeurs d'emploi de 26 ans et plus inscrits à Pôle emploi.	Entre 6 et 12 mois.
Bilan de compétences	- Faire le point sur ses aptitudes et motivations. - Définir un projet professionnel ou de formation.	- Salariés en CDI justifiant d'au moins 5 ans d'activité professionnelle, dont 12 mois dans l'entreprise actuelle. - Salariés en CDD comptant 24 mois de travail, dont 4 mois au cours des 12 derniers mois, consécutifs ou non.	24 heures.
Congé individuel de formation (CIF)	- Accéder à un niveau supérieur de qualification. - Se perfectionner et évoluer dans son métier. - Changer de profession ou de secteur d'activité.	- Salariés en CDI justifiant d'au moins 24 mois d'ancienneté. - Salarié en CDD ou ancien titulaire d'un CDD justifiant d'une activité salarié de 24 mois durant les 5 dernières années, dont 4 mois au cours des 12 derniers mois.	1 an maximum pour les formations à temps complet ou 1 200 heures pour les formations à temps partiel.
Droit individuel à la formation (DIF)	- Développer ses compétences. - Entreprendre une démarche pour obtenir un diplôme par validation des acquis de l'expérience en dehors du temps de travail.	- Salariés en CDI avec une ancienneté d'au moins un an dans l'entreprise. - Salariés en CDD justifiant de 4 mois de travail au cours des 12 derniers mois.	20 heures par an cumulables sur 6 ans (soit 120 heures).
Plan de formation en entreprise	- S'adapter au poste de travail. - Évoluer vers d'autres postes de travail.	- Salariés de l'entreprise.	1 à plusieurs jours.

À l'initiative du salarié   À l'initiative de l'employeur   À l'initiative du salarié ou de l'employeur

NB : Durant ces formations, les personnes ont le statut de salarié.

Activité 3 La validation des acquis de l'expérience (VAE)

5 À partir du site www.vae.gouv.fr, **renseignez** le tableau.

L'intérêt de la VAE	....
Les conditions d'accès à la VAE	....
Les démarches à effectuer	....

Proposer des solutions

6 **Indiquez** et **justifiez** le nom du ou des dispositifs pour concrétiser le projet de Mathilde.

....

MEMO

14

La formation continue et la validation des acquis de l'expérience

• Les objectifs de la formation continue et les personnes concernées

La formation professionnelle continue est un **droit pour les salariés et demandeurs d'emploi**. Elle leur permet de **poursuivre leur formation au cours de leur vie active** pour s'adapter, progresser ou se reconvertir.

• Les dispositifs de la formation continue

Sous certaines conditions, les salariés et demandeurs d'emploi peuvent bénéficier de différents dispositifs de formation :

- le **contrat de professionnalisation** ;
- le **bilan de compétences** ;
- le **droit individuel de formation (DIF)** ;
- le **congé individuel de formation (CIF)** ;
- le **plan de formation** proposé par l'entreprise.

• La validation des acquis de l'expérience (VAE)

La VAE est un dispositif qui permet l'**obtention de tout ou partie d'une certification à partir de la reconnaissance d'une expérience professionnelle**. Quiconque (salarié, non-salarié, demandeur d'emploi) peut en bénéficier s'il justifie d'**au moins trois ans d'expérience professionnelle** en relation avec la certification visée. Cette expérience est validée par un jury.

À vos vidéos !

Titre : Conseils pratiques pour réussir sa VAE
Lien : http://urls.fr/vd7
Durée : 3 min 30 s

Après avoir regardé la vidéo, répondez aux questions.

1 Quels sont les diplômes accessibles en VAE ?

....

2 Comment déterminer le niveau de diplôme visé ?

....

....

3 Quelle implication personnelle une VAE demande-t-elle ?

....

....

4 Comment financer sa VAE ?

....

....

....

La recherche d'emploi

15

Module 3
L'individu dans son parcours professionnel

OBJECTIF : Rechercher un emploi.

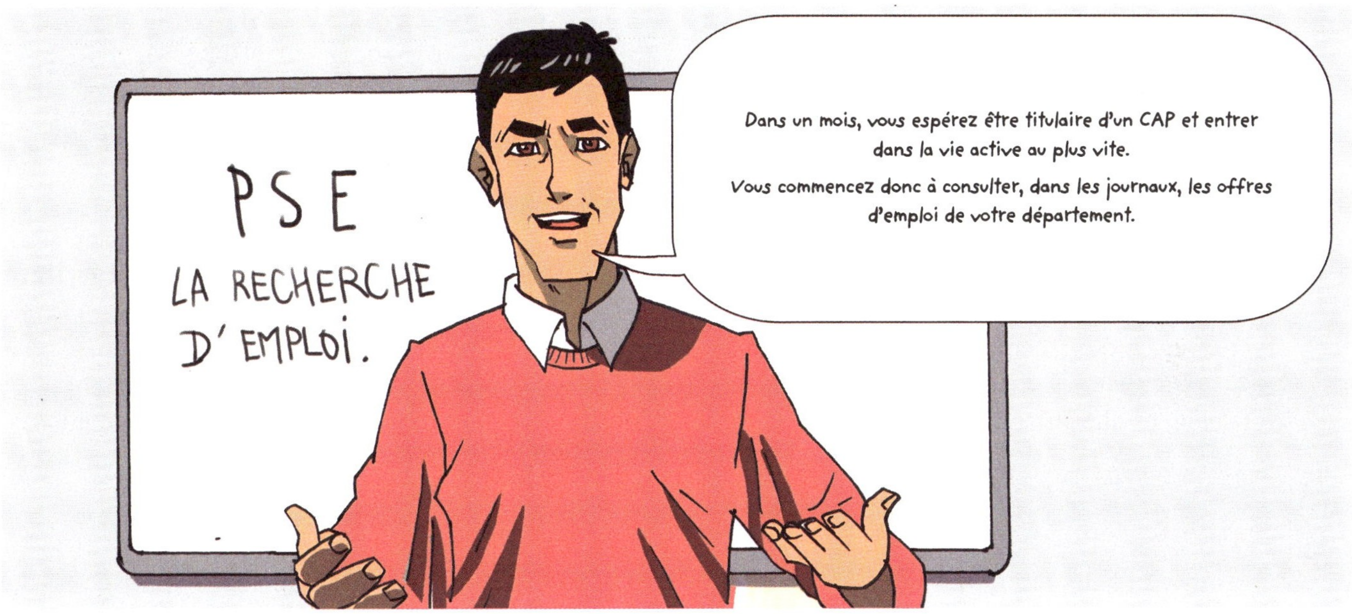
PSE
LA RECHERCHE D'EMPLOI.
Dans un mois, vous espérez être titulaire d'un CAP et entrer dans la vie active au plus vite.
Vous commencez donc à consulter, dans les journaux, les offres d'emploi de votre département.

Analyser la situation

1 **Cochez** le problème posé dans la situation.

- ☐ Quelles sont les démarches à effectuer pour trouver un premier emploi ?
- ☐ Quelles sont les démarches à effectuer pour poursuivre des études après le CAP ?
- ☐ Quelles sont les démarches à effectuer pour trouver une période de formation en milieu professionnel ?

2 À partir de votre situation, **renseignez** le tableau.

QUOI ? *Que fait la personne concernée ?*	....
QUI ? *Quelle est la personne concernée ?*	....
OÙ ? *Dans quel endroit ?*	....
QUAND ? *À quel moment ?*	....
COMMENT ? *De quelle manière ?*	....
POURQUOI ? *Dans quel but ?*	....

Mobiliser les connaissances

Activité 1 ▸ Les structures et les outils d'aide à la recherche d'emploi

3 Dans le document A, **entourez** les structures qui s'adressent particulièrement aux jeunes.

DOC A Quelques structures d'aide à la recherche d'emploi

pôle emploi

MLS
MISSION LOCALE DU SAUMUROIS

PAIO
Permanence d'accueil d'information et d'orientation

• **Au service des employeurs et des demandeurs d'emploi**, il :
- assure l'accueil et l'inscription des demandeurs d'emploi ;
- recueille les offres d'emploi des entreprises ;
- met à disposition des demandeurs d'emploi plusieurs services : offres d'emploi, outils gratuits (téléphone, accès Internet...) ;
- et verse les allocations des demandeurs d'emploi.

• **Au service des jeunes 16-25 ans afin de les aider à résoudre l'ensemble des problèmes que pose leur insertion sociale et professionnelle, ils :**
- informent sur les services et mesures liés à l'emploi et sur les différents contrats ;
- accompagnent les jeunes dans l'accès au logement, à la santé, au sport, à la culture, etc.

4 **Nommez**, sous chaque illustration, les outils d'aide à la recherche d'emploi.

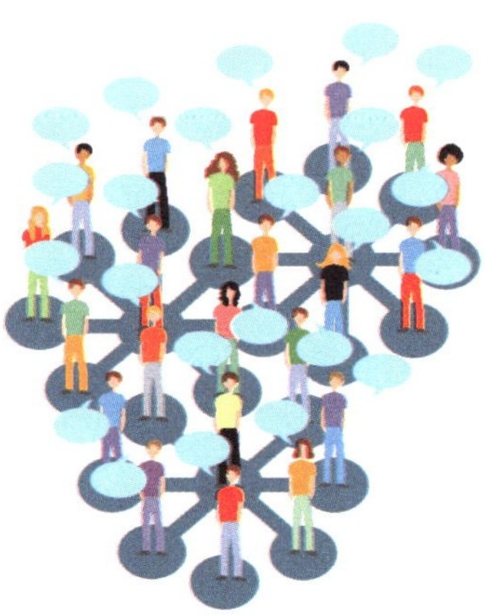

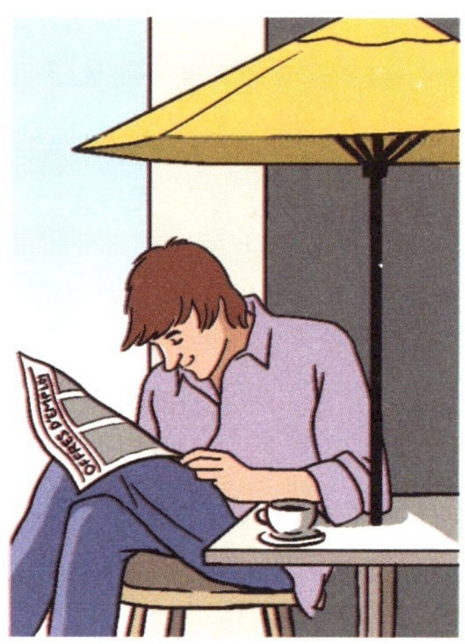

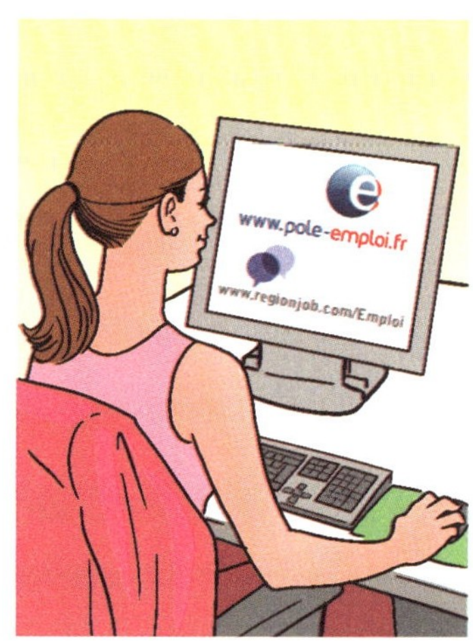

....

....

Activité 2 ▸ Les démarches pour obtenir un emploi

5 **Soulignez**, dans les deux annonces :
- en rouge, les informations sur l'entreprise ;
- en vert, les informations sur le candidat ;
- en bleu, les informations sur le poste à pourvoir ;
- en noir, les démarches à effectuer pour répondre à l'annonce.

Locess Prima, Filiale de Locess, numéro 1 de la location de matériel en Europe, 350 agences et plus de 3 000 collaborateurs. Venez nous rejoindre au poste de :

Mécanicien h/f

Au sein de nos agences, vous assurez l'entretien et la réparation des machines et participez au bon fonctionnement de l'atelier. Vous pouvez également être amené à intervenir directement sur les chantiers dans le cadre d'opérations de dépannage.

Professionnel de la mécanique et rigoureux, vous avez le sens du service et aimez travailler en équipe. Une expérience du matériel BTP serait un plus.

Adressez dès maintenant votre dossier de candidature, sous la référence NA/ME/OF à Locess Prima, 10, rue du Pressoir, 49124 Saint-Barthélémy d'Anjou ou par e-mail : locess-2054@cvmail.com

LOCESS Prima
www.locess-prima.com

FIAT

MILAN Automobile

recherche (H/F)

CARROSSIER/PEINTRE EN AUTOMOBILE

confirmé
NANTES

Envoyer C.V. à : MILAN AUTOMOBILES
Route d'Angers – 44000 NANTES

6 À partir du document B,

6.1 **Justifiez** l'intérêt des différentes rubriques du CV dans chaque encadré orange.

6.2 **Indiquez** le rôle d'un curriculum vitæ.

....

....

DOC B Un exemple de curriculum vitæ

....

....

....

....

....

....

....

Agent de prévention et de sécurité

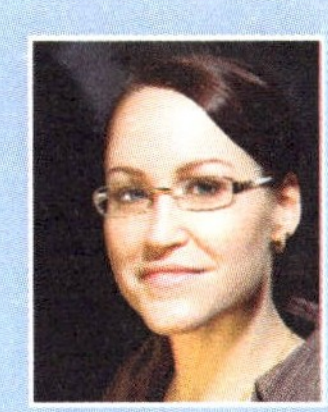

Adeline Major

ÉTAT CIVIL

23 ans
Nationalité française

....

....

....

COORDONNÉES

17, rue Léon Blum
49000 Angers
02 41 06 08 06
06 26 43 56 02
amajor@mail.com

LANGUES

Anglais : bon niveau

SPORTS

Judo (ceinture noire)

INFORMATIQUE

Word Excel

AUTRE

Permis B

....

....

....

....

....

....

....

....

....

EXPÉRIENCE PROFESSIONNELLE

2014 **Agent contractuel au centre hospitalier d'Angers**
- Confection et pose de panneaux de signalisation
- Vérification de la pression des poteaux d'incendie
- Accueil et prise en charge des stagiaires

2013 **Agent spécialisé chez Bâtisecurit**
- Remise à jour des consignes en cas d'incendie dans l'établissement

2012 **Agent de surveillance à la gare Saint-Laud à Angers**
- Tenue du poste de vidéosurveillance

FORMATION

2011 CAP Agent de prévention et de sécurité

2010 Attestation de compétences Prévention et secours civiques de niveau 1 (PSC1)

....

....

7 **À partir du document C,**

7.1 Cochez le type de lettre de motivation dont il s'agit :

- ☐ Candidature spontanée
- ☐ Candidature répondant à une annonce

7.2 Indiquez l'objectif de la lettre de motivation.

....

7.3 Listez deux conseils concernant la forme de la lettre.

....

....

8 **Reportez, dans les cercles du document C, le numéro correspondant aux différentes informations.**

(1) Proposition d'une rencontre

(2) Ce que l'on peut apporter à l'entreprise

(3) Objet de la lettre

(4) Formule de politesse

DOC C Un exemple de lettre de motivation

Adeline Major
17, rue Léon Blum
49000 Angers
Tél. 02 41 06 08 06
amajor@mail.com

Entreprise Larue
4, rue du Moulin
ZI du cadre noir
49000 Angers

À l'attention du Directeur des ressources humaines

◯ *Objet : réponse annonce n°123AB*

Angers, le 1er septembre 2014

Monsieur,

Votre annonce parue sur le site www.net.fr en date du 30 août 2014 pour le poste d'agent de prévention et de sécurité a retenu toute mon attention.

◯ *Au cours de mes trois années d'expériences en tant qu'agent de sécurité et de prévention, j'ai appris à surveiller efficacement un lieu, en conservant une position fixe et/ou en effectuant des rondes régulières dans ce dernier. En contact constant avec le public, j'ai eu l'opportunité de développer mes capacités relationnelles. J'ai également appris à faire appliquer les règles de sécurité aux personnes que j'ai rencontrées dans le cadre de mes fonctions, tout en restant courtois et ce, même dans les situations les plus délicates.*

◯ *Je me tiens à votre disposition pour un entretien qui me permettra de développer davantage mes motivations.*

◯ *Dans cette attente, je vous prie d'agréer, Monsieur, l'expression de mes salutations respectueuses.*

DOC D Qu'attendent les employeurs d'un entretien d'embauche ?

L'entretien est la dernière phase d'une procédure de recrutement. Pour l'employeur, c'est le moyen de :

- compléter son information sur le candidat ;
- découvrir une personne et pas seulement un diplôme ;
- évaluer des qualités, un potentiel ;
- expliquer les missions, les tâches à accomplir ;
- apprécier son degré de motivation ;
- vérifier que les conditions de travail conviennent au candidat ;
- négocier les conditions du contrat.

D'après *Comment réussir un entretien*, guide pour agir Pôle emploi.

9 **Après lecture du document D, cochez parmi les propositions suivantes celles qui contribuent à la réussite d'un entretien d'embauche.**

- ☐ S'entraîner pour répondre à des questions de différentes natures.
- ☐ Aller au rendez-vous sans rien savoir sur l'entreprise.
- ☐ Se présenter dans une tenue négligée ou excentrique.
- ☐ Préparer avant l'entretien un argumentaire adapté à l'emploi.
- ☐ Se munir de son curriculum vitæ et de la copie de ses diplômes.
- ☐ Laisser son portable allumé.
- ☐ Arriver cinq minutes en avance.
- ☐ Soigner son attitude corporelle (ex. : se tenir droit).
- ☐ S'exprimer avec clarté.
- ☐ N'avoir aucune question à poser.

Proposer des solutions

10 **Cherchez** dans un annuaire ou sur Internet les structures d'aide à la recherche d'emploi de votre ville et **renseignez** le tableau.

	Adresse postale	Adresse électronique	Numéro de téléphone
Pôle emploi	....	....	....
Mission locale	....	....	....
PAIO	....	....	....

11 **Recherchez** une petite annonce correspondant à votre secteur professionnel et à votre niveau de qualification puis **collez**-la dans l'encadré. Ensuite, **rédigez** votre curriculum vitae et votre lettre de motivation.

Collez ici votre annonce.

12 **Préparez** les réponses aux questions types que votre interlocuteur pourra vous poser lors de l'entretien.

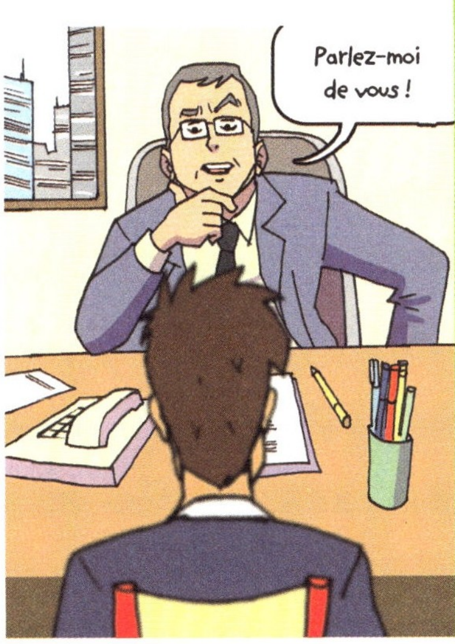

Parlez-moi de vous !	....
Pourquoi avez-vous répondu à notre petite annonce ?	....
Pourquoi pensez-vous convenir pour ce poste ?	....
Que savez-vous sur notre activité ? notre entreprise ?	....
Avez-vous des questions à me poser ?	....

MEMO

15

La recherche d'emploi

- **Les structures et les outils d'aide à la recherche d'emploi**

Différentes structures locales peuvent accueillir et accompagner les demandeurs d'emploi :
- **Pôle emploi** qui verse des allocations sous certaines conditions ;
- les **missions locales (ML)** et les **permanences d'accueil, d'information et d'orientation (PAIO)** qui s'adressent aux jeunes entre 16 et 25 ans.

Différents outils peuvent également être utilisés dans la recherche d'un emploi : les **réseaux sociaux professionnels**, la **presse spécialisée** et les **sites de recherche d'emploi sur Internet**.

- **Les démarches pour obtenir un emploi**

Pour effectuer une recherche d'emploi efficace, il faut sélectionner des offres ou réaliser des candidatures spontanées.

Pour contacter les entreprises, il faut envoyer :
- un **curriculum vitæ (CV)** qui constitue la carte d'identité professionnelle. Il débute par une accroche (ex. : agent de prévention sécurité). Il est ensuite organisé le plus souvent en quatre parties : l'état civil, la formation, l'expérience professionnelle et une rubrique divers/centres d'intérêt ;
- une **lettre de motivation** qui doit comporter :
  - l'expression de son intérêt pour l'entreprise visée,
  - ce que l'on pense apporter à l'entreprise,
  - une demande d'entretien,
  - une formule de politesse.

La dernière phase de la procédure de recrutement est l'**entretien** qui nécessite une préparation.

À vous de jouer !

Entourez les attitudes à adopter lors d'un entretien d'embauche.

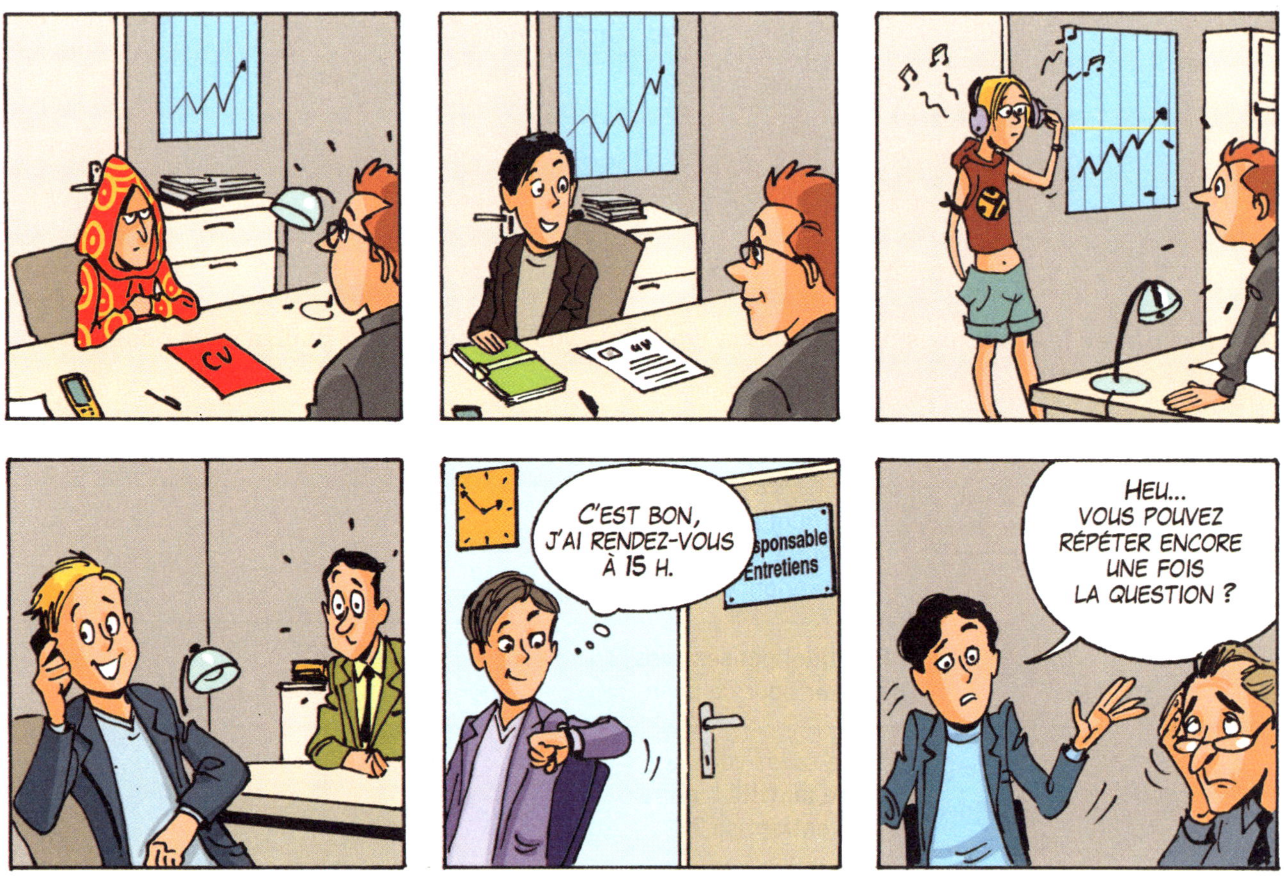
CV
C'EST BON, J'AI RENDEZ-VOUS À 15 H.
sponsable Entretiens
HEU... VOUS POUVEZ RÉPÉTER ENCORE UNE FOIS LA QUESTION ?

Évaluation

Module 3
L'individu dans son parcours professionnel

Nom :

Prénom :

Date : / /

SITUATION

Bérénice souhaite faire évoluer sa carrière. Elle voudrait obtenir un baccalauréat accompagnement soins et services à la personne, option « à domicile », sans retourner en formation. Titulaire d'une mention complémentaire aide à domicile qu'elle a préparée après son CAP petite enfance, elle a travaillé huit ans comme aide à domicile en contrat à durée indéterminée dans une association. Suite à un déménagement, elle a dû quitter son emploi et s'est inscrite à Pôle emploi. Demain, elle est convoquée à un entretien avec une association pour un éventuel emploi en contrat à durée déterminée.

1 **Cochez** le problème correspondant à la situation de Bérénice.

☐ Quel est le rôle de Pôle emploi ?
☐ Quelles démarches Bérénice doit-elle effectuer pour obtenir un entretien d'embauche ?
☐ Comment obtenir un baccalauréat professionnel sans retourner en formation ?

2 **Renseignez** le tableau à partir de la situation.

Quel est le projet de Bérénice ?	
Quelle activité professionnelle exerce-t-elle ?	
Depuis combien de temps exerce-t-elle cette activité ?	

3 **Indiquez** le niveau de qualification de Bérénice :

– actuellement :
– si son projet se concrétise :

4 **Cochez** les erreurs que Bérénice doit éviter avant et au cours de son entretien d'embauche.

☐ Repérer les lieux la veille de l'entretien.
☐ Arriver 10 minutes avant l'entretien.
☐ Se présenter en jogging et baskets.
☐ Se munir de son CV et de sa lettre de motivation.
☐ Couper la parole à son interlocuteur.
☐ Utiliser un langage familier.
☐ Se tenir correctement.
☐ Se munir d'un bloc notes.

5 **Indiquez** le rôle d'un curriculum vitae.

....

....

6 **Citez** deux rôles de Pôle emploi dans la situation de Bérénice.

....

....

7 À partir du document A, **indiquez** :

- la signification du sigle VAE ;

....

- les conditions d'accès à la VAE.

....

....

DOC A La VAE : à quelles conditions ?

La validation des acquis de l'expérience est un droit ouvert à tous : salariés (en contrat à durée indéterminée ou déterminée, intérimaires...), non-salariés, demandeurs d'emploi, bénévoles, agents publics, personnes ayant exercé des responsabilités syndicales (par exemple, les délégués syndicaux). Et ce, quel(s) que soi(en)t le(s) diplôme(s) précédemment obtenu(s) ou le niveau de qualification. Une seule condition : justifier d'une expérience professionnelle (salariée ou non, bénévole...) de 3 ans en continu ou en discontinu, en rapport avec le contenu de la certification (diplôme, titre...) envisagée.

Exemple

L'épouse collaboratrice d'un artisan, chargée de la comptabilité, de la gestion et de la relation clientèle, peut obtenir – en faisant valoir son expérience dans les conditions prévues pour la VAE – un BTS d'assistante de gestion de PME-PMI.

N'entrent pas en compte dans la durée d'expérience requise les périodes de formation initiale ou continue, les stages et périodes de formation en milieu professionnel accomplis pour l'obtention d'un diplôme ou d'un titre.

Source : http://travail-emploi.gouv.fr

8 **Indiquez** et **justifiez** la démarche que Bérénice peut engager pour obtenir un baccalauréat professionnel accompagnement soins et services à la personne, option « à domicile », sans formation.

....

....

....

....

La législation du travail

OBJECTIF : Respecter la législation du travail.

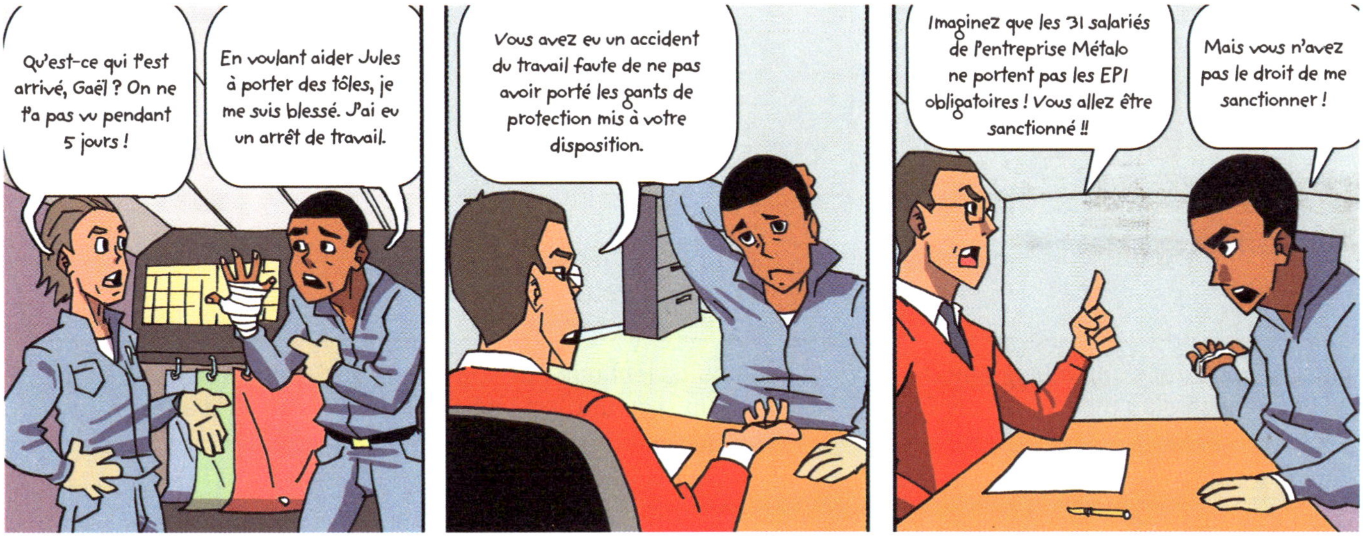
Qu'est-ce qui t'est arrivé, Gaël ? On ne t'a pas vu pendant 5 jours !
En voulant aider Jules à porter des tôles, je me suis blessé. J'ai eu un arrêt de travail.
Vous avez eu un accident du travail faute de ne pas avoir porté les gants de protection mis à votre disposition.
Imaginez que les 31 salariés de l'entreprise Métalo ne portent pas les EPI obligatoires ! Vous allez être sanctionné !!
Mais vous n'avez pas le droit de me sanctionner !

Analyser la situation

1 **Cochez** le problème posé dans la situation.

☐ Comment Gaël s'est-il blessé ?
☐ Sur quel texte l'employeur va-t-il s'appuyer pour sanctionner Gaël ?
☐ Pourquoi Gaël a-t-il eu un arrêt de travail ?

2 À partir de la situation, **renseignez** le tableau.

QUOI ? *Quel est le problème ?*	....
QUI ? *Qui est la personne concernée ?*	....
OÙ ? *Dans quel endroit le problème est-il apparu ?*	....
QUAND ? *À quel moment le problème est-il apparu ?*	....
COMMENT ? *De quelle manière le problème est-il apparu ?*	....
POURQUOI ? *Pourquoi ce problème est-il apparu ?*	....

Mobiliser les connaissances

Activité 1 ▸ Les textes de référence de la législation du travail

3 **Reliez** le ou les texte(s) de référence qui s'applique(nt) à chaque cas.

Le **Code du travail** est le livre de référence : il contient l'ensemble des lois, règlements et décrets qui organisent les relations de travail entre employeurs et salariés.

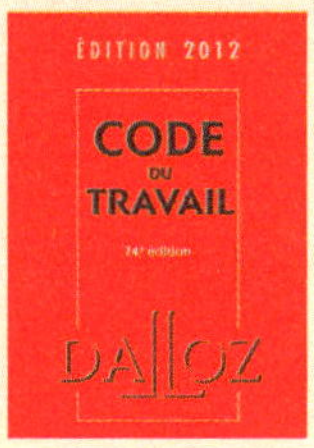

Les **conventions collectives** permettent de s'adapter aux spécificités des professions, voire aux caractéristiques des entreprises elles-mêmes.

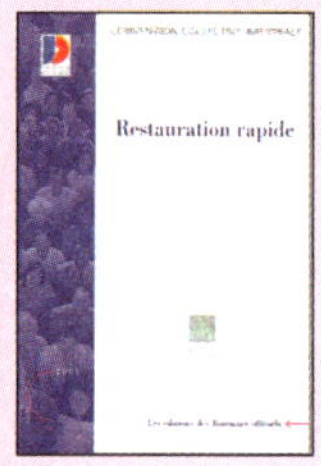

Le **règlement intérieur** permet à l'employeur de fixer, dans une entreprise de 20 salariés et plus, des obligations en matière d'hygiène, de sécurité et de sanctions.

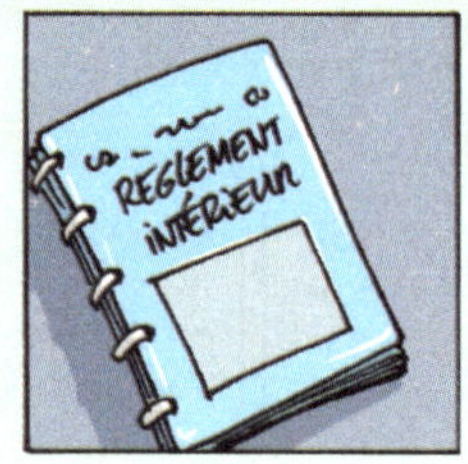

Texte qui s'applique à une entreprise d'au moins 20 salariés

Texte qui s'applique aux salariés d'un secteur d'activité

Texte qui s'applique à tous les salariés

Activité 2 ▸ La négociation collective

4 À partir du **document A**,

4.1 **Nommez** les signataires d'une convention collective.

....

4.2 **Indiquez** l'objectif des négociations.

....

....

DOC A Les conventions collectives

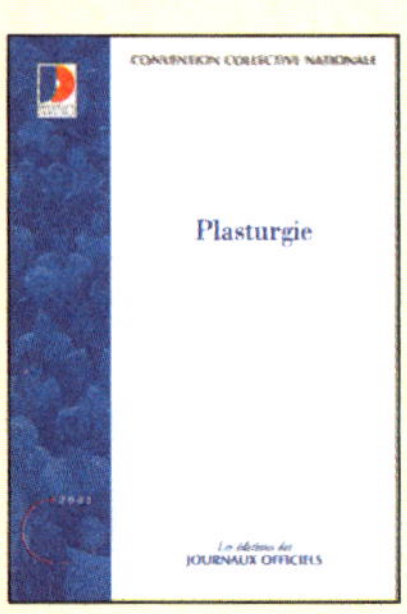

→ Une convention collective est un accord écrit qui fait suite à une négociation entre un employeur et des représentants syndicaux de salariés.

→ Elle couvre une branche professionnelle ou un secteur d'activité.

→ Elle adapte le Code du travail au secteur d'activité concerné et apporte des garanties sociales supplémentaires aux salariés.

5 À partir du **document B**, **indiquez** l'intérêt d'une convention collective pour le salarié.

....

DOC B Des extraits du Code du travail et d'une convention collective

Code du travail

Tout salarié bénéficie, sur justification et à l'occasion d'événements familiaux d'une autorisation exceptionnelle d'absence de 4 jours pour le mariage du salarié, 2 jours pour le décès d'un conjoint ou d'un enfant…

Convention collective

Les salariés bénéficieront sur justification d'une autorisation exceptionnelle d'absence de 4 jours pour le mariage d'un salarié, 3 jours pour le décès d'un conjoint ou d'un enfant…

6 **À partir du document C,**

6.1 Indiquez :

– le nombre de salariés à partir duquel le règlement intérieur est obligatoire : ……………………

– le lieu où doit être affiché le règlement intérieur : ……………………

6.2 Nommez la personne qui rédige le règlement intérieur.

……………………

7 **Dans le document C, surlignez la consigne qui n'a pas été respectée par Gaël et qui va lui valoir une sanction.**

DOC C Un extrait du règlement intérieur de l'entreprise Métalo

Le règlement intérieur est un document écrit, rédigé par le chef d'entreprise. Il fixe les relations entre employeurs et salariés. Il est obligatoire dans les entreprises de 20 salariés et plus, et doit être affiché dans les locaux, accessible à tous.

I Champ d'application

Le présent règlement s'applique à tous les salariés permanents, apprentis, intérimaires qui doivent s'y conformer sans restriction ni réserve.

II Dispositions relatives à la discipline

Art. 1 Horaires de travail – Les salariés doivent respecter les horaires de travail affichés.

Art. 2 Accès à l'entreprise – Le personnel n'a accès aux locaux de l'entreprise que pour l'exécution de son contrat de travail.

Art. 3 Sorties pendant les heures de travail – Les sorties doivent être exceptionnelles et justifiées.

[…]

III Hygiène et sécurité

Art. 10 Hygiène – Il est interdit de pénétrer ou de demeurer dans l'établissement en état d'ivresse ou sous l'emprise de la drogue.

Art. 11 Sécurité – Les consignes en vigueur dans l'entreprise (…) doivent être strictement respectées. Les salariés sont tenus d'utiliser tous les moyens de protection individuelle (casque, gants, bottes…) ou collective mis à leur disposition.

[…]

IV Sanctions et protection des salariés

Art. 12 – Tout agissement considéré comme fautif pourra, en fonction de sa gravité, faire l'objet de l'une ou de l'autre des sanctions citées ci-après : avertissement écrit, mise à pied, rétrogradation, mutation disciplinaire, blâme, licenciement.

Art. 13 Protection des salariés – Toute sanction sera motivée et notifiée par écrit au salarié. En outre, toute sanction sera entourée de garanties de procédure. […]

Proposer des solutions

8 **Cochez le texte sur lequel l'employeur va s'appuyer pour sanctionner Gaël.**

☐ Le Code du travail. ☐ Le règlement intérieur. ☐ La convention collective.

MEMO

16

La législation du travail

• Le Code du travail

C'est le livre de référence : il contient l'**ensemble des lois, règlements et décrets** qui organisent les relations de travail entre employeurs et salariés.

• La convention collective

C'est un accord écrit qui résulte de la **négociation entre un employeur et des représentants syndicaux** de salariés. Elle adapte le Code du travail au secteur concerné.

• Le règlement intérieur

Il est obligatoire dans toutes les entreprises **d'au moins 20 salariés**.

C'est un document écrit, rédigé par l'employeur. Il précise les règles relatives **à la discipline, l'hygiène, la sécurité et la défense des salariés en cas de sanction disciplinaire**. Il doit être affiché sur les lieux de travail et d'embauche.

À vous de jouer !

1 Répondez à la charade.

Mon premier sert à tirer un trait droit : ....

Mon second est le contraire de « dit la vérité » : ....

Mon troisième est le chiffre qui précède « deux » : ....

Mon quatrième est la boisson chaude préférée des Anglais : ....

Mon cinquième est l'aliment le plus consommé par les Chinois : ....

Mon sixième se lit sur une horloge : ....

Et mon tout est un texte de référence de la législation du travail : ....

2 Retrouvez et notez une des sanctions disciplinaires inscrite dans le règlement intérieur, en associant chaque *smiley* à la lettre qui lui correspond.

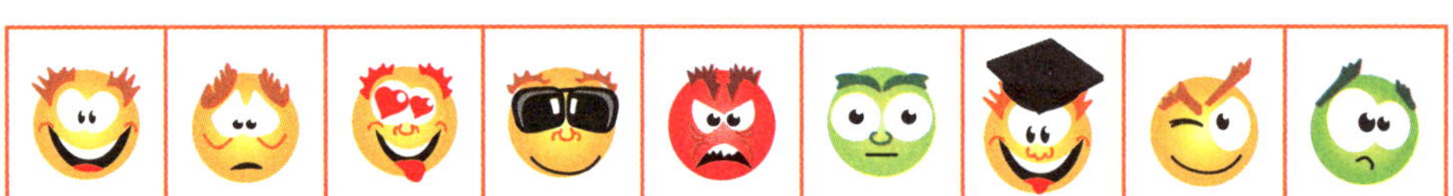

A	D	E	G	I	N	O	R	T

Les contrats de travail et les rémunérations

OBJECTIF : Différencier les contrats de travail et caractériser les rémunérations.

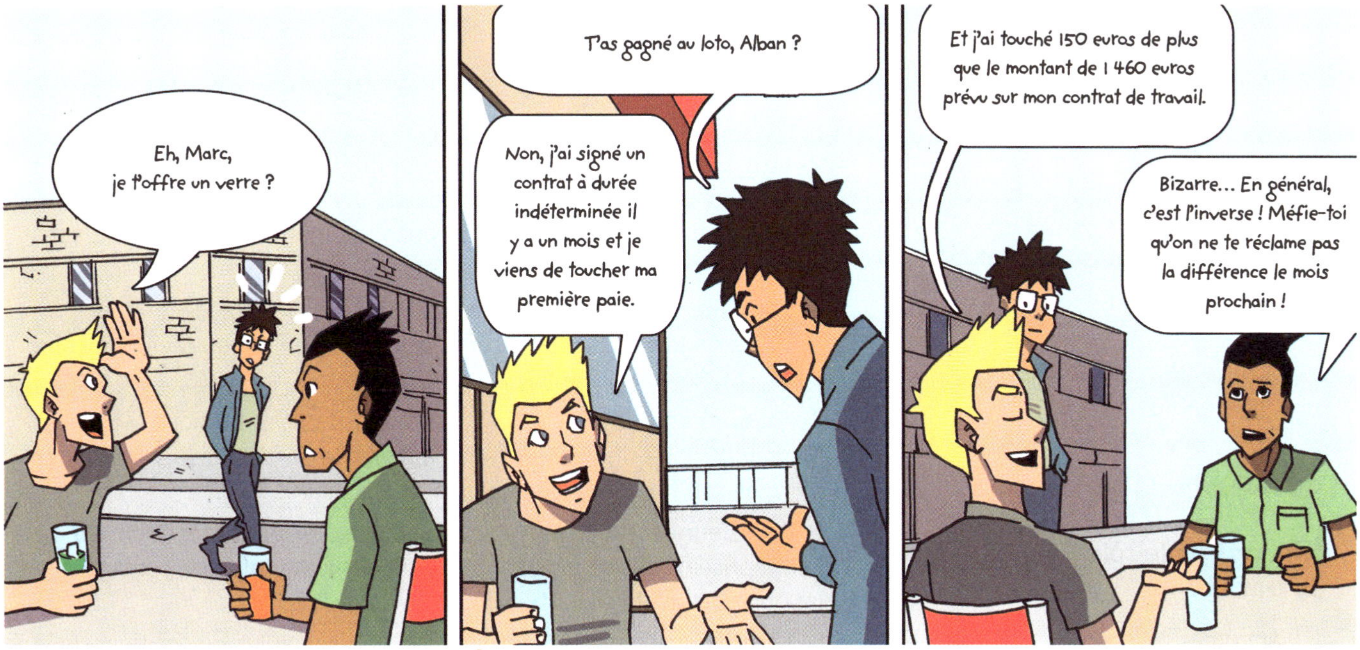
Eh, Marc,
je t'offre un verre ?
T'as gagné au loto, Alban ?
Non, j'ai signé un contrat à durée indéterminée il y a un mois et je viens de toucher ma première paie.
Et j'ai touché 150 euros de plus que le montant de 1 460 euros prévu sur mon contrat de travail.
Bizarre… En général, c'est l'inverse ! Méfie-toi qu'on ne te réclame pas la différence le mois prochain !

Analyser la situation

1 **Cochez** le problème posé dans la situation.

☐ Que doit-on faire pour obtenir un contrat à durée indéterminée ?
☐ Pourquoi le montant du salaire perçu ne correspond-il pas à celui indiqué sur le contrat de travail ?
☐ Quelles démarches doit-on effectuer pour obtenir son bulletin de salaire ?

2 À partir de la situation, **renseignez** le tableau.

Qui est la personne concernée ?		……
Quelle est la nature du contrat de travail signé par cette personne ?		……
Quand cette personne a-t-elle signé son contrat de travail ?		……
Quel est le montant de la rémunération	prévu sur le contrat de travail ?	……
	réellement perçu à la remise du bulletin de salaire ?	……

Mobiliser les connaissances

Activité 1 Le contrat de travail

3 Reportez, dans les cercles du document A, le numéro correspondant aux informations obligatoires du contrat de travail.

1 Durée de la période de préavis
2 Montant de la rémunération
3 Identité du chef d'entreprise
4 Durée de la période d'essai
5 Lieu de travail
6 Nature du poste
7 Adresse de l'entreprise
8 Identité et adresse du salarié
9 Durée hebdomadaire du travail
10 Date de début du contrat
11 Périodicité du versement du salaire
12 Convention collective applicable

4 À partir du document A,

4.1 Cochez le rôle d'un contrat de travail.

☐ Accorder à l'entreprise des dispositions réglant les conditions d'emploi, de formation professionnelle, de travail et des garanties sociales des salariés.

☐ Mettre l'activité d'un salarié pour le compte et sous la direction d'un employeur contre une rémunération.

DOC A Un contrat de travail à durée indéterminée

Entre l'entreprise LE COUP DE PINCEAU ZA Chêne vert
49000 Angers ◯, représenté par Monsieur Paul Colas ◯,
et Monsieur Marc Masson, 20 rue des Lilas, 49100 Angers ◯.

Pour faire suite à notre entretien du 15 avril 2014, nous avons l'honneur de vous préciser les conditions de votre engagement par notre entreprise, à compter du 2 mai 2014 ◯, sous réserve des résultats de la visite d'embauche.

Il a été convenu ce qui suit :

1- L'entreprise LE COUP DE PINCEAU engage Monsieur Marc Masson pour une durée indéterminée.

2- Le présent engagement ne sera définitif qu'après une période d'essai de 2 semaines ◯, au cours de laquelle il sera possible tant pour Monsieur Masson que pour notre entreprise, de mettre fin au contrat, sans indemnité ni préavis, et pour tout motif.

3- Monsieur Masson occupera un poste de peintre décorateur ◯ et sera amené à se déplacer sur tout le département du Maine et Loire ◯.

4- En contrepartie de l'accomplissement de ses fonctions, Monsieur Masson percevra une rémunération mensuelle ◯ brute de 1 435 euros ◯ pour un horaire hebdomadaire de 35 heures ◯,

5- Monsieur Masson s'engage à respecter le règlement intérieur de l'entreprise (remis ce jour), et plus précisément toutes les consignes et instructions relatives au travail.

6- Les relations entre les parties seront régies par les dispositions de la convention collective 1465. ◯

7- Le présent engagement pourra être résilié à tout moment sans indemnité, par les deux parties, moyennant un préavis de 1 mois ◯.

Fait en double exemplaire à Angers, le 2 mai 2014.

(Signature précédée de la mention « Lu et approuvé »)

L'intéressé — *Lu et approuvé* *Masson*

Le chef d'entreprise — *Lu et approuvé* *Colas*

4.2 Complétez le tableau.

Les obligations et les droits	
du salarié	**de l'employeur**
– Respecter le matériel mis à disposition pour travailler.	– Veiller à ce que le salarié travaille dans des conditions de sécurité conformes à la législation. – Sanctionner un salarié qui a commis une faute. ....

5 À partir du document B, **cochez** les spécificités de chaque contrat.

Spécificités du contrat	Nature du contrat CDI	Nature du contrat CDD
Obligatoirement écrit		
Sans limitation de durée		
Perception d'indemnités de fin de contrat		
Signé pour une tâche précise et temporaire		
Perception d'indemnités compensatrices de congés payés		
Indication de la date d'embauche seulement		

DOC B Les contrats de travail

Le contrat de travail à durée indéterminée (CDI)

Contrat sans limitation de durée, conclu à temps plein ou à temps partiel. Seul le CDI à temps plein peut être non-écrit.

Le contrat de travail à durée déterminée (CDD)

Contrat écrit, signé pour une tâche précise et temporaire. Le salarié perçoit, à l'issue du CDD, une indemnité de fin de contrat (6 à 10 % de la rémunération totale brute perçue) et une indemnité compensatrice de congés payés s'il ne les a pas pris pendant la durée du contrat (10 % de la rémunération totale brute).

6 À partir du document C,

6.1 **Nommez** le contrat qui s'applique dans le cadre du travail intérimaire entre le salarié intérimaire et la société d'intérim.

....

6.2 **Indiquez** l'objectif commun au contrat de professionnalisation et au contrat unique d'insertion.

....

....

6.3 **Indiquez** le public auquel s'adresse :

- le contrat de professionnalisation ;

....

....

....

- le contrat unique d'insertion.

....

....

....

7 **Surlignez**, dans le document C, la particularité, pour l'employeur, d'embaucher une personne en contrat unique d'insertion.

DOC C D'autres contrats de travail

Le contrat de travail temporaire ou contrat d'intérim

Contrat qui permet de recruter une personne pour une tâche précise et limitée dans le temps. Il est signé entre trois parties (entreprise de travail temporaire, entreprise utilisatrice et le salarié). Le salarié signe en plus un contrat de mission avec l'entreprise de travail temporaire et bénéficie des mêmes indemnités que pour le CDD.

Le contrat de professionnalisation

Contrat de formation en alternance qui s'adresse à tous les jeunes âgés de 16 à 25 ans révolus et aux demandeurs d'emploi âgés de 26 ans et plus, peu qualifiés. Il associe une formation pratique en relation avec la qualification professionnelle recherchée et une formation théorique dans un centre de formation. Son objectif est de permettre l'acquisition d'une qualification professionnelle et de favoriser l'insertion ou la réinsertion professionnelle. Le contrat signé peut être un CDD ou un CDI.

Le contrat unique d'insertion (CUI)

Contrat réservé aux personnes, sans condition d'âge, reconnues par les institutions comme rencontrant des difficultés professionnelles importantes d'accès à l'emploi. Sont prioritaires les personnes bénéficiaires d'allocations comme le revenu de solidarité active (RSA). Le contrat signé peut être un CDD (sans le versement de l'indemnité de fin de contrat) ou un CDI. La personne doit être assistée d'un tuteur. L'employeur perçoit une aide financière de l'État et peut être exonéré de certaines cotisations.

Activité 2 ▸ Les formes de rémunération

8 **Reportez, dans le document D, les numéros correspondant aux informations mentionnées dans le bulletin de salaire.**

1 Le nom et l'adresse de l'entreprise dont dépend le salarié
2 Le nom et l'adresse du salarié
3 La période de travail à laquelle correspond le bulletin de salaire
4 Le nombre d'heures normales de travail effectuées
5 Le montant du salaire horaire brut
6 Le montant du salaire mensuel brut
7 La nature des retenues sociales sur la rémunération brute
8 Le montant des retenues salariales
9 Le mode de versement du salaire (chèque, virement)
10 Le montant de la rémunération nette
11 La date de versement du salaire

DOC D Le bulletin de salaire

Entreprise ABC Menuiserie ◯
18, route de la Pyramide
49000 Angers

N° SIRET : 233564923000 32
Code APE : 652 N
N° URSSAF : 5 420 254 515 155
Convention collective : bâtiment

Jérôme OGER ◯
2, rue de la Libération
49100 Angers

N° de Sécurité sociale : 1 86 02 49 007 301 78
Emploi : menuisier
Coefficient : 185 Niveau II
Règlement du 30 juin 2014 ◯

Virement bancaire : compte n° 12354632000 ◯

Période du 1er juin 2014 au 30 juin 2014 ◯

Salaire de base : 1 671,40 €
Heures supplémentaires : 4 heures à 125 % : 55,10 €
Avantages en nature : .... 120,50 €
Salaire brut total (soumis à cotisations) : 1 847 € ◯

Horaire mensuel : 151,67 heures ◯
Taux horaire : 11,02 € ◯

Retenues sociales	Cotisations patronales		Cotisations salariales	
Sécurité sociale				
Assurance-maladie, maternité, décès	12,80 %	236,41 €	0,75 %	13,85 €
Assurance vieillesse ◯	8,40 %	155,14 €	6,75 %	124,67 €
Allocations familiales	5,40 %	99,73 €		
Accident du travail	4,00 %	73,88 €		
Assurance chômage	4,00 %	73,88 €	2,40 %	44,32 €
Fonds national de garanties des salaires	0,30 %	5,54 €		
Retraite complémentaire	4,50 %	83,11 €	3,00 %	55,41 €
CSG[1] déductible			5,10 %	92,54 €
CSG + CRDS[2] non déductibles (base : 98,25 % du salaire brut)			2,90 %	52,62 €
TOTAL DES COTISATIONS		727,69 €		384,41 € ◯
Primes non soumises à cotisation	40,40 €			
Indemnités pour frais professionnels	72,50 €			
Salaire NET à PAYER	1 575,49 € ◯			
NET IMPOSABLE (Net à payer + CSG/CRDS imposable)	1 628,11 €			

Dans votre intérêt et pour faire valoir vos droits, ce bulletin doit être conservé sans limitation de durée.
1. CSG : contribution sociale généralisée 2. CRDS : contribution pour le remboursement de la dette sociale

9 À l'aide du document D et de vos connaissances,

9.1 **Cochez** la bonne réponse puis **justifiez**-la.

Les bulletins de salaire doivent être conservés : ☐ 2 ans ☐ 10 ans ☐ toute la vie

....

9.2 **Renseignez** le tableau.

	Définitions		Montant en euros
Salaire brut	Nombre d'heures travaillées multipliées par le taux horaire, auquel s'ajoutent les compléments de salaire (primes, indemnités, avantages en nature) avant toutes déductions de cotisations obligatoires.		....
Salaire net	Salaire brut diminué des cotisations salariales, augmenté éventuellement de certaines indemnités.		....
Indemnités	Sommes qui remboursent les dépenses engagées par le salarié pour son travail.		....
Primes	Sommes versées au salarié, dans certains cas, en fonction de la qualité de son travail, de son ancienneté, de son rendement.		....
Avantages en nature	Prestations fournies (biens ou services) par l'employeur à ses salariés, soit gratuitement, soit moyennant une participation du salarié inférieure à leur valeur réelle (nourriture, chauffage, logement, véhicule).		....
Heures supplémentaires	Heures effectuées en plus de la durée légale du travail.		....
Cotisations sociales	Pourcentage du salaire brut conservé par l'employeur et reversé aux organismes sociaux.	Cotisations salariales	....
		Cotisations patronales	....

10 **Surlignez**, dans le document D,

- en bleu, deux exemples de cotisations salariales,
- en vert, deux exemples de cotisations patronales.

Activité 3 ▸ Le Smic

11 Après consultation du site www.insee.fr/fr/themes/tableau.asp?ref_id=NATnon04145

11.1 **Précisez** la signification du sigle Smic.

....

....

11.2 **Indiquez** le montant du Smic au 1er janvier.

....

....

....

Proposer des solutions

12 **Indiquez** les éléments qui ont pu s'ajouter au salaire d'Alban et ainsi augmenter son montant.

....

MEMO

17

Les contrats de travail et les rémunérations

• Le contrat de travail

C'est une **convention** (ou **accord**) par laquelle un salarié s'engage à effectuer un travail pour le compte et **sous la direction d'un employeur**, qui lui verse en contrepartie un **salaire**.

Ce contrat entraîne **des obligations et des droits** de la part des deux parties : respect des conventions, du règlement intérieur, des horaires, de la rémunération…

Certaines mentions doivent y figurer obligatoirement.

Il existe différents types de contrat de travail :
- le **contrat de travail temporaire** (ou contrat d'Intérim) ;
- le **contrat de professionnalisation** ;
- le **contrat unique d'insertion**.

Les contrats de travail peuvent être à **durée indéterminée** (CDI), forme normale et générale du contrat qui assure la **stabilité d'emploi** au salarié, ou à **durée déterminée** (CDD).

• Les formes de rémunération

Elle prend le plus souvent la forme d'un salaire mensuel versé par l'employeur au salarié en échange du travail fourni. Le **salaire de base** peut être complété par des heures supplémentaires, des avantages en nature (repas, logement), des primes et des indemnités.

L'employeur est tenu de remettre chaque mois au salarié un **bulletin de salaire** qui le renseigne sur le décompte de son salaire. Ce bulletin de salaire constitue un **élément de preuve de l'existence du contrat de travail**, de la qualification du salarié et de ses conditions de rémunération. Le salarié doit le conserver toute sa vie car il est indispensable pour la constitution de son dossier de retraite.

• Le Smic

C'est le **salaire minimum interprofessionnel de croissance**, c'est-à-dire le salaire en dessous duquel aucun salarié ne peut être payé par son employeur. Le Smic est obligatoirement révisé chaque 1er janvier.

À vous de cliquer !

Après avoir consulté le site http://vosdroits.service-public.fr/F15478.xhtml :

1 Indiquez, pour l'année en cours, le montant brut en euros du :

– Smic horaire : ……………………………………

– Smic mensuel brut (151,67 heures de travail) : ……………………………………

2 Précisez les deux éléments qui font varier la rémunération pour une personne qui a signé un contrat de professionnalisation.

……………………………………

……………………………………

3 Renseignez le tableau.

Salariés en contrat de professionnalisation	Montant de la rémunération (en €)
Mohamed, 19 ans, est sans qualification professionnelle.	
Arthur, 24 ans, possède un baccalauréat professionnel.	
Maxime, 49 ans, est demandeur d'emploi.	

Les représentants du personnel

18

Module 4
L'individu dans son environnement professionnel

OBJECTIF : Identifier les modalités de nomination et les rôles des représentants du personnel.

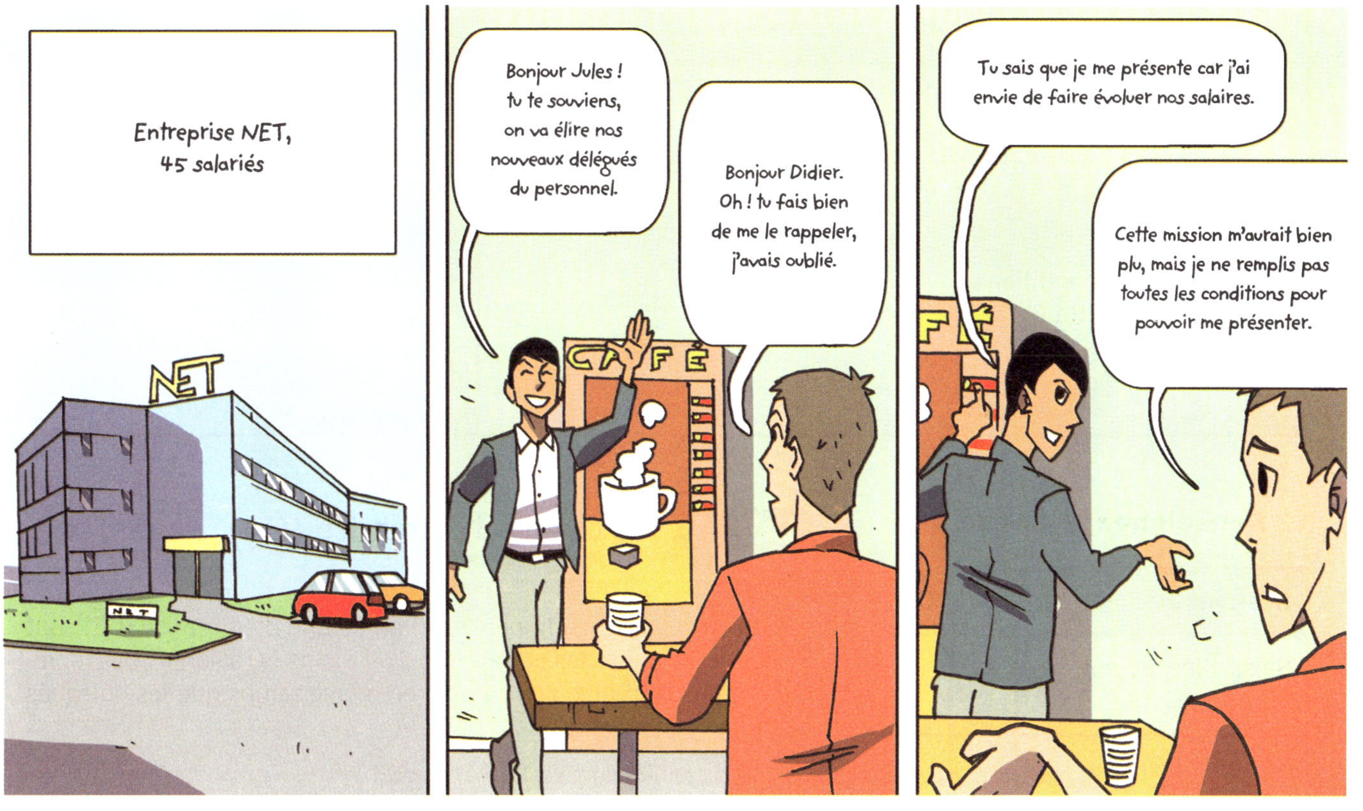

Entreprise NET,
45 salariés
NET
Bonjour Jules ! tu te souviens, on va élire nos nouveaux délégués du personnel.
Bonjour Didier. Oh ! tu fais bien de me le rappeler, j'avais oublié.
CAFÉ
Tu sais que je me présente car j'ai envie de faire évoluer nos salaires.
Cette mission m'aurait bien plu, mais je ne remplis pas toutes les conditions pour pouvoir me présenter.

Analyser la situation

1 **Cochez** le problème posé dans la situation.

- ☐ Quelles démarches doit-on effectuer pour obtenir son bulletin de salaire ?
- ☐ Quel est le règlement concernant les temps de pause ?
- ☐ Quelles sont les conditions à remplir pour se présenter aux élections des délégués du personnel ?

2 À partir de la situation, **renseignez** le tableau.

Nombre de salariés dans l'entreprise	....
Objet de l'élection	....
Objectif du salarié qui se présente aux élections des délégués du personnel	....

Mobiliser les connaissances

Activité 1 ▸ Les délégués du personnel et le comité d'entreprise

3 À partir des documents A et B,

3.1 **Renseignez** le tableau.

	Délégués du personnel (DP)	Comité d'entreprise (CE)
Dans quelles entreprises ?	....	....
Par qui sont-ils élus ?	Salariés âgés d'au moins 16 ans et travaillant depuis plus de 3 mois dans l'entreprise.	Salariés âgés d'au moins 16 ans et travaillant depuis plus de 3 mois dans l'entreprise.
Pour combien de temps sont-ils élus ?	....	....
Quelles sont les conditions à remplir pour être élu ?	....	....

3.2 **Renseignez** le tableau.

Missions assurées par	DP	CE
Saisir l'inspecteur du travail		
Se substituer au CHSCT quand il n'existe pas dans l'entreprise		
Être informé sur les embauches, sur la marche générale de l'entreprise		
Gérer les activités culturelles		
Défendre un salarié dans le cadre d'un litige qui l'oppose à l'employeur		
Donner son avis sur le plan de formation de l'entreprise		

DOC A Le comité d'entreprise (CE)

- **Les entreprises concernées**

Des représentants du personnel au comité d'entreprise (CE) sont élus dans toutes les entreprises d'au moins 50 salariés. Ces représentants sont élus pour 4 ans, en même temps que les délégués du personnel.

- **Les conditions pour être élu au CE**

Pour être candidat, il faut :
- être âgé d'au moins 18 ans ;
- travailler depuis au moins 1 an dans l'entreprise.

Un même salarié peut cumuler les mandats de représentant du personnel au comité d'entreprise et de délégué du personnel.

- **Ses missions**

Le CE :
- organise et développe, en faveur des salariés de l'entreprise des activités sociales et culturelles ;
- est informé et consulté sur les questions concernant l'organisation, la gestion et la marche générale de l'entreprise.

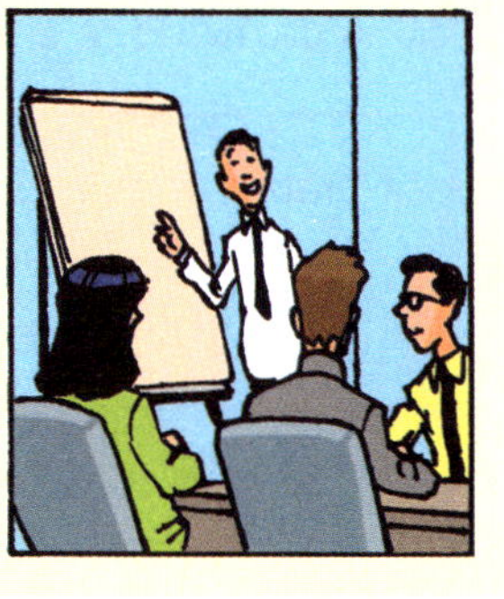

- **Sa composition**

Le CE est composé du chef d'entreprise ou de son représentant qui assure la présidence, de membres élus parmi les salariés de l'entreprise, ainsi que des représentants d'organisations syndicales.

DOC B Les délégués du personnel (DP)

Élus dans les entreprises de 11 salariés et plus, les délégués du personnel ont pour missions principales de présenter à l'employeur les revendications des salariés en matière d'application de la réglementation du travail et de contacter l'inspecteur du travail en cas de besoin. Dans les entreprises de moins de 50 salariés, ils assurent les missions du Comité d'hygiène, de sécurité et des conditions de travail (CHSCT) et du CE. La durée de leur mandat est de quatre ans. Pour être élu délégué du personnel, il faut :
- être âgé d'au moins 18 ans ;
- avoir au moins une année d'ancienneté dans l'entreprise ;
- ne pas avoir de lien de parenté avec le chef d'entreprise.

Activité 2 Les syndicats

4 **Dans le** document C, **soulignez** :
- en bleu, le type d'entreprise où il peut y avoir des délégués syndicaux ;
- en vert, le rôle des délégués syndicaux dans l'entreprise.

DOC C Les syndicats

Les syndicats peuvent se constituer librement après avoir déposé leurs statuts. Une section syndicale peut se créer dans une entreprise quel que soit le nombre de salariés.

Si l'entreprise comporte au moins 50 salariés, chaque section syndicale d'un syndicat représentatif peut désigner un délégué syndical chargé de le représenter auprès de l'employeur.

Les délégués syndicaux ont donc un rôle de négociation avec l'employeur. Ils cherchent à obtenir de nouveaux droits et une amélioration des conditions de travail du salarié.

5 À partir d'une recherche sur Internet, **indiquez** la signification de chaque sigle.

Des exemples de syndicats			
la cgt	Cfdt: S'ENGAGER POUR CHACUN AGIR POUR TOUS	FO la force syndicale	Syndicat CFTC La Vie à Défendre
....	....	....	....

Proposer des solutions

6 **Indiquez** les conditions à remplir pour se présenter aux élections des délégués du personnel.

....

....

....

....

....

MEMO

18

Les représentants du personnel

• Les délégués du personnel et le comité d'entreprise

	Délégués du personnel (DP)	Comité d'entreprise (CE)
Entreprises concernées	Au moins **11 salariés**	Au moins **50 salariés**
Durée du mandat	**4 ans**	
Modalités de nomination	**Élu par les salariés**	
Missions	- Présenter à l'employeur les revendications des salariés en matière d'application de la réglementation du travail. - Contacter l'inspecteur du travail en cas de besoin.	- Organiser et développer, en faveur des salariés de l'entreprise, des activités sociales et culturelles. - Être informé et consulté sur les questions concernant l'organisation, la gestion et la marche générale de l'entreprise.

• Les syndicats

Dans les entreprises d'au moins **50 salariés**, les membres de chaque section syndicale peuvent désigner un **délégué syndical**.

Le délégué syndical a un **rôle de négociation avec l'employeur**. Il cherche à obtenir de nouveaux droits et une amélioration des conditions de travail du salarié.

À vous de jouer !

Complétez la grille de mots croisés à l'aide des définitions.

Horizontalement

- **A** Rôle principal des syndicats.
- **B** Obligatoire dans les entreprises de 50 salariés et plus.
- **C** Obligatoires dans les entreprises de 11 salariés et plus.
- **D** Désigné par chaque section syndicale dans les entreprises d'au moins 50 salariés.

Verticalement

- **1** Préside le CE.
- **2** Durée du mandat des DP.
- **3** Âge requis pour se présenter aux élections des DP.
- **4** Sigle correspondant à la Confédération générale du travail.

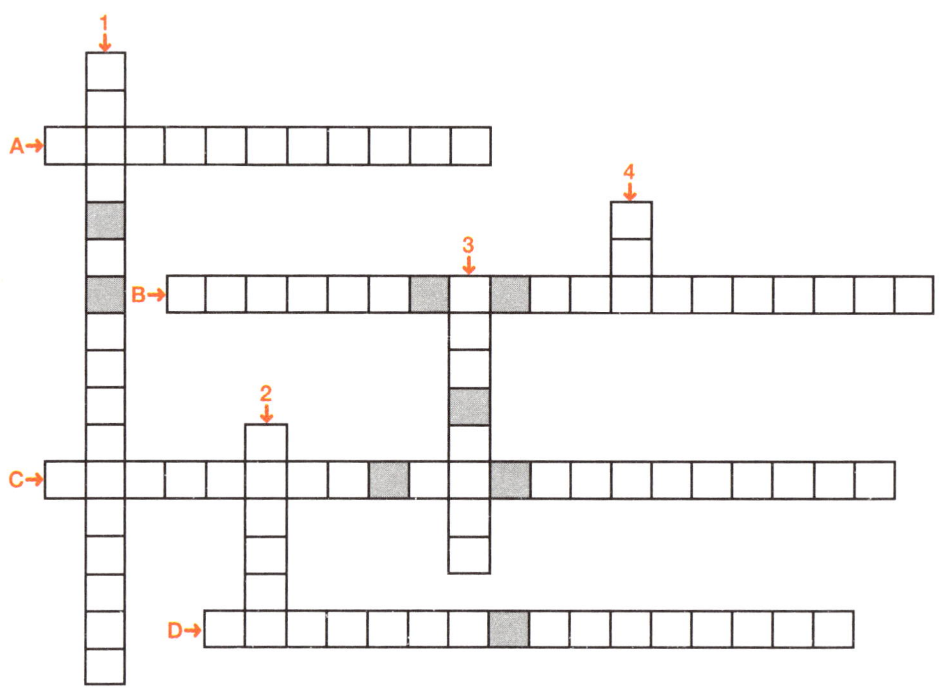

19

Module 4
L'individu dans son environnement professionnel

Les structures de défense, de protection et de contrôle

OBJECTIF : Identifier les missions des structures de défense, de protection et de contrôle des salariés.

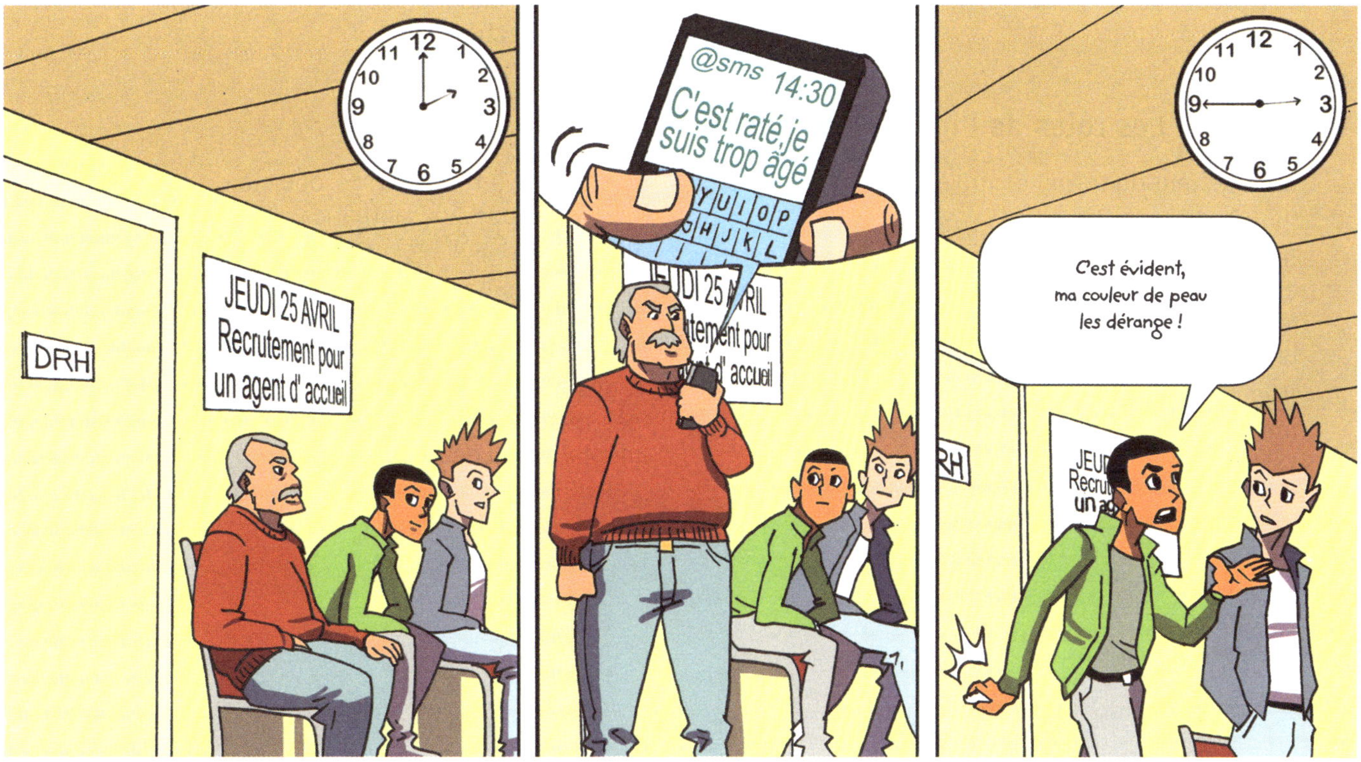

DRH
JEUDI 25 AVRIL
Recrutement pour un agent d'accueil
@sms 14:30
C'est raté je suis trop âgé
C'est évident, ma couleur de peau les dérange !

Analyser la situation

1 **Cochez** le problème posé dans la situation.

☐ Comment préparer son entretien d'embauche ?
☐ Quelle structure peut aider Lucien et Abdoul, victimes de discrimination ?
☐ Comment rédiger une lettre pour répondre à une offre d'emploi ?

2 À partir de la situation, **renseignez** le tableau.

Quelles sont les personnes concernées ?	Lucien.	Abdoul.
Quel est le motif de l'entretien d'embauche ?		
Quelles sont les raisons pour lesquelles leur candidature n'a pas été retenue ?		

Mobiliser les connaissances

Activité 1 ▶ L'inspecteur du travail

3 **À partir du document A, cochez les activités qui sont du ressort de l'inspecteur du travail.**

- ☐ Verbaliser en cas de non-respect de la législation.
- ☐ S'assurer de l'aptitude médicale des salariés.
- ☐ Pénétrer librement dans les entreprises soumises à son contrôle.
- ☐ Contrôler l'application du droit du travail.
- ☐ Proposer des changements de poste en cas de problème de santé.
- ☐ Constater les infractions commises en matière de discrimination au travail.
- ☐ Enquêter suite à un accident grave.
- ☐ Valider le contenu du règlement intérieur.
- ☐ Intervenir dans un conflit opposant un employeur et un salarié.
- ☐ Assurer une médiation en cas de conflit individuel ou collectif au travail.

DOC A Les rôles de l'inspecteur du travail

L'inspecteur du travail contrôle l'application du droit du travail.

Il conseille et informe les employeurs, les salariés et les représentants du personnel sur leurs droits et leurs obligations, facilite la conciliation amiable entre les parties, notamment lors des conflits collectifs.

Il constate également les infractions commises en matière de discrimination, les délits de harcèlement sexuel ou moral.

Il possède un pouvoir de décision car l'employeur doit, dans certaines situations, obtenir son autorisation avant d'agir (ex. : règlement intérieur).

Il peut enquêter sur un accident grave, pénétrer dans l'entreprise et la visiter, sans avertissement préalable. Les constats d'inspection peuvent donner lieu à des observations rappelant les règles en vigueur, des mises en demeure de se conformer à la réglementation ou des procès-verbaux pour les infractions pénales.

Activité 2 ▶ Le CHSCT

4 **À partir du document B,**

4.1 Indiquez :

- la signification du sigle CHSCT ;

....

- le nombre de salariés nécessaire à la création d'un CHSCT.

....

4.2 Cochez les membres du CHSCT qui participent au vote.

- ☐ Le chef d'entreprise ou son représentant
- ☐ L'inspecteur du travail
- ☐ Le médecin du travail
- ☐ Les représentants du personnel
- ☐ Le contrôleur sécurité de la CARSAT
- ☐ L'animateur de la sécurité au travail

5 **Soulignez, dans le document B, la fréquence des réunions du CHSCT.**

6 **Indiquez le rôle du contrôleur sécurité de la Caisse d'assurance retraite et de la santé au travail.**

....

....

DOC B Le CHSCT (Comité d'hygiène, de sécurité et des conditions de travail)

Le CHSCT est obligatoire dans les entreprises de cinquante salariés et plus. Il se réunit tous les trimestres à l'initiative du chef d'établissement, après un accident grave ou lorsque deux de ses membres en font la demande.

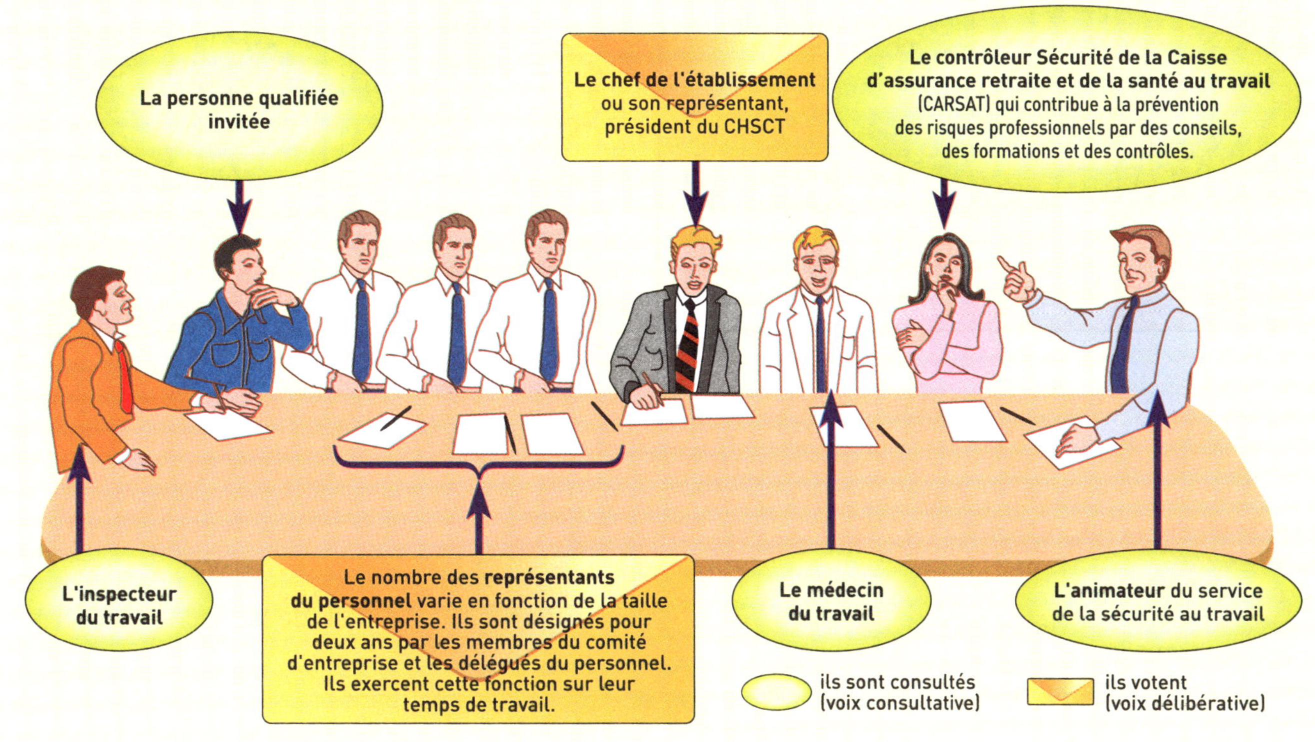

La personne qualifiée invitée
Le chef de l'établissement ou son représentant, président du CHSCT
Le contrôleur Sécurité de la Caisse d'assurance retraite et de la santé au travail (CARSAT) qui contribue à la prévention des risques professionnels par des conseils, des formations et des contrôles.
L'inspecteur du travail
Le nombre des représentants du personnel varie en fonction de la taille de l'entreprise. Ils sont désignés pour deux ans par les membres du comité d'entreprise et les délégués du personnel. Ils exercent cette fonction sur leur temps de travail.
Le médecin du travail
L'animateur du service de la sécurité au travail
ils sont consultés (voix consultative)
ils votent (voix délibérative)

7 **Indiquez**, sous chaque illustration, une mission du CHSCT.

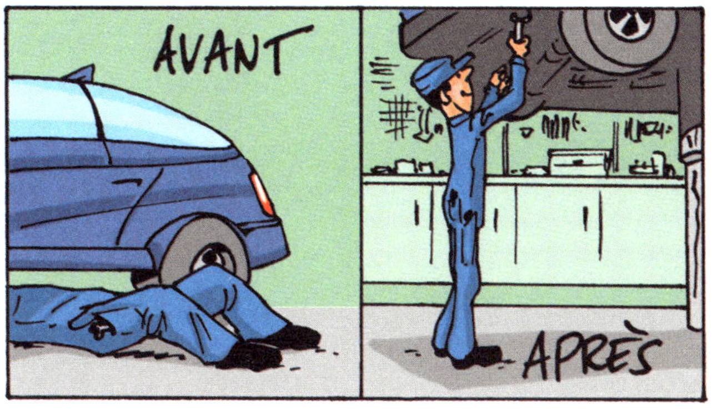

AVANT
APRÈS

....

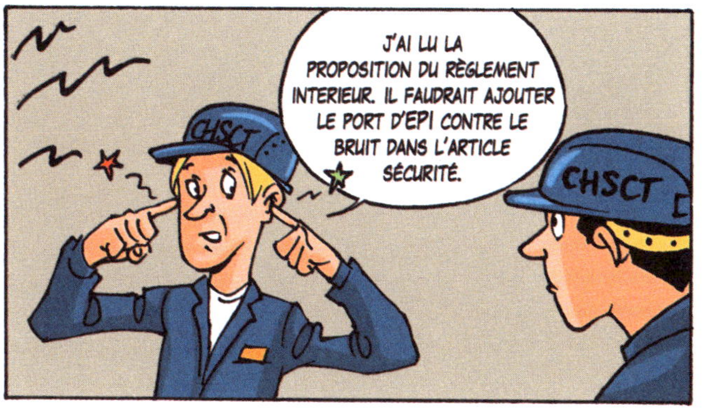

CHSCT
J'AI LU LA PROPOSITION DU RÈGLEMENT INTERIEUR. IL FAUDRAIT AJOUTER LE PORT D'EPI CONTRE LE BRUIT DANS L'ARTICLE SÉCURITÉ.
CHSCT

....

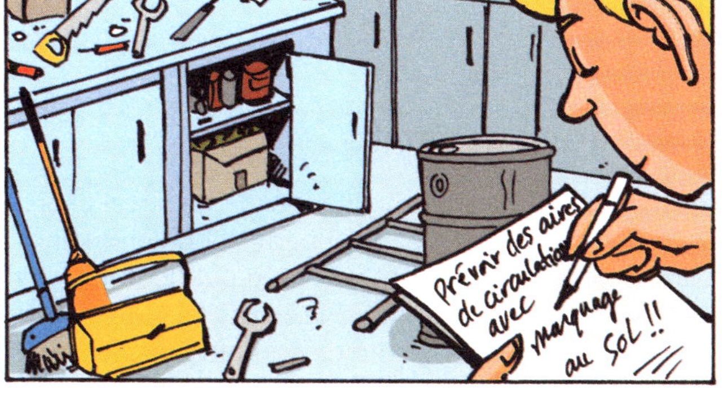

Prévoir des aires de circulation avec marquage au SOL !!

....

....

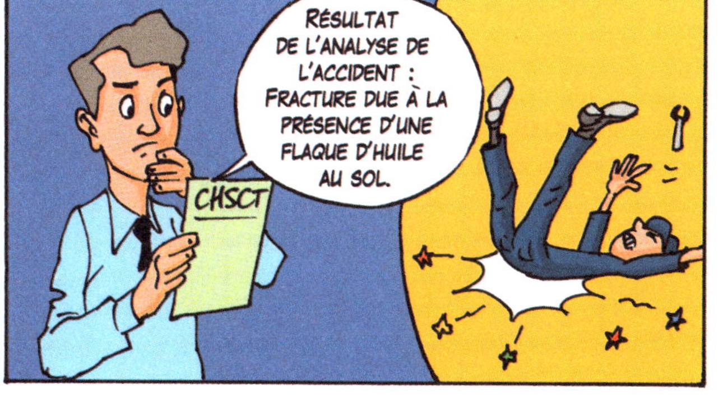

RÉSULTAT DE L'ANALYSE DE L'ACCIDENT : FRACTURE DUE À LA PRÉSENCE D'UNE FLAQUE D'HUILE AU SOL.
CHSCT

....

....

Activité 3 Le médecin du travail

8 **Indiquez**, sous chaque illustration, le rôle du médecin du travail.

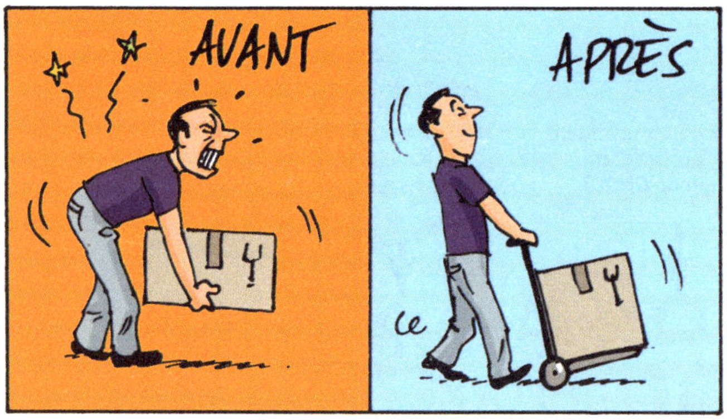

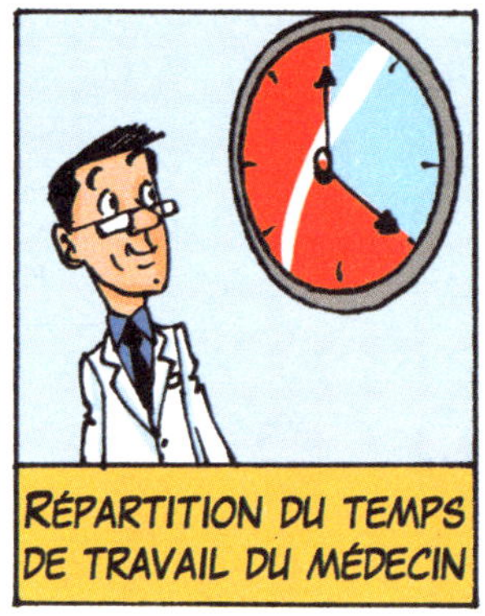

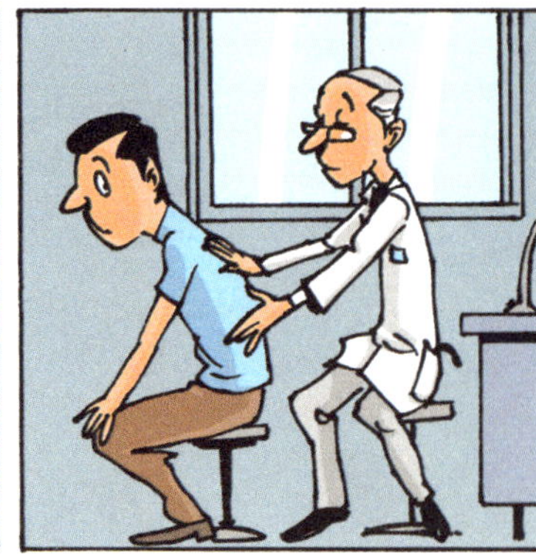

Activité 4 Le Défenseur des droits

9 À l'aide d'un dictionnaire et de vos connaissances, **cochez** la définition de la discrimination au travail.

- ☐ Fait d'attribuer une prime aux salariés en fonction des résultats de l'entreprise.
- ☐ Fait de traiter de façon inégale et défavorable certaines personnes.

10 **Indiquez**, sous chaque dessin, la forme de discrimination.

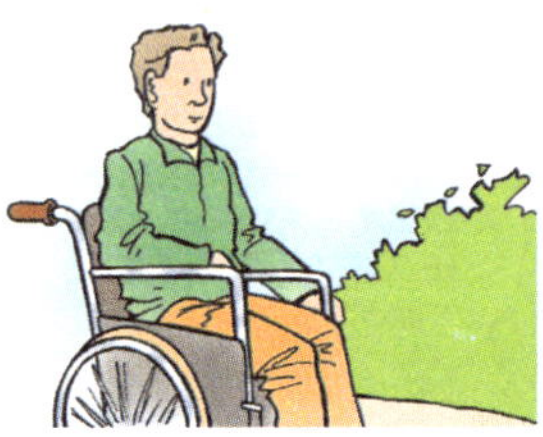

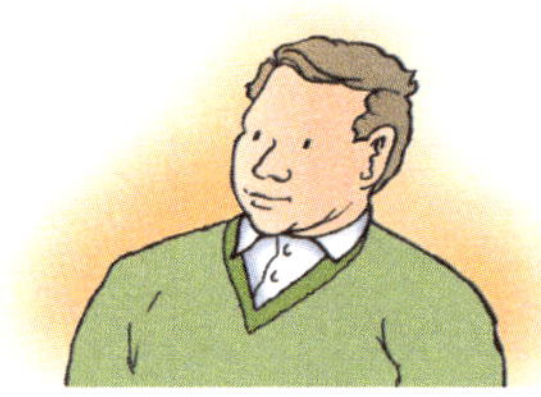

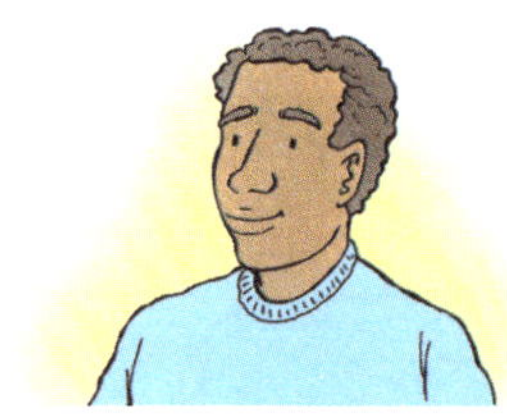

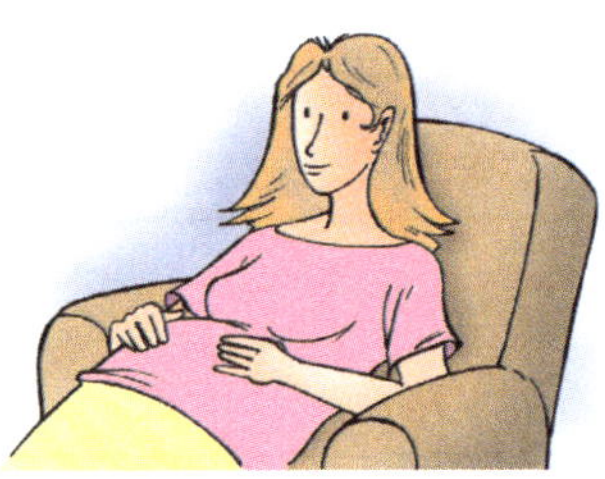

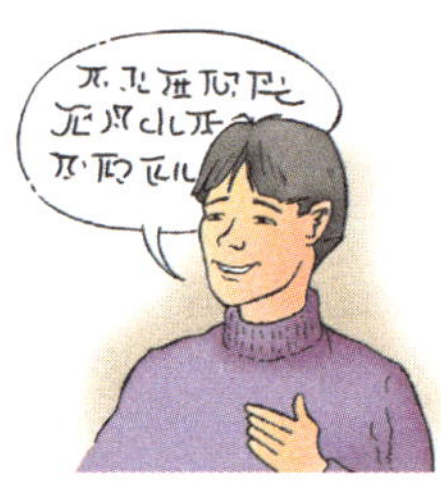

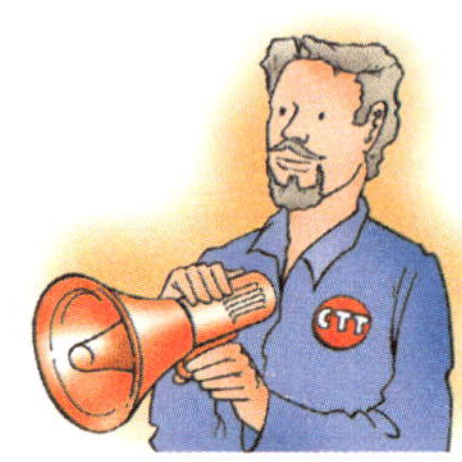

11 À partir du document D, **nommez** l'autorité, extérieure à l'entreprise, qui peut aider une personne victime d'une discrimination.

12 **Surlignez**, dans le document D, les missions de cette autorité.

DOC D Le Défenseur des droits

Le Défenseur des droits est une autorité indépendante. Il est chargé de veiller à la protection des droits et des libertés et de promouvoir l'égalité. Il est nommé par le président de la République pour un mandat de 6 ans. Il assume notamment les missions suivantes : accompagner les personnes victimes de discriminations, les aider à constituer un dossier et à trouver la procédure de défense la plus appropriée. Il peut être saisi gratuitement par toute personne se considérant victime d'une discrimination.

Activité 5 Le conseil des prud'hommes

13 À partir du document E, **renseignez** le tableau.

Situations	Compétences du conseil des prud'hommes	
	OUI	NON
En tant qu'organisation syndicale, nous contestons le plan social de licenciement collectif.		
Kevin conteste la sanction disciplinaire qu'il estime abusive.		

DOC E Les compétences du conseil des prud'hommes

Le conseil des prud'hommes est le seul tribunal compétent pour concilier et, au besoin, juger tous les litiges individuels liés au contrat de travail ou d'apprentissage (congés payés, salaire, licenciement, durée du travail, sanctions disciplinaires…) qui surviennent entre salariés et employeurs. Il est composé de juges non professionnels nommés conseillers prudhommaux élus par les employeurs et les salariés.

14 À partir du document F,

14.1 **Indiquez** la procédure à effectuer par le salarié pour engager une action devant le conseil des prud'hommes.

....

14.2 **Nommez** la procédure mise en place en cas d'affaire urgente.

....

15 **Surlignez**, dans le document F, la procédure en cas de non-conciliation.

DOC F Les étapes d'un procès aux prud'hommes

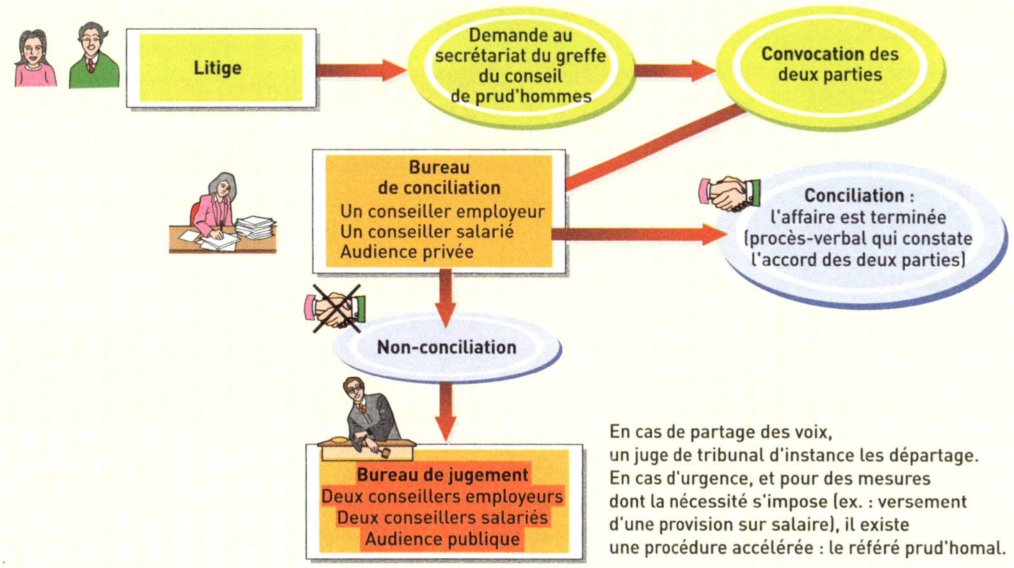

En cas de partage des voix, un juge de tribunal d'instance les départage. En cas d'urgence, et pour des mesures dont la nécessité s'impose (ex. : versement d'une provision sur salaire), il existe une procédure accélérée : le référé prud'homal.

Proposer des solutions

16 **Renseignez** le tableau.

Qui peut aider Lucien et Abdoul ?	....
Pourquoi ?	....

MEMO

19

Les structures de défense, de protection et de contrôle

- **L'inspecteur du travail**

Il a pour rôles de **contrôler** l'application de la législation du travail, de **conseiller** et d'**informer** les employeurs et salariés sur leurs droits et obligations, de faciliter la conciliation amiable entre les parties lors de conflits collectifs.

- **Le Comité d'hygiène de sécurité et des conditions de travail**

Il est obligatoire dès lors qu'il y a **50 salariés** dans une entreprise. Il est composé du chef d'entreprise ou de son représentant et de membres du personnel désignés par les membres du comité d'entreprise et les délégués du personnel pour une durée de **quatre ans**.

Le CHSCT a pour mission d'analyser les accidents du travail, de proposer des aménagements des postes de travail, de donner son avis sur le règlement intérieur, de proposer des actions de formation, etc.

- **Le contrôleur sécurité de la CARSAT (Caisse d'assurance retraite et de la santé au travail)**

Il intervient dans la prévention des risques professionnels par des conseils, des formations, et des contrôles.

- **Le médecin du travail**

Il a un **rôle préventif**. Il planifie son temps de travail :

- **un tiers de temps pour une activité sur les lieux de travail** (ex. : aménagement des postes de travail...) ;
- **deux tiers de temps pour le suivi médical des salariés.**

- **Le Défenseur des droits**

Il est saisi en cas de **discrimination au travail**. Il traite les réclamations individuelles et soutient les victimes. Les discriminations au travail peuvent être fondées sur la race, les mœurs, l'âge, la situation de famille, le handicap, les activités syndicales, etc.

- **Le conseil des prud'hommes**

C'est le seul tribunal compétent pour **régler les litiges individuels entre employeurs et salariés** (ou apprentis) **nés du contrat de travail** ou d'apprentissage (congés payés, salaire, licenciement individuel, durée du travail, sanctions, etc.).

À vous de cliquer !

1 À partir du site www.defenseurdesdroits.fr/saisir-le-defenseur-des-droits/qui-peut-saisir-le-defenseur-et-pourquoi, indiquez la démarche à suivre pour saisir le Défenseur des droits.

....

....

....

....

....

....

....

....

....

2 Ensuite, en cliquant sur *préfectures* puis sur *Contacter votre délégué/Trouver votre délégué*, recherchez le point d'accueil du délégué du Défenseur des droits le plus près de chez vous.

....

La surveillance de la santé du salarié

20

Module 4
L'individu dans son environnement professionnel

OBJECTIF : Identifier les examens médicaux et les vaccinations obligatoires.

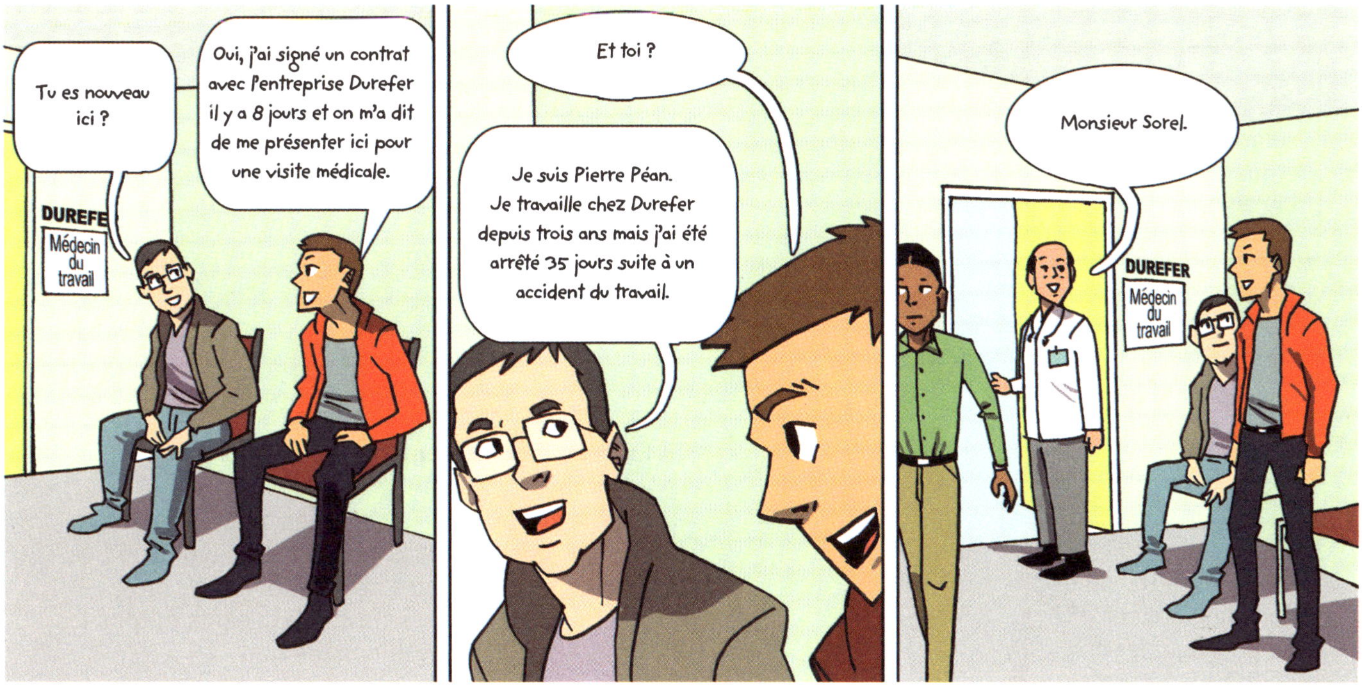

Tu es nouveau ici ?
DUREFER
Médecin du travail
Oui, j'ai signé un contrat avec l'entreprise Durefer il y a 8 jours et on m'a dit de me présenter ici pour une visite médicale.
Et toi ?
Je suis Pierre Péan. Je travaille chez Durefer depuis trois ans mais j'ai été arrêté 35 jours suite à un accident du travail.
Monsieur Sorel.
DUREFER
Médecin du travail

Analyser la situation

1 **Cochez** le problème posé dans la situation.

☐ Pourquoi les accidents du travail sont-ils en hausse ?
☐ Quels examens médicaux les deux salariés doivent-ils passer ?
☐ Comment se protéger des risques d'accidents au travail ?

2 À partir de la situation, **renseignez** le tableau.

Quelles sont les personnes concernées ?	....	....
Depuis combien de temps sont-elles salariées de l'entreprise ?	....	....
Qu'attendent ces personnes ?	....	
Pourquoi attendent-elles ?	....	

Mobiliser les connaissances

Activité 1 ▶ Les examens médicaux obligatoires

3 **Après lecture des informations concernant la fréquence et les objectifs des examens médicaux obligatoires,**

3.1 Reliez chaque situation à l'examen médical concerné.

3.2 Surlignez, dans chaque situation, ce qui justifie l'examen médical obligatoire.

Situations	Examens médicaux obligatoires : fréquence et objectifs
1 Deux nouveaux salariés sont embauchés dans l'entreprise Dupas.	**Examen médical périodique : au moins tous les 24 mois.** – Vérifier le maintien de l'aptitude du salarié au poste de travail occupé. – Informer le salarié sur les conséquences médicales des expositions au poste de travail. – Dépister les maladies dont le salarié pourrait être atteint.
2 Mme Zaoui revient suite à un congé maternité.	**Examen médical renforcé : au moins tous les 24 mois.** Pour les salariés âgés de moins de 18 ans, les femmes enceintes, les travailleurs handicapés, les salariés exposés à des risques (amiante, bruit…) ou affectés à certains travaux exigeants et tous les 6 mois pour les travailleurs de nuit. – Vérifier l'aptitude médicale du salarié au poste de travail pour lequel l'employeur l'a affecté.
3 M. Colin travaille dans les ateliers de ponçage de l'entreprise Durefer. Il est exposé à des niveaux de bruit très élevés.	**Examen médical d'embauche : avant l'embauche ou au plus tard avant l'expiration de la période d'essai.** – Rechercher si le salarié n'est pas atteint d'une affection dangereuse pour les autres travailleurs. – Vérifier l'aptitude médicale du salarié au poste de travail pour lequel l'employeur l'a recruté.
4 M. Pool a été victime d'un accident du travail avec un arrêt de 41 jours.	**Examen médical de reprise : au plus tard dans un délai de 8 jours après la reprise du travail.** – Vérifier l'aptitude du salarié à reprendre son activité professionnelle suite à un congé maternité, une absence d'au moins 30 jours pour accident du travail, maladie ou accident non professionnel.
5 Trois salariés de l'entreprise Batidoc sont embauchés depuis 2 ans.	

Activité 2 Les vaccinations

4 **À partir du document A et de vos connaissances, cochez, parmi les caractéristiques données, celles qui correspondent au principe de la vaccination.**

- ☐ Mode d'action curatif (qui soigne).
- ☐ Fabrication par l'organisme d'anticorps spécifiques à l'antigène.
- ☐ Protection durable (quelques années).
- ☐ Injection d'anticorps spécifiques.
- ☐ Efficacité si rappels effectués.
- ☐ Protection de courte durée.
- ☐ Mode d'action préventif.
- ☐ Injection d'un micro-organisme rendu inoffensif.

DOC A Le principe de la vaccination

La vaccination consiste à injecter dans l'organisme des micro-organismes inoffensifs pour lutter contre une maladie donnée. Ils provoquent la fabrication par les globules blancs d'anticorps spécifiques et informent les cellules spécialisées de la mémoire immunitaire. Celle-ci permet à l'organisme de fabriquer des anticorps pendant plusieurs années. Lorsque le « vrai » micro-organisme pénètre dans le corps, il est tout de suite reconnu et éliminé par les anticorps restés dans le sang. La maladie ne se déclare pas. La vaccination a donc un rôle préventif. Des injections de rappel sont nécessaires pour stimuler la mémoire immunitaire.

5 **À partir du site www.ameli-sante.fr/vaccinations/les-vaccins-en-milieu-professionnel.html, renseignez le tableau.**

Secteur professionnel	Vaccinations liées à certains risques professionnels	Objectifs
Les professionnels de santé	....	– Protéger les salariés contre un risque professionnel (exposition à certains micro-organismes) en leur assurant une protection individuelle. – Immuniser les salariés et éviter qu'ils ne contaminent leur entourage.
Mon secteur :	....	

Proposer des solutions

6 **Nommez les examens médicaux que vont devoir passer les deux salariés de l'entreprise Durefer puis justifiez votre réponse.**

Salariés concernés	Nom de l'examen médical	Justification
Monsieur Sorel	....	....
Monsieur Péan	....	....

MEMO

20

La surveillance de la santé du salarié

• Les examens médicaux obligatoires

Les salariés bénéficient d'examens médicaux assurés par le médecin du travail :

- au moment de l'embauche : un examen médical d'**embauche** ;
- au cours de l'activité professionnelle :
  - un examen médical **périodique**, pour vérifier le maintien de l'aptitude du salarié au poste de travail occupé ;
  - un examen médical de **reprise** du travail, pour vérifier l'aptitude du salarié à reprendre son activité professionnelle suite à un congé maternité, une absence d'au moins 30 jours pour accident du travail, maladie ou accident non professionnel ;
  - un examen médical **renforcé** à l'égard de certains salariés en raison de leur situation personnelle (moins de 18 ans, femme enceinte...) ou affectés à certains travaux exigeants ou à risques déterminés (amiante, bruit...).

• Les vaccinations

La vaccination a un rôle **préventif**. Le vaccin permet à l'organisme de fabriquer des **anticorps** et d'acquérir la mémoire immunitaire. Celle-ci permet à l'organisme de fabriquer des anticorps pendant des années. Une injection de rappel est nécessaire pour conserver l'efficacité du vaccin.

La vaccination en milieu professionnel a pour objectif de protéger les salariés exposés à certains micro-organismes pathogènes.

À vous de jouer !

Retrouvez les mots à l'aide des définitions et surlignez-les dans la grille. Une même lettre peut servir deux fois.

1 Moyen utilisé pour prévenir certaines maladies.

....

2 Personne qui réalise l'examen d'embauche.

....

3 Dans un vaccin, ils sont inoffensifs.

....

4 Produit par les globules blancs après l'injection d'un vaccin.

....

5 Injection nécessaire pour renforcer l'efficacité du vaccin.

....

6 Qualificatif donné à l'examen médical obligatoire tous les 24 mois.

....

7 Contraire de curatif.

....

8 Qualificatif donné à l'examen médical obligatoire pour un salarié exposé à des niveaux de bruit très élevés.

....

M	I	C	R	O	O	R	G	A	N	I	S	M	E	S		R
T	Z	V	A	C	C	I	N	A	U	I	O	N	M	P	E	E
P	R	P	E	R	I	O	D	I	Q	U	E	S	B	R	N	N
A	R	A	D	F	H	J	U	O	P	I	T	A	A	E	F	F
S	A	T	P	A	N	T	I	C	O	R	P	S	U	V	O	O
S	R	Y	U	P	G	Y	M	N	A	S	T	U	C	E	R	R
E	L	K	C	W	E	M	P	O	U	I	L	S	H	N	C	C
M	E	R	C	I	S	L	A	N	X	F	I	E	E	T	E	E
M	E	D	E	C	I	N	D	U	T	R	A	V	A	I	L	E
K	L	M	P	R	H	J	W	X	D	E	T	R	A	F	Z	N

Les risques professionnels

OBJECTIF : Repérer et prévenir les risques professionnels.

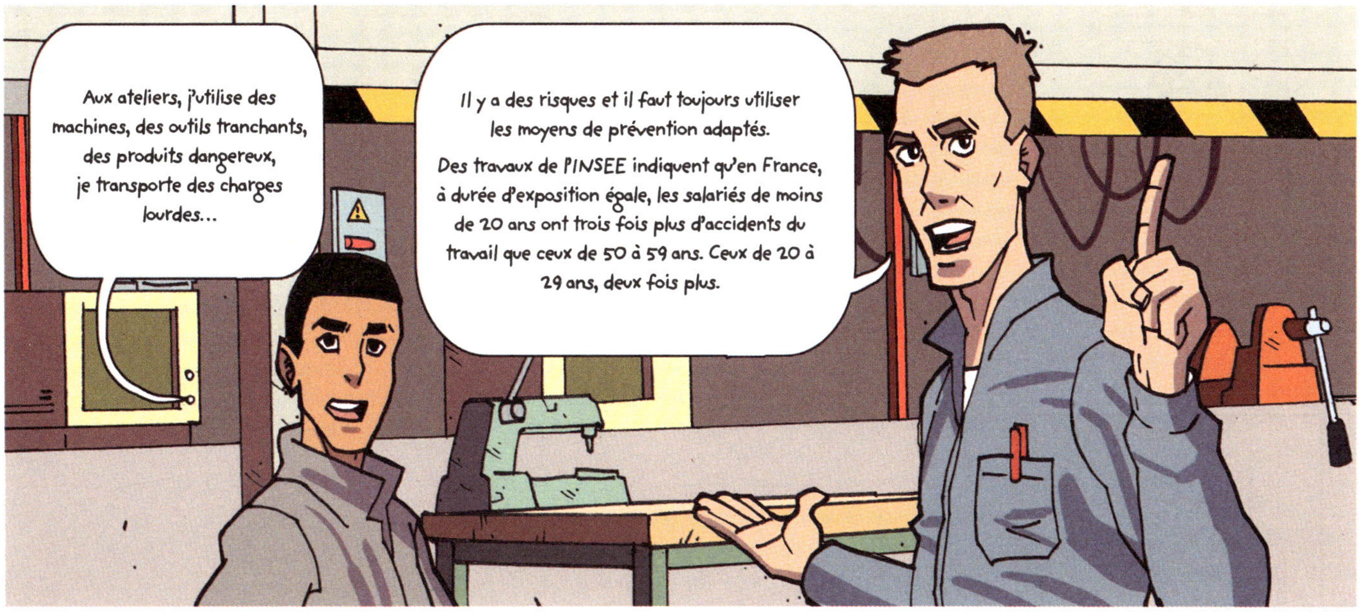
Aux ateliers, j'utilise des machines, des outils tranchants, des produits dangereux, je transporte des charges lourdes…
Il y a des risques et il faut toujours utiliser les moyens de prévention adaptés.
Des travaux de l'INSEE indiquent qu'en France, à durée d'exposition égale, les salariés de moins de 20 ans ont trois fois plus d'accidents du travail que ceux de 50 à 59 ans. Ceux de 20 à 29 ans, deux fois plus.

INSEE : Institut national de la statistique et des études économiques.

Analyser la situation

1 **Cochez** le problème posé dans la situation.

☐ Comment repérer et prévenir les risques professionnels dans son secteur d'activité ?
☐ Comment utiliser un produit dangereux ?
☐ Comment choisir un équipement de protection individuelle ?

2 À partir de la situation, **renseignez** le tableau.

QUOI ? *De quoi faut-il se protéger ?*	....
QUI ? *Quelle est la personne concernée ?*	....
OÙ ? *Où faut-il se protéger ?*	....
QUAND ? *Quand faut-il se protéger ?*	....
COMMENT ? *Comment faut-il se protéger ?*	....
POURQUOI ? *Pourquoi faut-il se protéger ?*	....

Mobiliser les connaissances

Activité 1 ▸ De l'identification du danger à l'apparition du dommage

3 **Reliez** chaque exemple à la définition correspondante.

Danger	**Situation dangereuse**	**Événement dangereux**	**Dommage**
Cause capable de provoquer une lésion.	Situation dans laquelle une personne est exposée à un ou plusieurs dangers.	Événement susceptible de causer un dommage pour la santé.	Lésion et/ou atteinte à la santé.

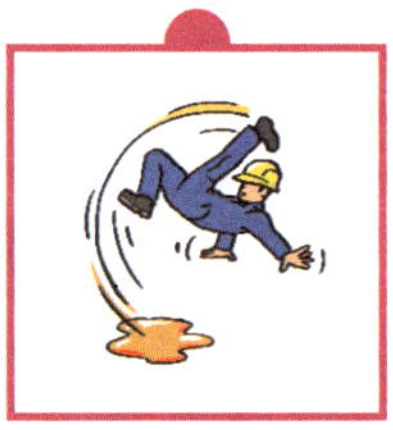

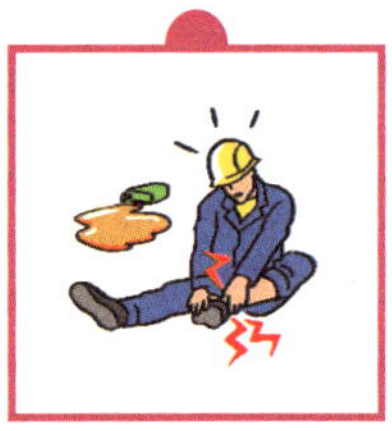

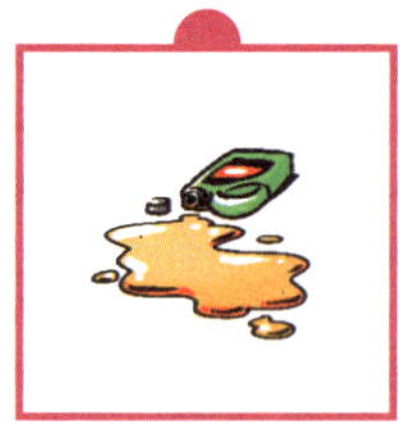

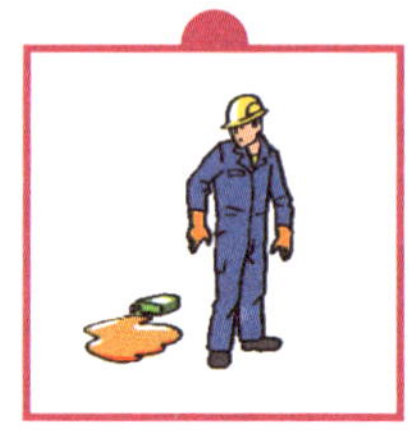

4 À partir de la situation, **complétez** le schéma du principe d'apparition d'un dommage.

Situation

Atelier de découpe de viande

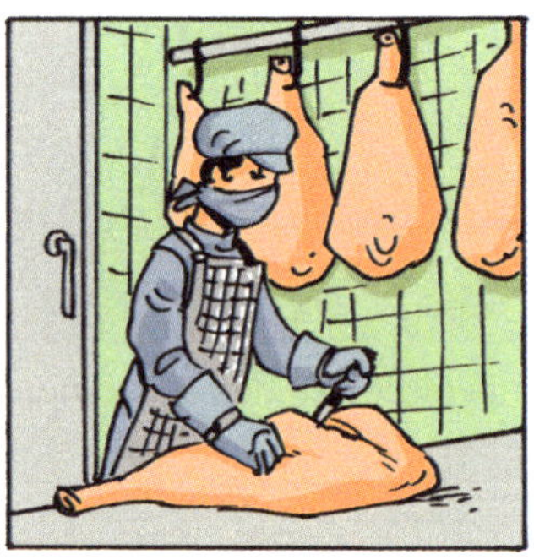

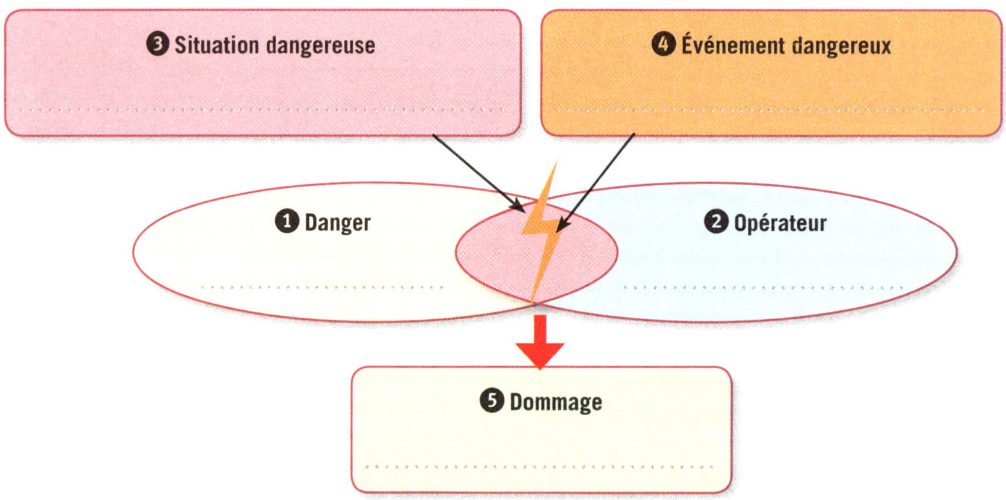

Activité 2 ▸ Les mesures de prévention

5 À partir du document A, **cochez** pour chaque mesure le niveau de prévention, puis **complétez** la liste par deux mesures adaptées à la situation « Atelier de découpe de viande ».

Mesures de prévention	NIVEAU 1	NIVEAU 2		NIVEAU 3
	Prévention intrinsèque	Protection		Formation et information de l'opérateur
		collective	individuelle	
Chaussures de sécurité				
Carter de protection				
Automatisation d'un système de production				
Formation aux gestes de secours				
....				
....				

DOC A Les niveaux de prévention

Pour éviter ou supprimer les risques d'accidents du travail et de maladies professionnelles, il existe des mesures de prévention que vous utilisez aux ateliers.

Ces mesures sont classées par niveaux :

Du plus efficace au moins efficace

Niveau 1 = **prévention intrinsèque** : il correspond à la suppression et/ou à la réduction du danger (ex. : automatisation d'un système de production, remplacement d'un produit dangereux par un produit moins dangereux, etc.).

Niveau 2 = **protection collective et individuelle** : il correspond aux moyens de protection collective (ex. : ventilation, carter, etc.) et individuelle (ex. : bouchons d'oreille, lunettes de meulage, etc.) contre le risque.

Niveau 3 = **formation et information de l'opérateur** : il correspond à la formation (ex. : formation à la prévention des risques liés à l'activité physique, formation aux gestes de premiers secours, etc.) et à l'information (ex. : affiches sur les méfaits du bruit, plan d'évacuation en cas d'incendie, etc.).

Exemple emprunté à la vie quotidienne

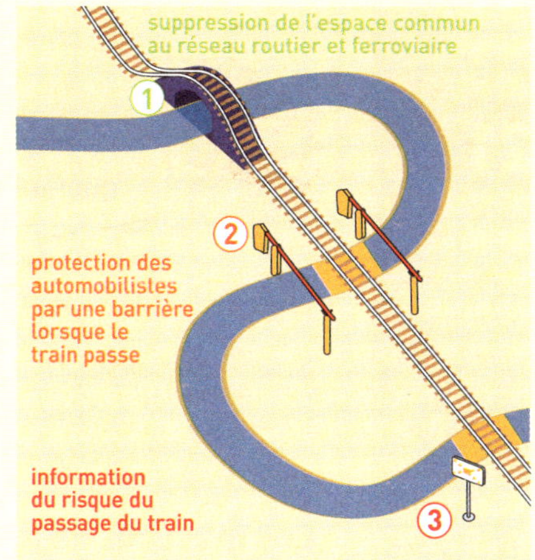

Proposer des solutions

6 **Renseignez** le schéma du principe d'apparition d'un dommage à partir d'un danger identifié dans votre secteur professionnel et **proposez** des mesures de prévention adaptées.

Le schéma du principe d'apparition d'un dommage

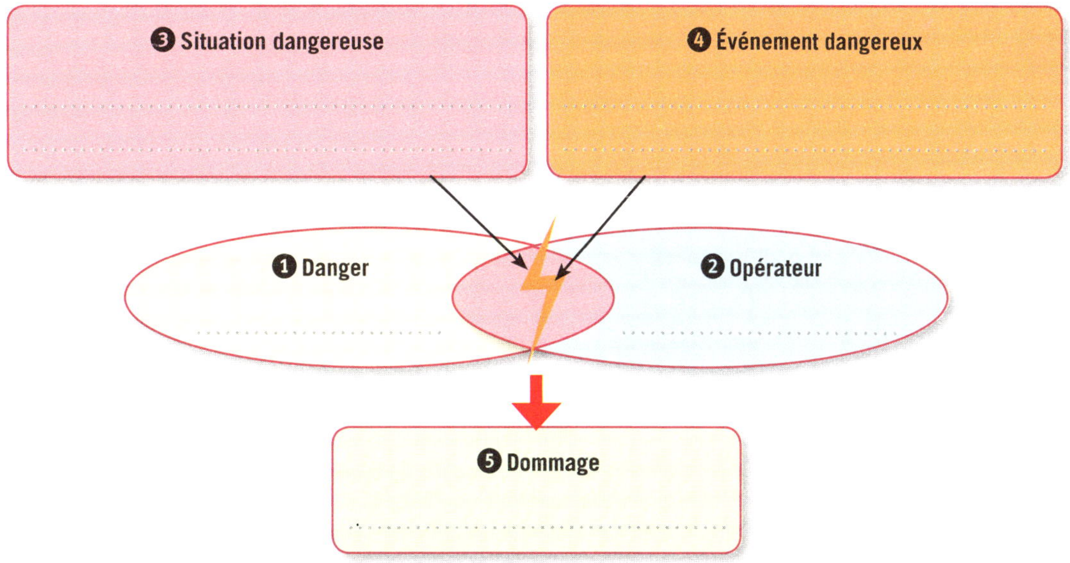

Mesures de prévention proposées	
Prévention intrinsèque	....
Protection collective et individuelle	....
Formation et information de l'opérateur	....

MEMO

21

Les risques professionnels

• De l'identification du danger à l'apparition du dommage

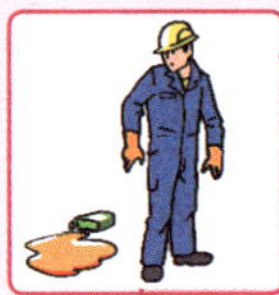

❸ Situation dangereuse

L'opérateur à proximité du danger

❹ Événement dangereux

L'événement susceptible de causer un dommage pour la santé

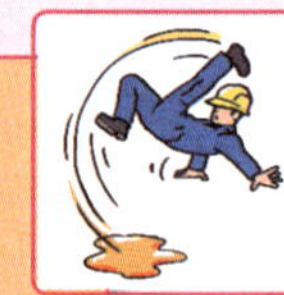

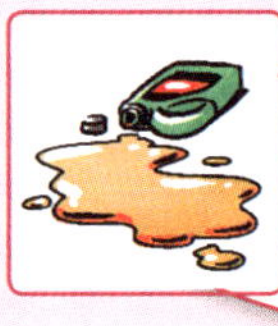

❶ Danger

La cause capable de provoquer une atteinte à la santé

❷ Opérateur

❺ Dommage

La lésion ou l'atteinte à la santé

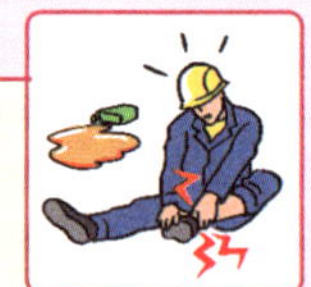

• Les mesures de prévention

Lorsque les risques ont été identifiés, il faut appliquer les mesures de prévention les plus efficaces :

- prévention intrinsèque ;
- protection collective et individuelle ;
- formation et information de l'opérateur.

À vos vidéos !

Titre : À chaque produit son conditionnement
Lien : http://urls.fr/vda puis « À chaque produit son conditionnement »
Durée : 1 min 09 s

Après avoir regardé la vidéo, répondez aux questions.

1 Quels sont dans cette situation de travail : le danger, l'opérateur, la situation dangereuse, l'événement dangereux, le dommage ?

2 Quelle mesure de prévention faut-il mettre en place pour éviter cet accident ?

....
....
....

❸ Situation dangereuse

....
....

❹ Événement dangereux

....
....

❶ Danger

....
....

❷ Opérateur

....

❺ Dommage

....

Les accidents du travail (AT) et les maladies professionnelles (MP)

OBJECTIF : Indiquer les démarches et les indemnisations lors d'AT ou de MP.

Constant est salarié depuis trois ans dans l'entreprise Bâtiplus. Actuellement, il travaille sur un chantier où dix maisons individuelles sont en cours de construction. Après la pause de dix heures, il manutentionne des parpaings afin d'approvisionner le poste de travail d'un collègue. Soudain, il glisse et se coupe profondément à la cuisse. Le médecin lui a prescrit un arrêt de travail de 14 jours et des soins infirmiers. C'est son premier arrêt de travail depuis qu'il a été embauché. Il s'interroge sur la reconnaissance de cet accident, sur les démarches à effectuer et le salaire qu'il va percevoir pendant son arrêt.

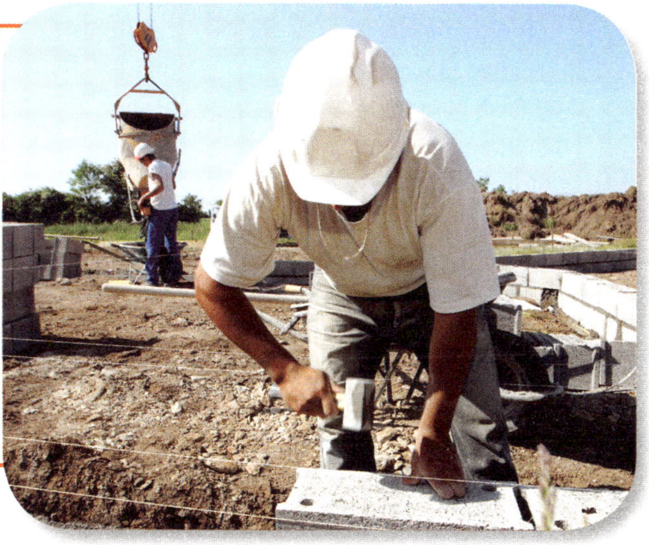

Analyser la situation

1 **Indiquez** le problème posé en formulant une question.

....

....

2 À partir de la situation de Constant, **renseignez** le tableau.

QUOI ? *Que s'est-il passé ?*	....
QUI ? *Quelle est la personne concernée ?*	....
OÙ ? *Où cela s'est-il passé ?*	....
QUAND ? *À quel moment cela s'est-il passé ?*	....
COMMENT ? *De quelle manière cela s'est-il passé ?*	....
POURQUOI ? *Pourquoi cela pose-t-il problème ?*	....

Mobiliser les connaissances

Activité 1 ▸ La reconnaissance d'un accident du travail et d'une maladie professionnelle

3 À partir du document A, **cochez** les critères qui permettent à un accident d'être reconnu comme accident du travail proprement dit.

- ☐ Action soudaine et violente ayant entraîné une blessure.
- ☐ Maladie due à la réalisation de travaux professionnels.
- ☐ Accident survenu sur le lieu et le temps de travail.
- ☐ Accident survenu par le fait ou à l'occasion du travail.
- ☐ Accident survenu sur le trajet « domicile-entreprise ».
- ☐ Accident survenu en dehors des heures de travail.
- ☐ Salarié déclaré.
- ☐ Retraité.

DOC A L'accident du travail

Accident du travail « proprement dit »

Accident survenu par le fait ou à l'occasion du travail, et quelle qu'en soit la cause à tout salarié travaillant à quelque titre ou en quelque lieu que ce soit pour un ou plusieurs employeurs. Il est dû à une action soudaine et violente provoquant une lésion.

Accident du trajet

Accident se produisant sur un parcours « domicile-entreprise » qui n'a pas été interrompu ou détourné pour un motif dicté par l'intérêt personnel ou étranger aux nécessités de la vie courante ou indépendant de l'emploi.

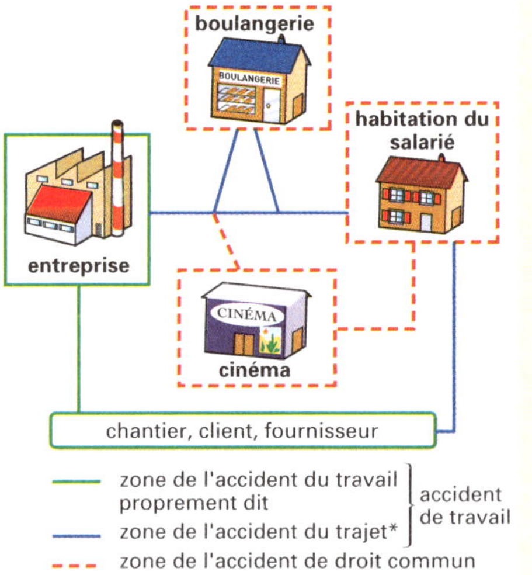

* Sur le trajet le plus court domicile/entreprise sans détour, sauf pour les nécessités de la vie courante (enfant, boulangerie...).

4 À l'aide du document B,

4.1 **Indiquez** par oui ou non si chaque critère est respecté et **justifiez** votre réponse.

4.2 **Précisez** et **justifiez** si la sciatique par hernie discale de M. Pascal est reconnue comme maladie professionnelle.

Les **4 critères** nécessaires pour qu'une maladie soit reconnue comme **maladie professionnelle** :	M. Pascal est routier depuis 3 mois. Depuis 15 jours, il est en arrêt de travail. Les examens médicaux révèlent une sciatique par hernie discale.
• la personne est salariée ou a été salariée	....
• les symptômes ou la maladie sont identifiés dans un des 98 tableaux de la Sécurité sociale	....
• la maladie est due à la réalisation de travaux professionnels listés dans le tableau	....
• le délai de prise en charge et le temps d'exposition sont respectés	....
La sciatique par hernie discale de M. Pascal sera prise en charge au titre d'une maladie professionnelle	☐ oui ☐ non Justificatif : ....

DOC B Un exemple de tableau de maladie professionnelle

Tableau n° 97 Affections chroniques du rachis lombaire provoquées par des vibrations de basses et moyennes fréquences transmises au corps entier

Date de création : 16 février 1999 (décret du 15 février 1999) *Dernière mise à jour : –*

Désignation des maladies	Délai de prise en charge	Liste limitative des travaux susceptibles de provoquer ces maladies
Sciatique par hernie discale L4-L5 ou L5-S1 avec atteinte radiculaire de topographie concordante. Radiculalgie crurale par hernie discale L2-L3 ou L3-L4 ou L4-L5, avec atteinte radiculaire de topographie concordante.	6 mois (sous réserve d'une durée d'exposition de 5 ans)	Travaux exposant habituellement aux vibrations de basses et moyennes fréquences transmises au corps entier : – par l'utilisation ou la conduite des engins et véhicules tout-terrain : chargeuse, pelleteuse, chargeuse-pelleteuse, niveleuse, rouleau vibrant, camion tombereau, décapeuse, chariot élévateur, chargeuse sur pneus ou chenilleuse, bouteur, tracteur agricole ou forestier ; – par l'utilisation des engins et matériels industriels : chariot automoteur à conducteur porté, portique, pont roulant, grue de chantier, crible, concasseur, broyeur ; – par la conduite de tracteur routier et de camion monobloc.

Cette colonne précise les symptômes que doit présenter le salarié.

Cette colonne indique le délai maximal entre la constatation de la maladie et la date à laquelle le salarié a cessé d'être exposé au risque (et, pour certaines maladies, le temps nécessaire d'exposition au risque).

Cette colonne liste les travaux qui peuvent provoquer une maladie.

Source : INRS, TJ 19.

Activité 2 ▸ Les démarches à effectuer en cas d'AT et de MP

5 À partir des documents C et D, **renseignez** le tableau.

	Lors d'un accident du travail	Lors d'une maladie professionnelle
Personne qui déclare l'accident		
Délai à respecter pour effectuer la déclaration		
Destinataire de la déclaration		

DOC C Les démarches pour déclarer un accident du travail

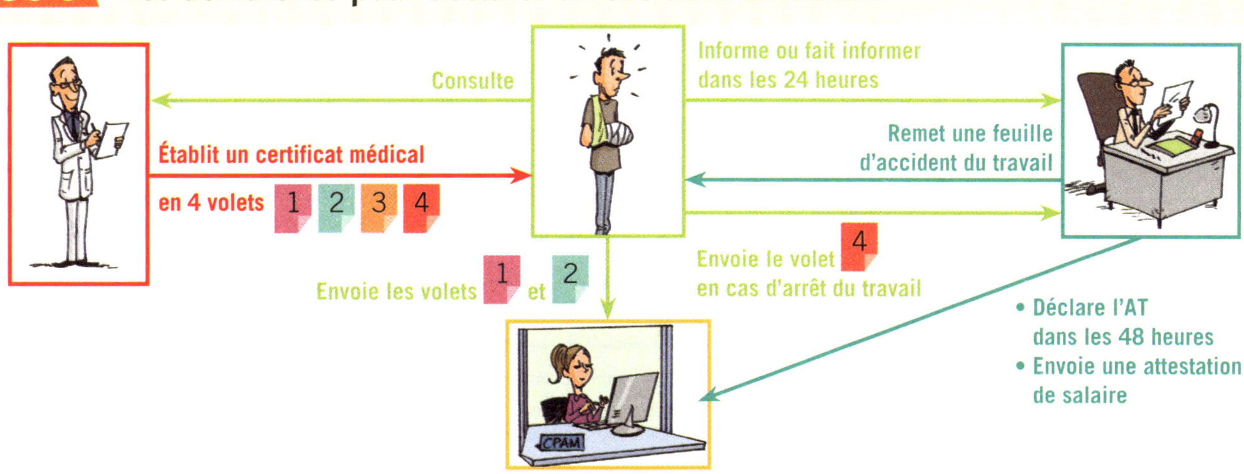

DOC D Les démarches pour déclarer une maladie professionnelle

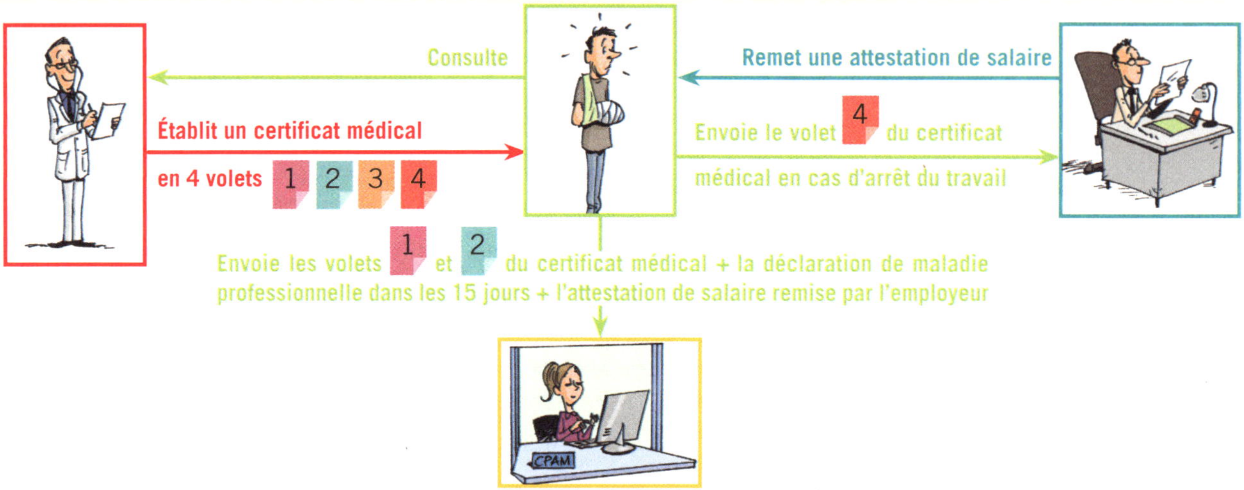

Activité 3 ▸ L'indemnisation

6 **À l'aide du document E,**

6.1 Nommez les prestations qui correspondent aux remboursements des frais pharmaceutiques d'hospitalisation et de rééducation.

....

6.2 Renseignez le tableau.

	Pourcentage du salaire versé par la CPAM	Montant des indemnités journalières versées à M. Pied qui perçoit un salaire journalier de 50 euros et est arrêté 33 jours
Les 28 premiers jours d'arrêt	....	....
À partir du 29e jour d'arrêt	....	....
Total des indemnités perçues par M. Pied		....

6.3 Cochez les indemnisations auxquelles donnent droit les situations A et B.

Situation A
Un couvreur réalisait avec l'aide d'un collègue une couverture en plaques ondulées en fibres-ciment en prenant appui directement sur les plaques. Soudain, l'une des plaques se brise sous son poids et il fait une chute de 4 mètres sur le sol. Atteint d'une fracture du crâne, il décède pendant son transport à l'hôpital.

Situation A		Situation B
☐	Prestations en nature	☐
☐	Indemnités journalières	☐
☐	Rente d'incapacité	☐
☐	Rente aux ayants droit	☐

Situation B
Une serveuse de bar à cocktail effectuait son premier jour de travail. En récupérant, de la main droite, la glace broyée dans le bocal à réception, elle a passé son majeur droit dans l'orifice d'éjection de la glace. Le mécanisme en mouvement a happé l'extrémité du doigt et a coupé la première phalange. Cet accident a entraîné plusieurs jours d'arrêt de travail et une reconnaissance d'incapacité permanente partielle.

DOC E L'indemnisation suite à un accident du travail ou une maladie professionnelle

L'accident du travail et la maladie professionnelle donnent droit à deux types de prestations :

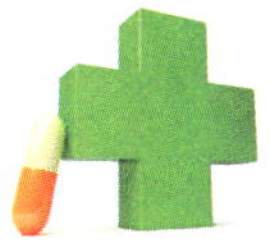

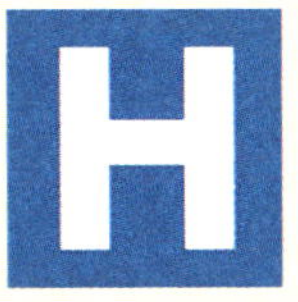

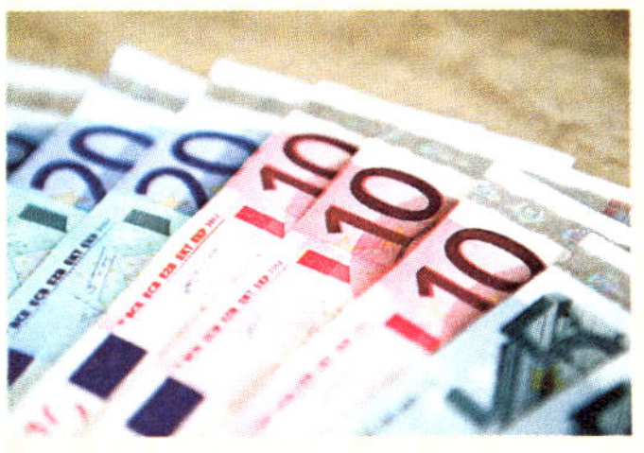

- Les **prestations en nature**. Elles correspondent à la prise en charge des soins à 100 % par la Caisse primaire d'assurance maladie. Elles sont versées directement aux praticiens (médecin, pharmacien, etc.) afin d'éviter l'avance des frais par l'accidenté.
- Les **prestations en espèces**. Elles comprennent :
  - *les* ***indemnités journalières*** qui remplacent le salaire et sont versées par la CPAM dès le lendemain de l'accident. Les 28 premiers jours, elles représentent 60 % du salaire journalier et 80 % à partir du 29e jour ;
  - *la* ***rente d'incapacité*** qui est attribuée si la victime conserve des séquelles (exemples : amputation, paralysie...) ;
  - *la* ***rente aux ayants-droit*** qui est attribuée aux enfants ou au conjoint en cas de décès de la victime.

Proposer des solutions

7 **Renseignez** le tableau.

Éléments de la situation de Constant qui permettent d'affirmer qu'il s'agit d'un accident du travail	
Démarche à effectuer et délai à respecter par Constant	
Prestations auxquelles Constant peut prétendre	
Indemnités journalières perçues par Constant sachant que son salaire mensuel net est de 1 400 €, soit un salaire journalier de 46,66 € (1 400/30)	

MEMO

22

Les accidents du travail (AT) et les maladies professionnelles (MP)

• La reconnaissance d'un accident du travail et d'une maladie professionnelle

Pour être reconnus l'accident du travail et la maladie professionnelle doivent répondre à **différents critères** :

L'accident du travail		La maladie professionnelle
« proprement dit »	de trajet	
– Le salarié doit être déclaré à la Sécurité sociale. – L'action doit être soudaine et violente et entraîner une blessure. – L'accident doit être survenu par le fait ou à l'occasion du travail. – L'accident doit être survenu sur le temps et le lieu de travail.	– Le salarié doit être déclaré à la Sécurité sociale. – L'accident doit être survenu sur le trajet aller-retour entre l'entreprise et le lieu d'habitation ou le lieu où le salarié se rend pour prendre ses repas, sans détour, sauf pour les nécessités de la vie courante (boulangerie, crèche, etc.).	– La personne est salariée ou a été salariée. – Les symptômes ou la maladie sont identifiés dans un des 98 tableaux de la Sécurité sociale. – La maladie est due à la réalisation de travaux professionnels listés dans le tableau. – Le délai de prise en charge et le temps d'exposition sont respectés.

• Les démarches à effectuer par le salarié en cas d'AT et de MP

Dans le cas d'un **accident du travail**, la victime consulte un médecin, informe ou fait informer son employeur dans les 24 heures.

Dans le cas d'une **maladie professionnelle**, c'est le salarié qui doit adresser une déclaration à la CPAM dans les 15 jours qui suivent la constatation de la maladie par un médecin ou la cessation de travail.

• L'indemnisation

Les accidents du travail et les maladies professionnelles donnent droit à **deux types de prestations** :

- les **prestations en nature** : il s'agit de la prise en charge à 100 % de toutes les dépenses entraînées par l'accident ou la maladie (médicaments, rééducation, consultations médicales...) ;
- les **prestations en espèces** : indemnités journalières pour compenser la perte de salaire, rente d'incapacité ou rente aux ayants-droit en cas de décès.

À vous de cliquer !

1 Connectez-vous au site www.risquesprofessionnels.ameli.fr/,

2 Allez sur [Statistiques et analyse], sur [Sinistralité AT/MP], puis sur [Statistiques sur les accidents du travail par CTN]. **Téléchargez** ensuite les « statistiques détaillées sur les accidents du travail par CTN et code risque ».

3 Renseignez, pour votre secteur professionnel, le tableau.

Statistiques de l'année 201...	....
Nombre de salariés	....
Nombre d'accidents du travail	....
Nombre de décès	....
Principal siège des lésions	....
Nombre de maladies professionnelles	....

Le risque lié à l'activité physique

OBJECTIF : Prévenir le risque lié à l'activité physique.

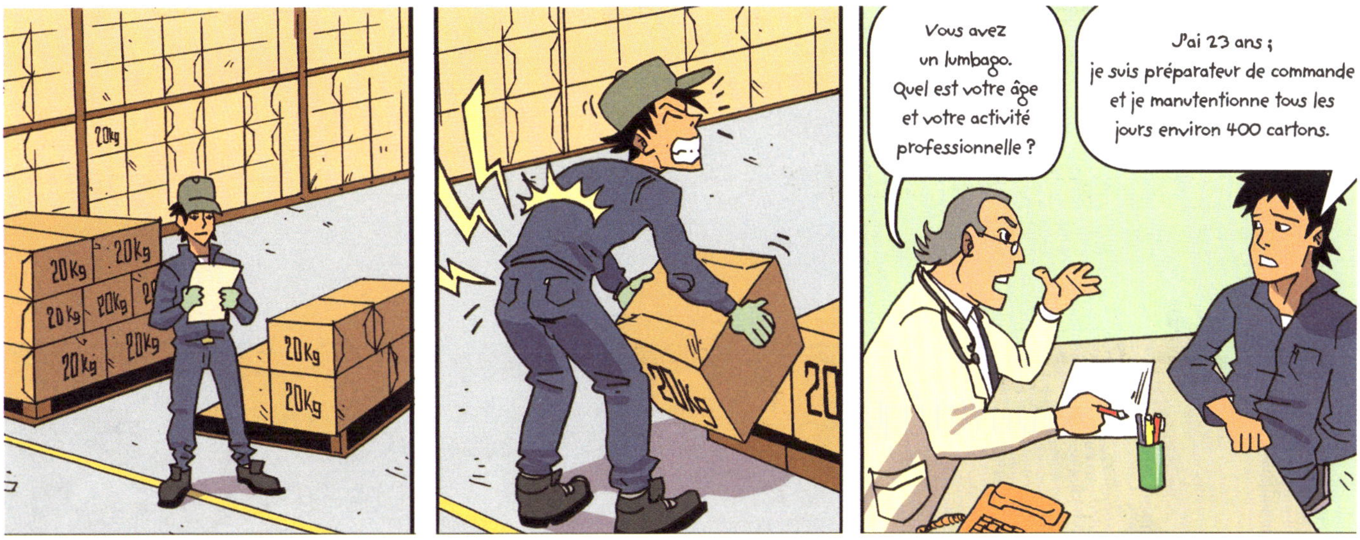
20Kg
Vous avez un lumbago. Quel est votre âge et votre activité professionnelle ?
J'ai 23 ans ; je suis préparateur de commande et je manutentionne tous les jours environ 400 cartons.

Analyser la situation

1 **Cochez** le problème posé dans la situation.

☐ Comment éviter les problèmes de lombalgies tout en exerçant son métier ?
☐ Comment réduire le nombre d'accidents du travail ?
☐ Que faire en cas d'accident du travail ?

2 À partir de la situation, **complétez** le schéma du principe d'apparition d'un dommage.

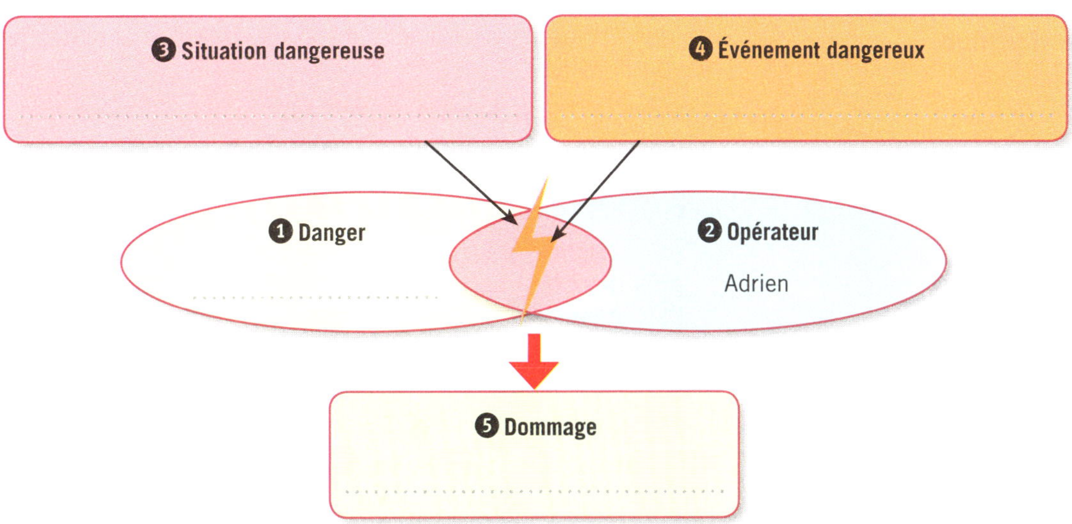

Mobiliser les connaissances

Activité 1 ▸ Des situations dangereuses

3 À partir du document A,

3.1 **Nommez**, sous chaque situation dangereuse, le facteur de risques lié à l'activité physique.

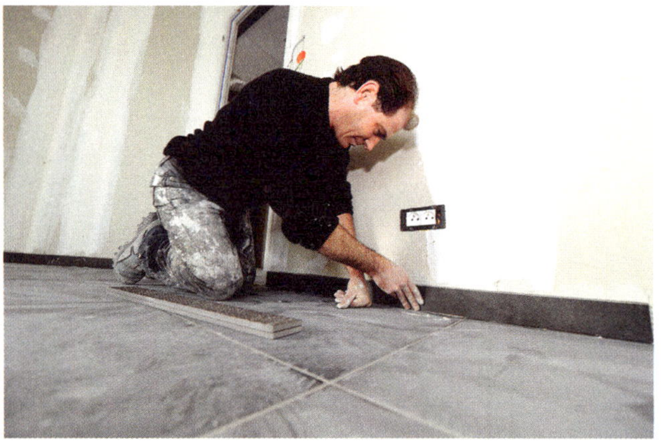

....

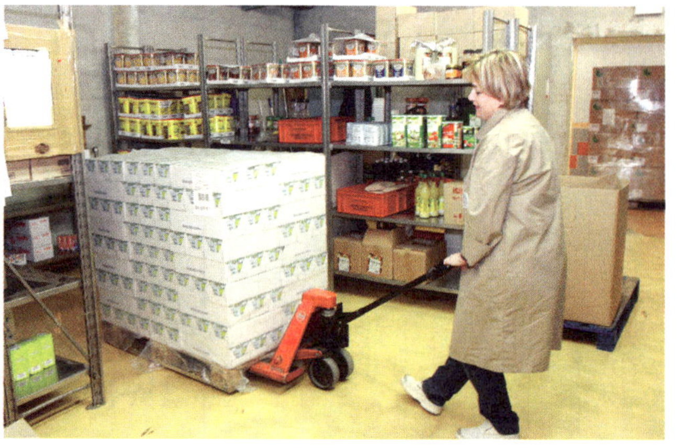

....

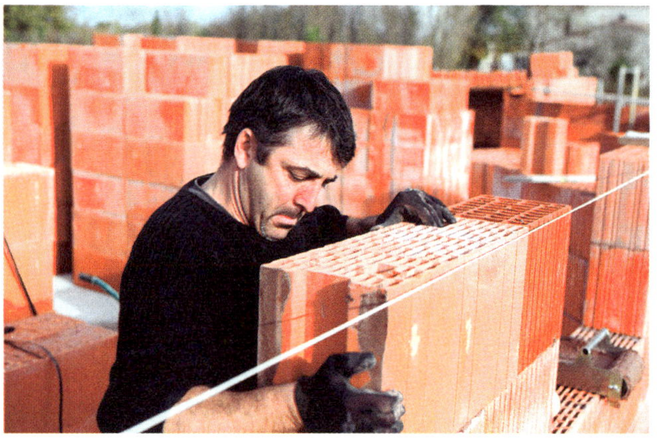

....

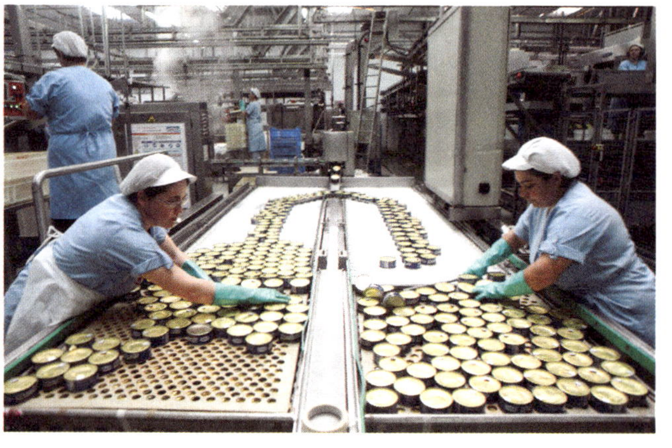

....

3.2 **Indiquez** et **justifiez**, pour votre CAP, les principaux facteurs de risques liés à l'activité physique.

....
....
....
....
....
....
....
....
....
....

DOC A Les facteurs de risques liés à l'activité physique

Plus de trois quarts des maladies professionnelles reconnues et la moitié des accidents du travail sont associés à des activités physiques au travail dues à :

- des efforts physiques excessifs ou répétés dont les risques liés aux manutentions manuelles : 1 salarié sur 10 porte des charges plus de 10 heures par semaine (1 sur 4 dans le BTP et parmi les ouvriers non qualifiés travaillant dans les services) ;
- des postures de travail contraignantes : 2 salariés sur 10 travaillent près de 2 heures par semaine dans des postures pénibles (bras en l'air, à genoux, en torsion, accroupi), 5 salariés sur 10 subissent au moins une contrainte posturale ou articulaire lourde ;
- des gestes répétitifs : 1 salarié sur 10 répète à cadence élevée et pendant plus de 10 heures par semaine des gestes identiques ;
- des déplacements à pied (risques de chute ou de glissade).

Source : d'après http://www.inrs.fr/accueil/risques/activite-physique.html

Activité 2 ▸ Des effets sur l'organisme

4 **Surlignez**, dans le document B, les effets possibles de l'activité physique au travail sur l'organisme.

DOC B Des effets possibles de l'activité physique au travail

L'activité physique intense peut être source de fatigue musculaire se traduisant par des crampes et des courbatures. Le risque traumatique, très étroitement lié à l'activité physique au travail, reste le premier risque d'accident au travail. Il peut provoquer des atteintes lombaires, des plaies et coupures, des entorses, des fractures, des déchirures musculaires ou encore des luxations… Les métiers manuels ou physiques (BTP, agriculture, services…) y sont particulièrement exposés.

5 À partir du document C,

5.1 **Nommez** les types de vertèbres.

5.2 **Coloriez**, sur les schémas de la colonne vertébrale, les vertèbres les plus sollicitées lors de vos activités professionnelles.

5.3 **Notez** le nom des douleurs ressenties au niveau de chaque catégorie de vertèbres à partir de la liste suivante : ***lombalgie, cervicalgie, dorsalgie.***

5.4 **Annotez** le schéma du disque intervertébral.

Schémas de la colonne vertébrale

Vue de profil **Vue de face**

Nom des vertèbres

7 vertèbres ……

12 vertèbres ……

5 vertèbres ……

Sacrum

Coccyx

Effets possibles de l'activité physique

Disque intervertébral

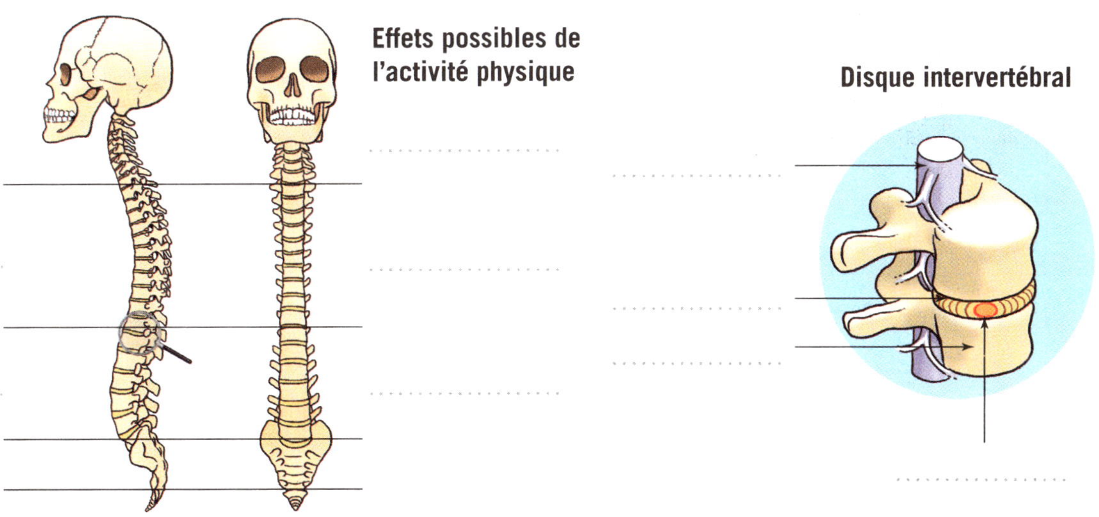

DOC C L'anatomie de la colonne vertébrale

La colonne vertébrale est un empilement de **7 vertèbres cervicales, 12 vertèbres thoraciques ou dorsales, 5 vertèbres lombaires** et des vertèbres soudées du sacrum et du coccyx. Chaque vertèbre se compose d'une partie massive, le **corps vertébral**, et en arrière un arc osseux qui délimite un orifice circulaire, le canal rachidien, où se loge la **moelle épinière** constituée d'un faisceau de fibres nerveuses dont les ramifications vont innerver les différentes parties du corps.

Entre chaque vertèbre, un **disque** composé d'un **noyau central gélatineux** entouré d'**anneaux fibreux** sert d'amortisseur et permet la mobilité de la colonne vertébrale.

6 À partir des illustrations, **citez** les deux rôles du disque intervertébral.

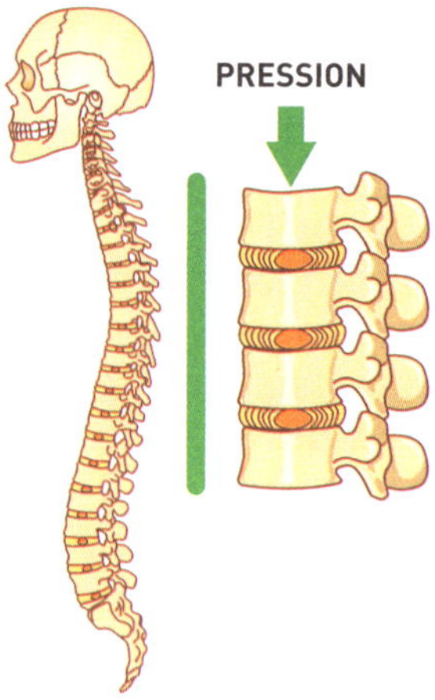

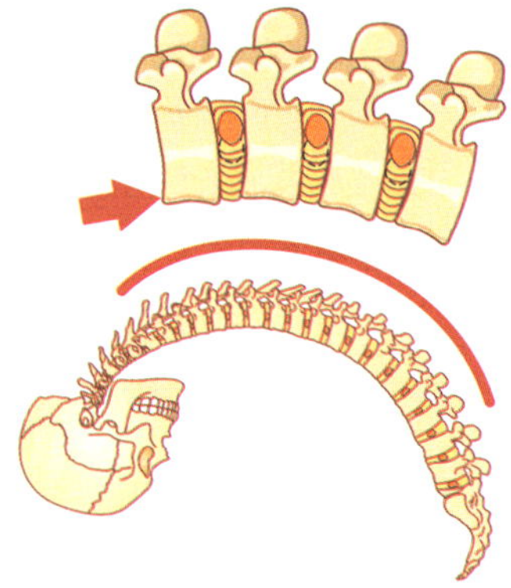

7 **Reliez** chaque atteinte du disque intervertébral à sa définition.

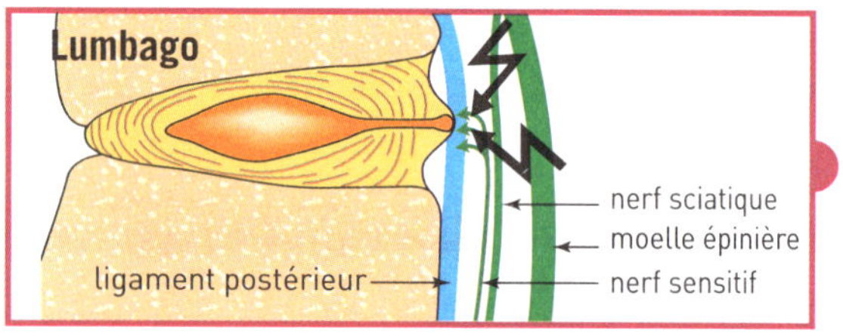

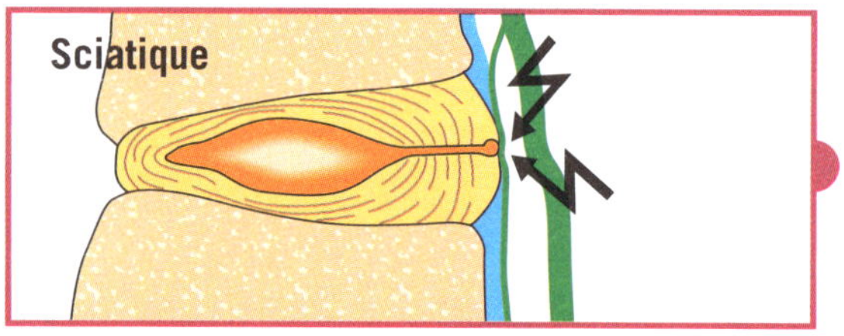

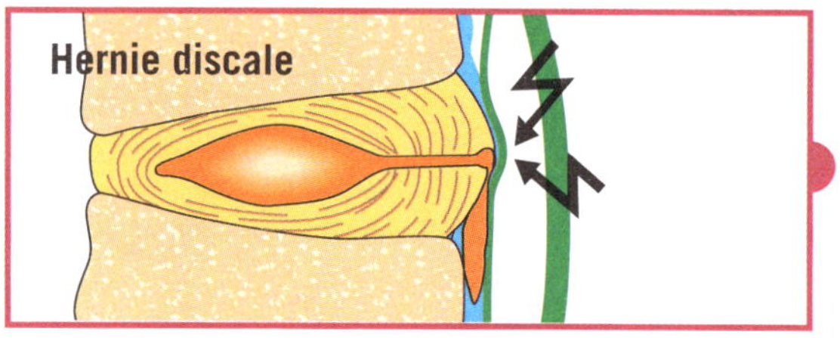

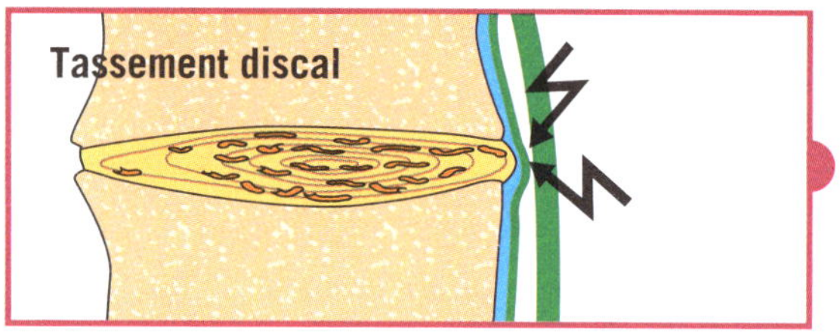

La distension de l'enveloppe périphérique du disque est importante, le contenu du noyau s'échappe à l'extérieur et comprime le nerf sciatique, voire la moelle épinière.

La déformation du disque créée par le noyau qui est chassé vers l'arrière est importante et touche le nerf sciatique.

Une partie du noyau s'infiltre dans les lamelles des anneaux fibreux détériorés. La déformation du disque irrite les nerfs sensitifs situés à la périphérie, ce qui provoque une douleur violente voire un blocage musculaire.

Le stade ultime correspond à l'éclatement du noyau : la substance gélatineuse se répand dans les anneaux fibreux, ce qui provoque un tassement du disque.

Activité 3 ▸ Des mesures de prévention

8 Dans le document D, **surlignez** la charge unitaire maximale que vous pouvez porter.

DOC D Les limites de port de charge unitaire selon le Code du travail

Femmes			Hommes		
> et = 18 ans	16-17 ans	14-15 ans	> et = 18 ans	16-17 ans	14-15 ans
25 kg	10 kg	8 kg	55 kg	20 kg	15 kg

9 **Cochez** le niveau de prévention pour chaque mesure proposée dans le tableau.

Exemples de mesures de prévention	Niveau 1	Niveau 2		Niveau 3
	Prévention intrinsèque	Protection collective	Protection individuelle	Formation et information de l'opérateur
Aide à la manutention (ex. : lève-malade, chariot…)				
Formation aux gestes et postures				
Automatisation des manutentions manuelles				
Chaussures de sécurité				

10 **Justifiez** le principe démontré pour chaque illustration.

5 principes de sécurité					3 principes d'économie d'efforts
1 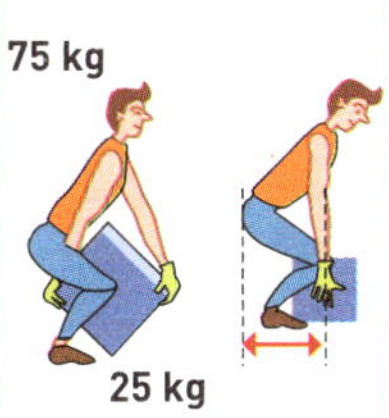	2 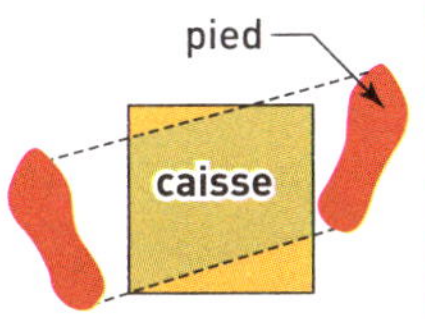	3 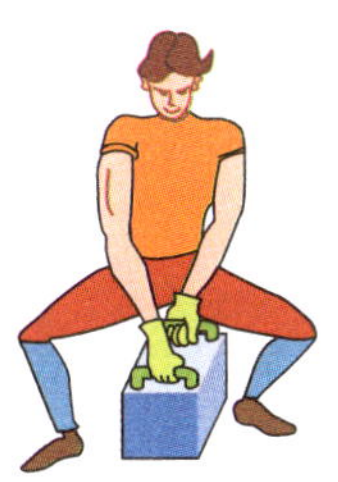	4 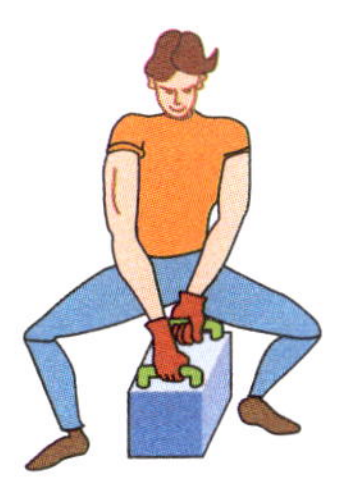	5 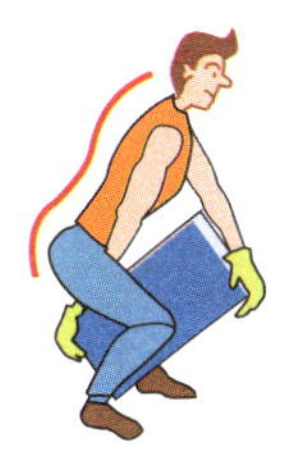	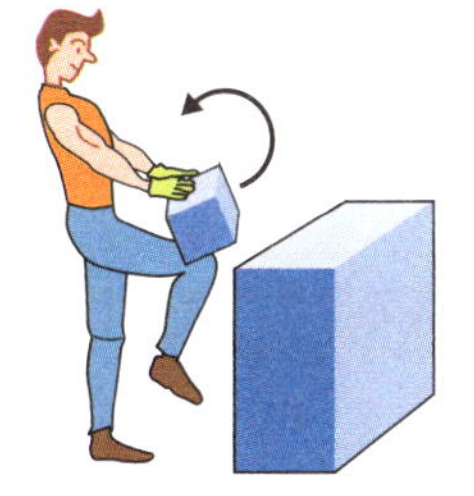
Se rapprocher de la charge.	Écarter et décaler les pieds de chaque côté de la charge.	Fléchir les jambes.	Positionner les mains.	Fixer la colonne vertébrale.	– Tendre les bras – Utiliser l'appui cuisse – Utiliser l'élan.
Justifications					
Pour superposer les centres de gravité	Pour ……	Pour ……	Pour ……	Pour ……	

Proposer des solutions

11 **Indiquez** pour Adrien :

– la charge unitaire maximale en kilogramme qu'il peut porter : ……

– le moyen de prévention à utiliser : ……

MEMO

23

Le risque lié à l'activité physique

• Des situations dangereuses

Plus de trois quarts des maladies professionnelles reconnues et la moitié des accidents du travail sont liés à des activités physiques au travail dues à :
- **des efforts physiques excessifs ou répétés** dont les risques liés aux manutentions manuelles ;
- **des postures de travail contraignantes** ;
- **des gestes répétitifs** ;
- **des déplacements à pied**.

• Les effets sur l'organisme

Les effets sont principalement :
- une fatigue musculaire se traduisant par des crampes et des courbatures ;
- des traumatismes : plaies, coupures, entorses, fractures, déchirures musculaires, luxations ;
- une douleur au niveau de la colonne vertébrale. Selon le point d'origine de celle-ci, on distingue :
  - les **cervicalgies**, douleur au niveau des vertèbres cervicales ;
  - les **dorsalgies**, douleur au niveau des vertèbres dorsales ;
  - les **lombalgies**, douleur au niveau des vertèbres lombaires qui prennent différentes formes, comme le **lumbago**, **la sciatique**, **la hernie discale** et **le tassement discal**.

• Des mesures de prévention

Elles portent sur :
- **l'automatisation des manutentions manuelles** ;
- l'utilisation des **aides à la manutention** (chariot, lève-malade…) ;
- le port des **équipements de protection individuelle** : chaussures de sécurité… ;
- la **formation aux techniques gestuelles** lorsque les manutentions ne peuvent être évitées.

À vous de jouer !

Complétez la grille de mots croisés à l'aide des définitions.

Horizontalement

A Nom des vertèbres situées entre les cervicales et les lombaires.

B Nerf comprimé lors d'une hernie discale.

C Déformation du disque intervertébral qui touche les nerfs sensitifs.

D Assure la mobilité de la colonne vertébrale.

Verticalement

1 Fixer la colonne vertébrale permet de les respecter.

2 Une conséquence de la fatigue musculaire.

3 Nom des vertèbres les plus sollicitées lors des manutentions manuelles.

4 Nom donné aux douleurs situées au niveau des vertèbres cervicales.

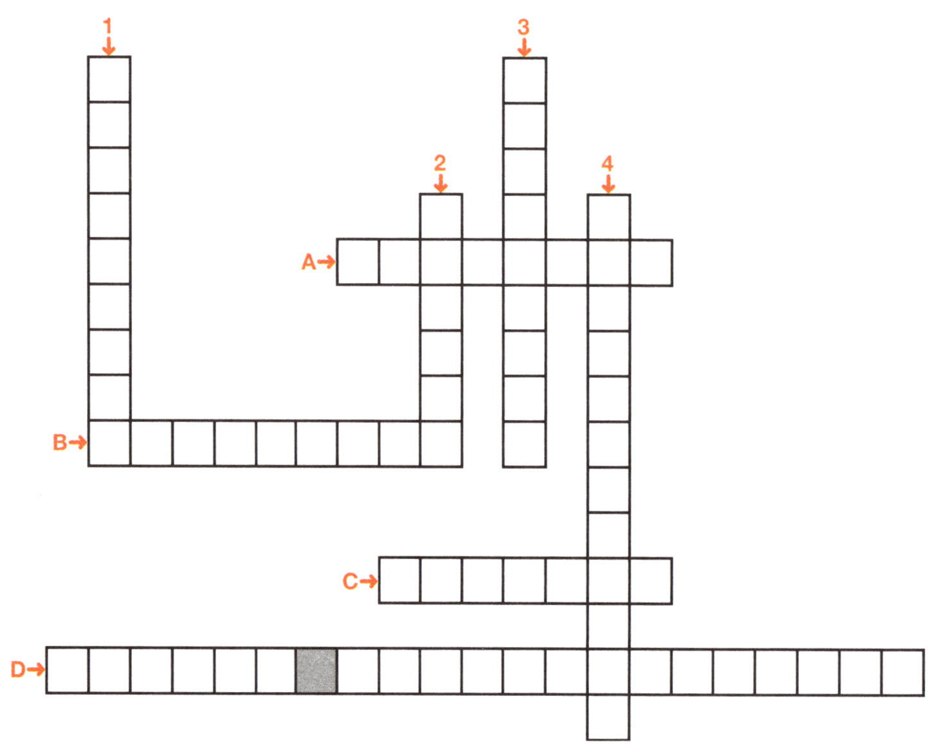

24

Module 4
L'individu dans son environnement professionnel

Les troubles musculo-squelettiques (TMS)

OBJECTIF : Prévenir l'apparition des troubles musculo-squelettiques.

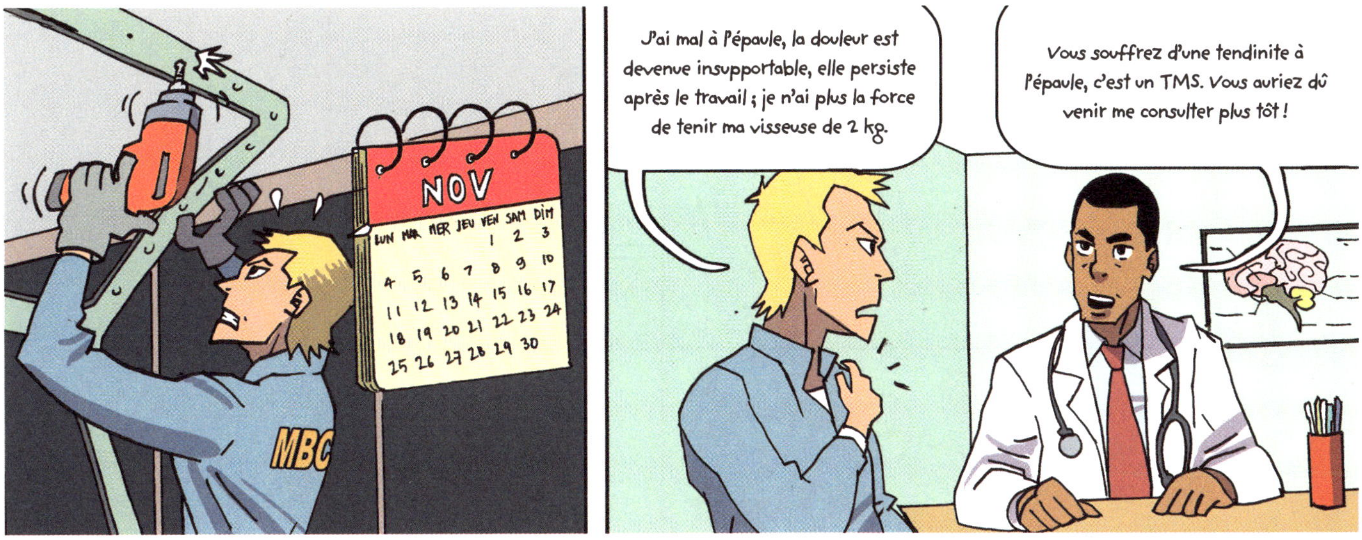

NOV
MBC
J'ai mal à l'épaule, la douleur est devenue insupportable, elle persiste après le travail ; je n'ai plus la force de tenir ma visseuse de 2 kg.
Vous souffrez d'une tendinite à l'épaule, c'est un TMS. Vous auriez dû venir me consulter plus tôt !

Analyser la situation

1 **Cochez** le problème posé dans la situation.

☐ Comment réduire le nombre d'arrêt de travail ?
☐ Comment éviter ou réduire les troubles musculo-squelettiques ?
☐ Comment prouver qu'Alban souffre d'une lombalgie ?

2 À partir de la situation, **complétez** le schéma du principe d'apparition d'un dommage.

❸ Situation dangereuse
....

❹ Événement dangereux
....

❶ Danger
....

❷ Opérateur
Alban

❺ Dommage
....

Mobiliser les connaissances

Activité 1 Des situations de travail présentant des risques de TMS

3 **Surlignez**, dans le document A (page 139), la définition d'un TMS.

4 À partir du document A,

4.1 **Complétez** le tableau pour répertorier les différentes sortes de TMS et leurs causes possibles.

Dangers (causes possibles de TMS)	Situations dangereuses	Dommages : TMS	
		Localisation des atteintes	Maladies possibles
	1 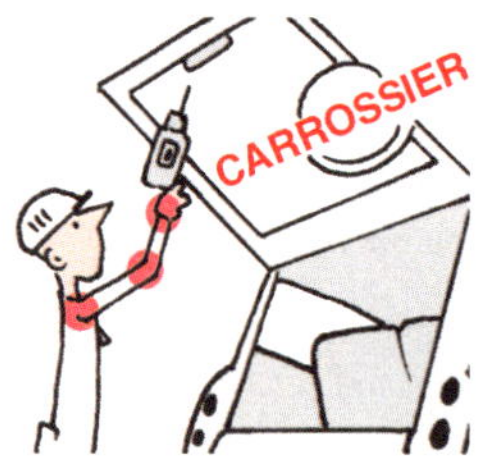 Vincent visse les bras en l'air avec une visseuse de 1,5 kg		
	2 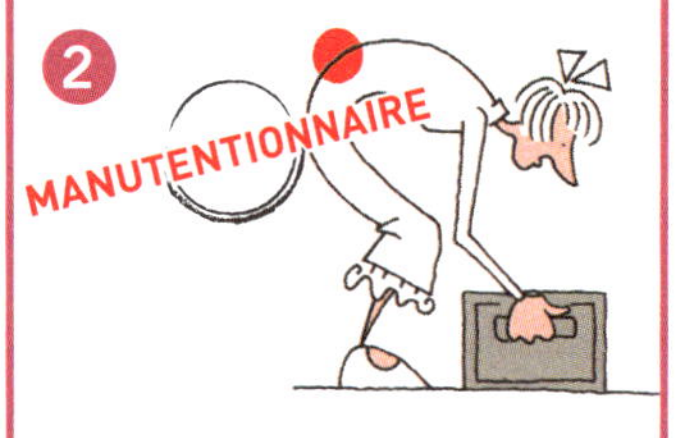 Amélie manutentionne des cagettes de 20 kg.		
	3 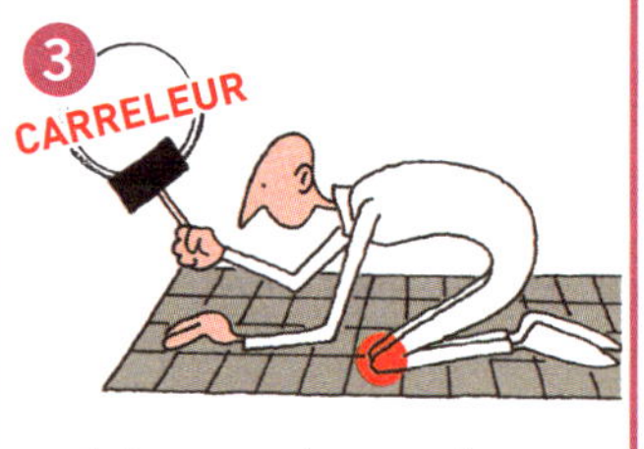 Léo pose du carrelage en position agenouillée.		
	4 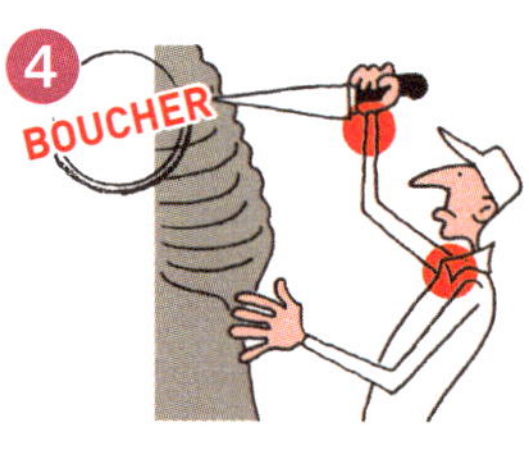 Farid désosse une carcasse en effectuant des mouvements de rotation du poignet et de l'épaule.		
	5 Situation de travail de votre secteur professionnel avec risque de TMS		

DOC A Des TMS

Les troubles musculo-squelettiques désignent un ensemble d'atteintes douloureuses des muscles, nerfs, tendons, ligaments. Ils concernent principalement, les articulations.

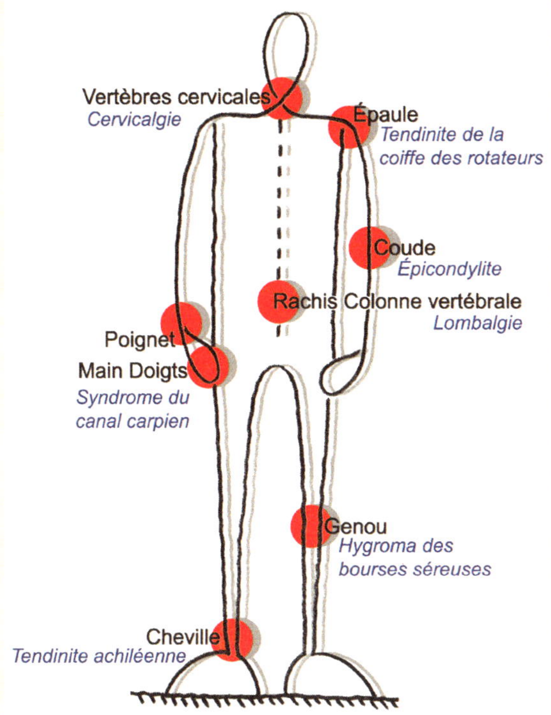

DOC B Des facteurs aggravants des TMS

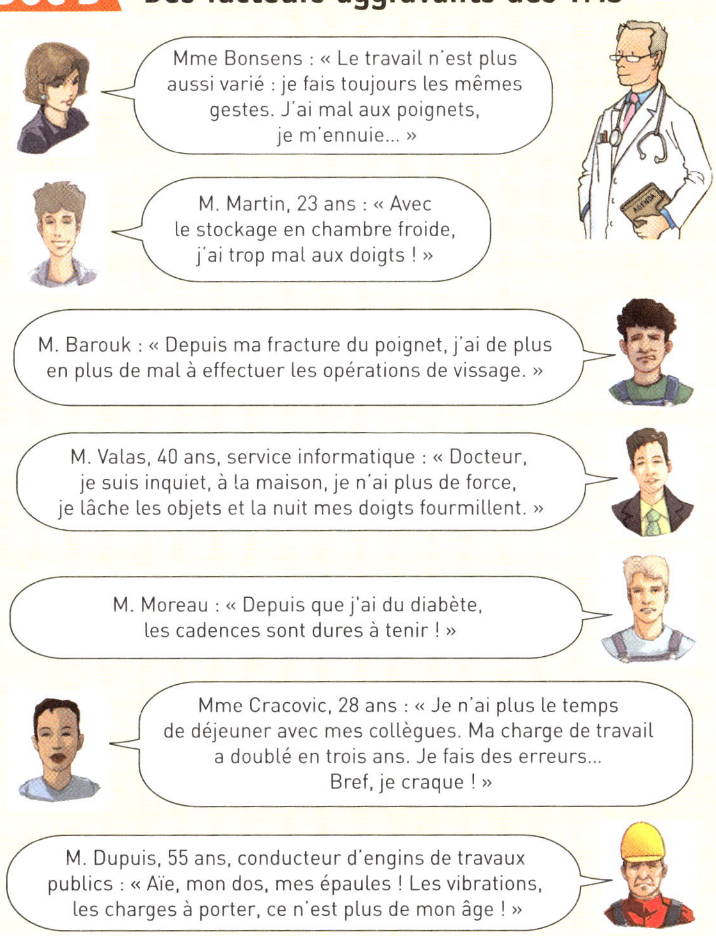

Mme Bonsens : « Le travail n'est plus aussi varié : je fais toujours les mêmes gestes. J'ai mal aux poignets, je m'ennuie... »
M. Martin, 23 ans : « Avec le stockage en chambre froide, j'ai trop mal aux doigts ! »
M. Barouk : « Depuis ma fracture du poignet, j'ai de plus en plus de mal à effectuer les opérations de vissage. »
M. Valas, 40 ans, service informatique : « Docteur, je suis inquiet, à la maison, je n'ai plus de force, je lâche les objets et la nuit mes doigts fourmillent. »
M. Moreau : « Depuis que j'ai du diabète, les cadences sont dures à tenir ! »
Mme Cracovic, 28 ans : « Je n'ai plus le temps de déjeuner avec mes collègues. Ma charge de travail a doublé en trois ans. Je fais des erreurs... Bref, je craque ! »
M. Dupuis, 55 ans, conducteur d'engins de travaux publics : « Aïe, mon dos, mes épaules ! Les vibrations, les charges à porter, ce n'est plus de mon âge ! »

4.2 **Nommez** le trouble musculo-squelettique dont souffre Alban.

....

Activité 2 Des facteurs aggravants

5 À l'aide du document B, **complétez** le tableau.

Les facteurs de risques liés	Des exemples
à la tâche	**Facteurs biomécaniques** – Efforts excessifs – Travail statique maintenu dans le temps – Postures de travail contraignantes (position accroupie, penchée, bras levés) – .... **Facteurs liés à l'équipement de travail utilisé** – .... **Facteurs liés à la charge lors de manutention manuelle** – ....
à l'environnement de travail	– Bruit – Éclairage – ....
à l'organisation du travail	– .... – ....
aux individus	– Antécédents médicaux – .... – ....
à la perception du travail par les salariés	– Insatisfaction professionnelle – .... – ....

Activité 3 ▸ Les effets sur l'organisme

6 **Surlignez**, dans le document C, le symptôme commun à tous les TMS.

7 **Nommez** le stade qui correspond au problème d'Alban. ....

DOC C Les effets des TMS sur l'organisme

Les **TMS** s'expriment par de la douleur, une fatigue musculaire localisée et persistante, et plus particulièrement pour les membres supérieurs, de la raideur, de la maladresse ou une perte de force.

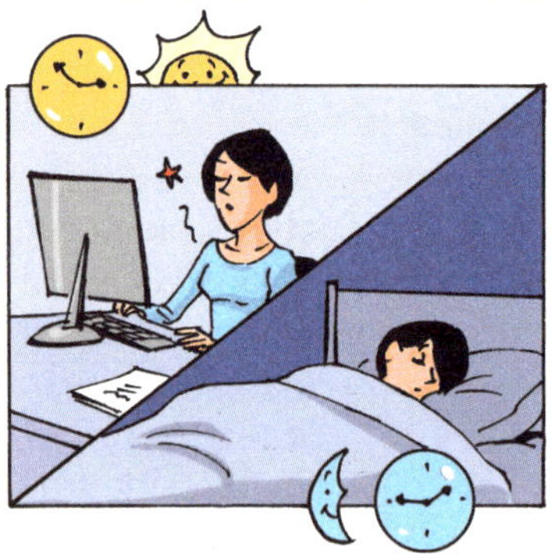

Stade 1 : la douleur du membre atteint se manifeste durant le travail
- Elle disparaît à l'arrêt du travail.
- La performance au travail n'est pas réduite.
- Cette étape peut durer plusieurs semaines.
- L'état est réversible.

Cette étape est un **signal d'alarme**.

Stade 2 : la douleur persiste après le travail
- Les capacités à effectuer le travail répétitif sont diminuées.
- Cette étape peut durer des mois.
- L'état est réversible.

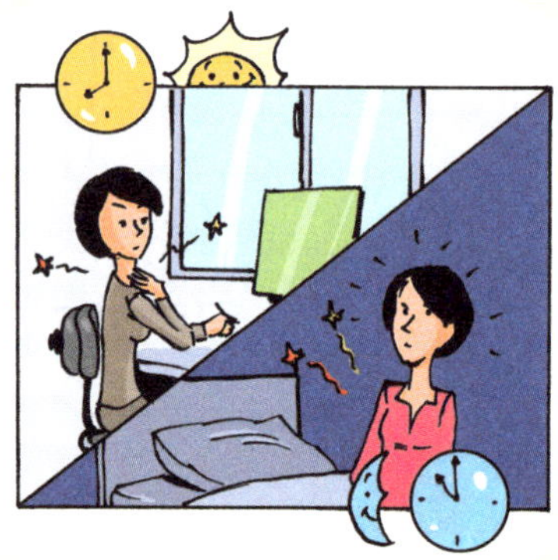

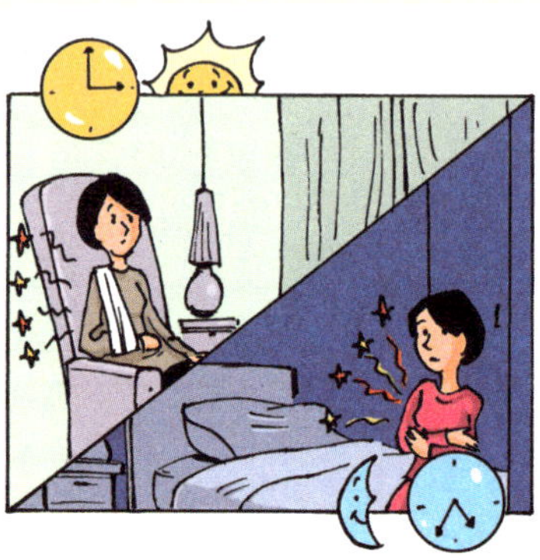

Stade 3 : la douleur persiste au repos
- La douleur perturbe le sommeil.
- Les activités de la vie courante sont difficiles à effectuer.
- Cette étape peut durer des mois, voire des années.
- Des séquelles sont possibles.

Activité 4 ▸ Des exemples de prévention des TMS

8 À partir du document D, **reportez** sous chaque situation professionnelle dangereuse la ou les lettres correspondant à une ou des mesures de prévention adaptées.

1	2	3	4
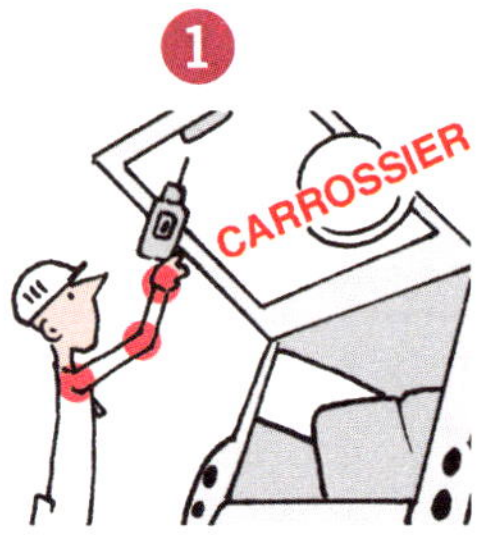	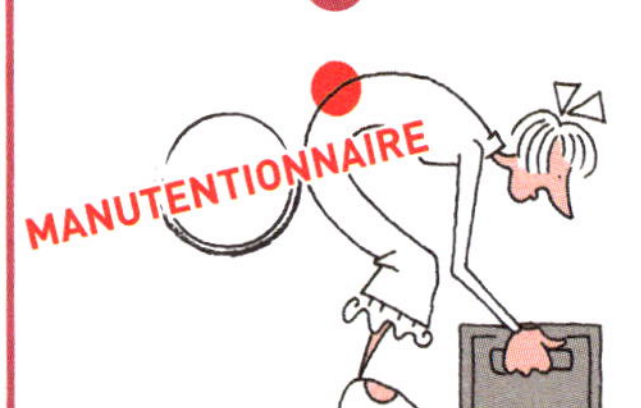	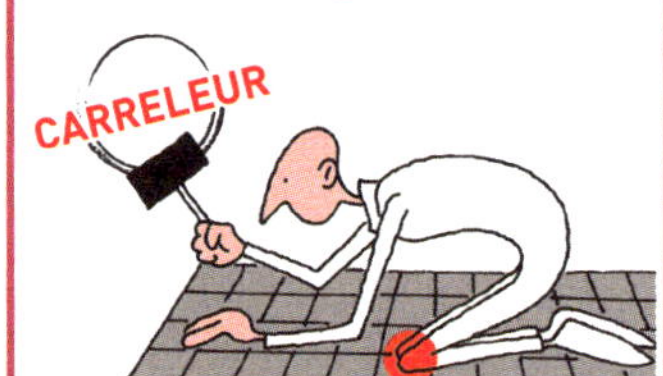	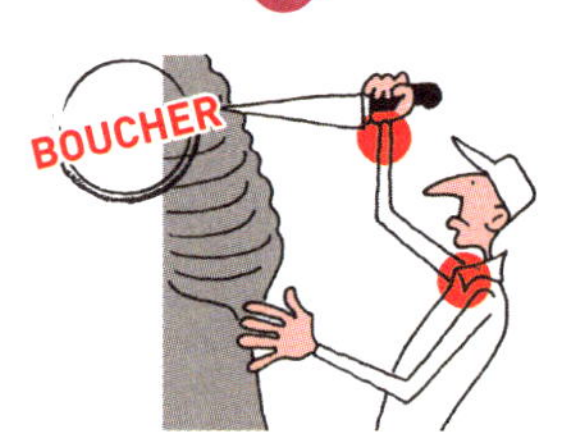
....	....	....	....

DOC D Des exemples de prévention

A

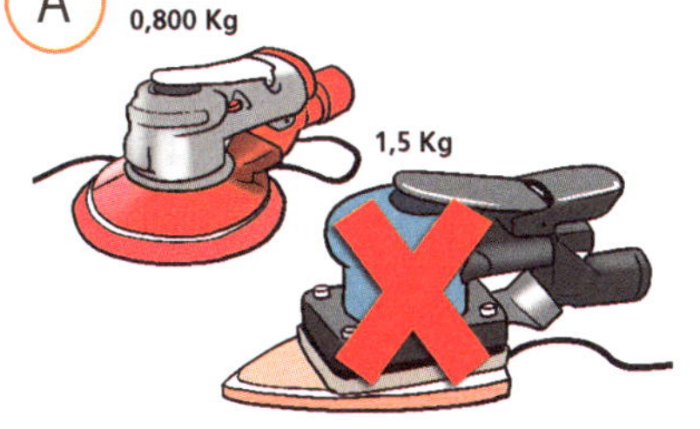

Utiliser des outils plus légers

B

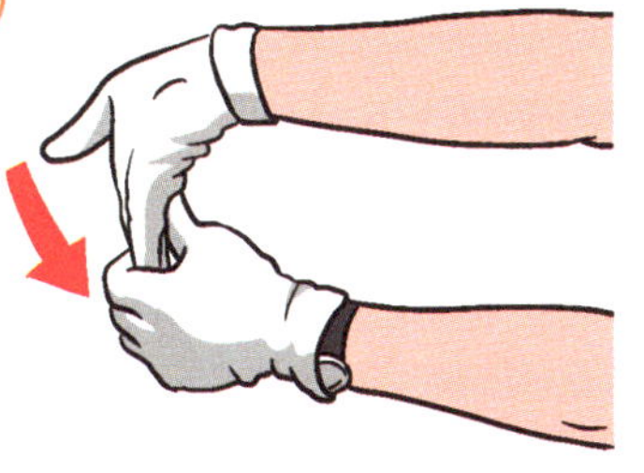

Relâcher la tension musculaire par une gymnastique de compensation

C

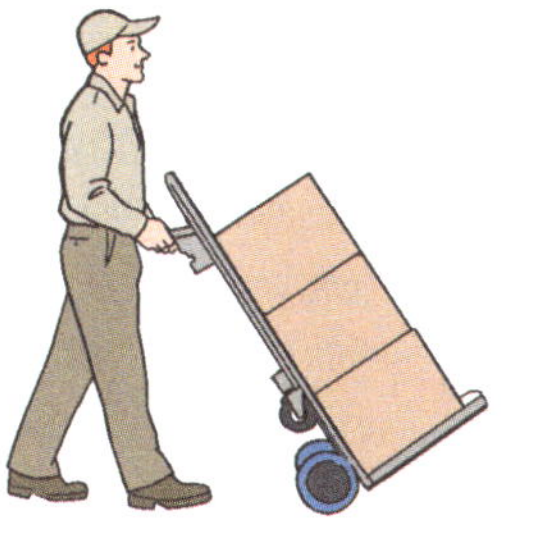

Utiliser les aides à la manutention (diable)

D

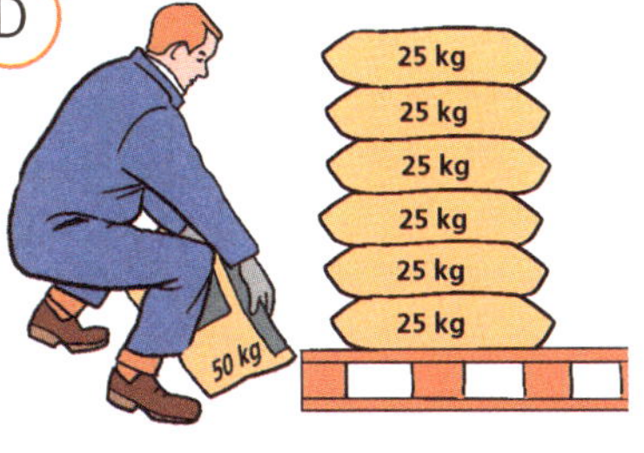

Réduire les masses manutentionnées

E

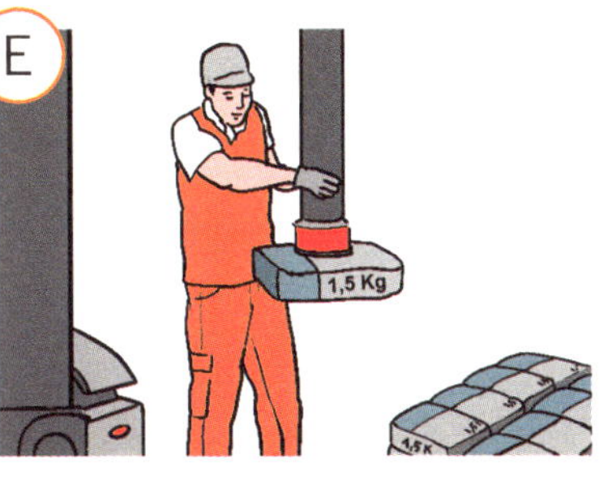

Utiliser un préhenseur pneumatique

F

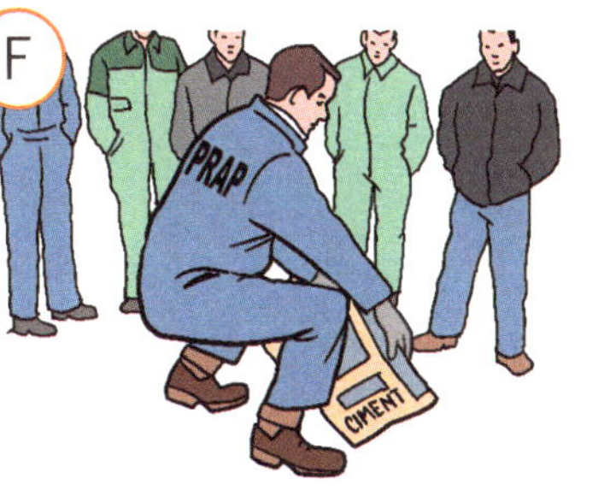

Suivre une formation aux ports de charges (PRAP)

G

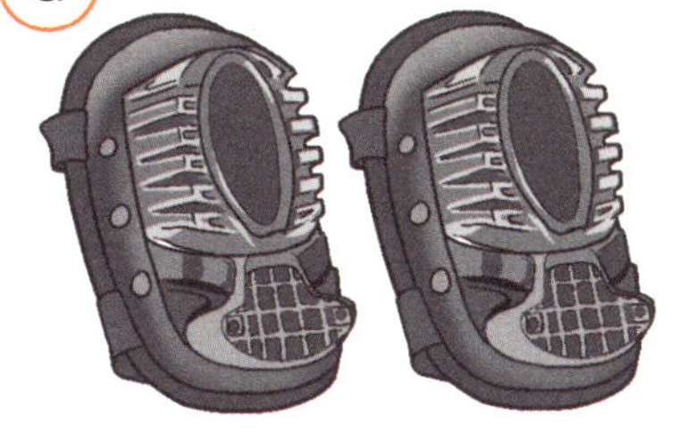

Porter des équipements de protection individuelle

H

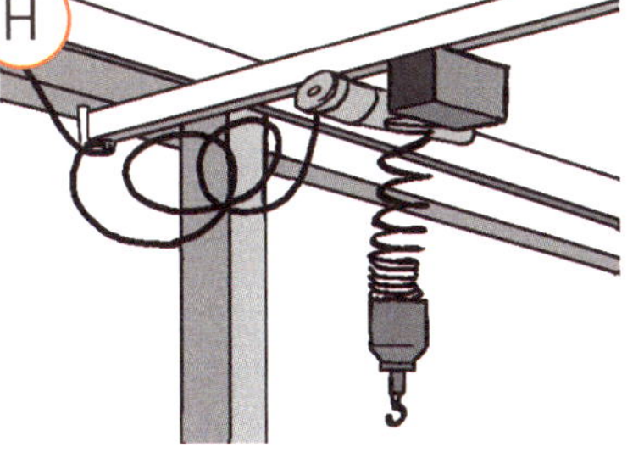

Utiliser un équilibreur d'outils

I

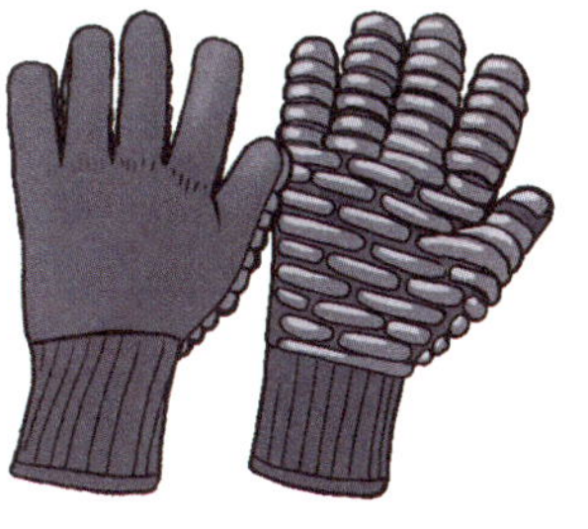

Utiliser des gants anti-vibration

Proposer des solutions

9 **Proposez des améliorations possibles pour réduire le problème de tendinite d'Alban.**

. . . .

. . . .

. . . .

. . . .

. . . .

. . . .

. . . .

. . . .

. . . .

. . . .

MEMO

24

Les troubles musculo-squelettiques (TMS)

• La définition

Les troubles musculo-squelettiques désignent un **ensemble d'atteintes douloureuses des muscles, nerfs, tendons, ligaments**. Ils concernent principalement les articulations.

• Les facteurs aggravants

Ils sont liés aux facteurs de risques liés à **la tâche** (ex. : postures de travail contraignantes – position accroupie, penchée, bras levés –, gestes répétitifs, l'utilisation d'outils vibrants), à **l'environnement de travail** (ex. : bruit, ambiance thermique froide), à **l'organisation du travail** (ex. : temps de pause insuffisant, cadences trop rapides), aux individus (exemples : état de santé, âge) et à la **perception du travail par les salariés** (ex. : monotonie dans le travail).

• Les effets sur l'organisme

Les TMS se manifestent par une **douleur**, une **fatigue musculaire localisée et persistante**, se traduisant par des courbatures lors de la réalisation d'efforts, une perte de force, des picotements ou des engourdissements lors d'atteintes nerveuses, notamment au niveau du poignet (syndrome du canal carpien).

• La prévention

La prévention passe d'abord par une phase de **dépistage** qui a pour but de déterminer les postes à risques de TMS.
Les efforts de prévention doivent porter sur l'organisation du travail, la diminution des gestes répétitifs et des efforts (pression, rotation), la formation au poste de travail, aux gestes de compensation, aux ports de charges (gestes et postures), le choix d'équipements adaptés aux opérateurs, l'utilisation d'équipement d'aide à la manutention (équilibreurs d'outils, manipulateurs à ventouse, diable).

À vos vidéos !

Titre : Vidéo de sensibilisation sur les TMS dans le BTP
Lien : http://urls.fr/anacttms
Durée : 5 min 09

Après avoir regardé la vidéo, répondez aux questions.

1 Quel pourcentage des maladies professionnelles les TMS représentent-ils dans le BTP ?

....

2 Quels sont les trois types de douleurs ressentis ?

....

....

....

3 Quelles sont les précautions à prendre pour les éviter ?

Étapes pour prévenir les TMS	Exemples
Préparer le chantier	....
Utiliser un matériel adapté	....
Bien porter sa charge	....
Travailler efficacement	....

Le risque lié au bruit

OBJECTIF : Prévenir le risque lié au bruit.

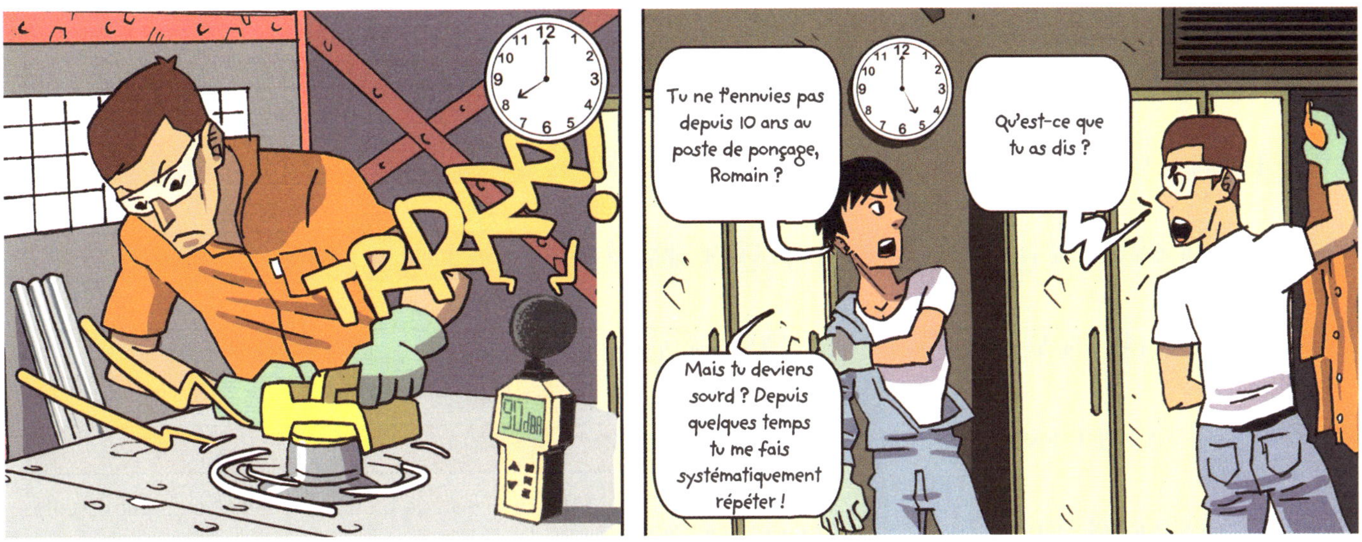
TRRRR!
90 dBA
Tu ne t'ennuies pas depuis 10 ans au poste de ponçage, Romain ?
Mais tu deviens sourd ? Depuis quelques temps tu me fais systématiquement répéter !
Qu'est-ce que tu as dis ?

Analyser la situation

1 **Cochez** le problème posé dans la situation.

☐ Comment préserver son audition lorsque l'on est exposé à des activités professionnelles bruyantes ?
☐ Comment protéger son audition lors d'une explosion ?
☐ Comment préserver son audition en écoutant de la musique amplifiée ?

2 À partir de la situation, **complétez** le schéma du principe d'apparition d'un dommage.

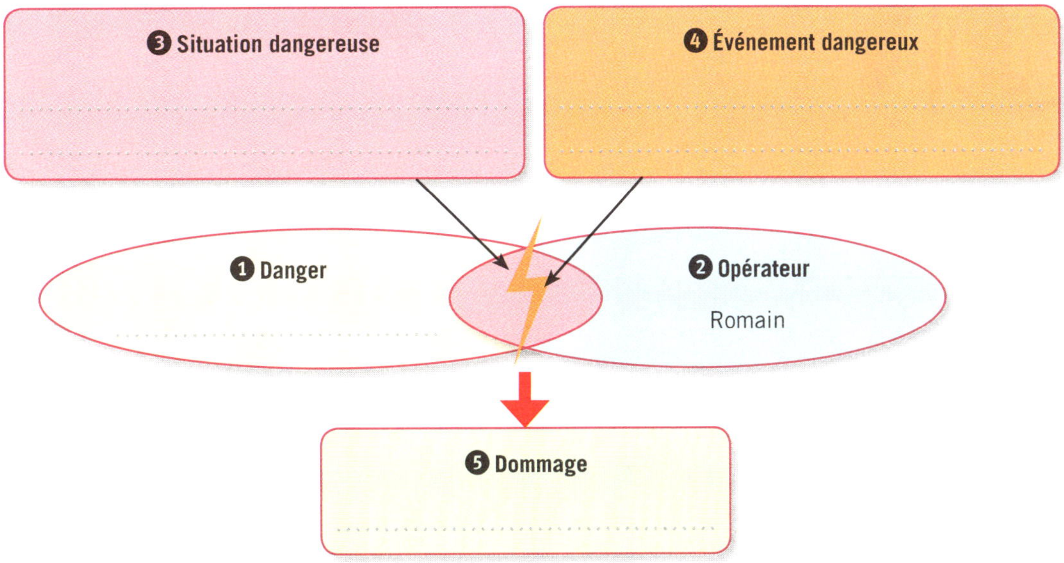

Mobiliser les connaissances

Activité 1 ▸ Les caractéristiques du risque lié au bruit

3 À partir du document A, **relevez** :

– le seuil de nocivité pour une journée de travail de 8 heures :

....

– le seuil de la douleur :

....

– le seuil de la fatigue :

....

4 **Surlignez**, sur le document A, le niveau de bruit relevé dans l'atelier de Romain, puis **formulez** un commentaire.

....

....

....

....

....

DOC A L'échelle du bruit en décibels (A)*

	Exemples dans la vie quotidienne	Exemples au travail
140	Décollage d'un avion	
130	Coup de fusil	Bancs d'essai des moteurs
120	Seuil de la douleur	
110	Discothèque	Atelier de chaudronnerie
100	Passage d'un train en gare	Scies circulaires
90	Baladeur volume à fond	Ponceuses
80	Seuil légal d'une journée de travail de 8 heures	
70	Restaurant bruyant	Imprimante à aiguille
60	Seuil de la fatigue	
50	Conversation à haute voix	Grand bureau calme
40	Appartement tranquille	Petit bureau calme
30	Promenade en forêt	
0	Seuil d'audibilité	

(*) Décibel (A) = le niveau de bruit réellement perçu par l'oreille.

5 **Indiquez**, sous chaque illustration, les paramètres qui rendent le bruit dangereux pour l'homme.

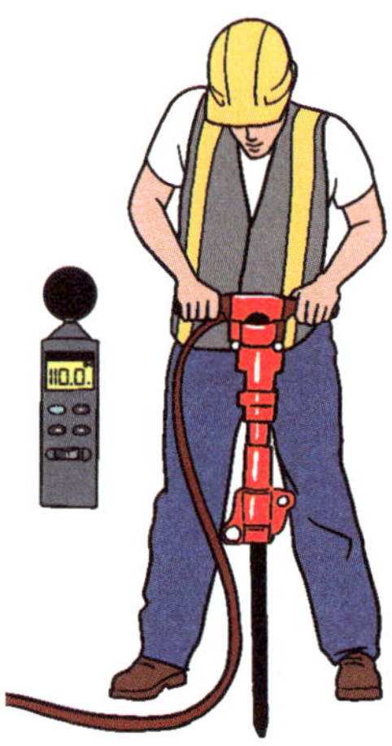

....

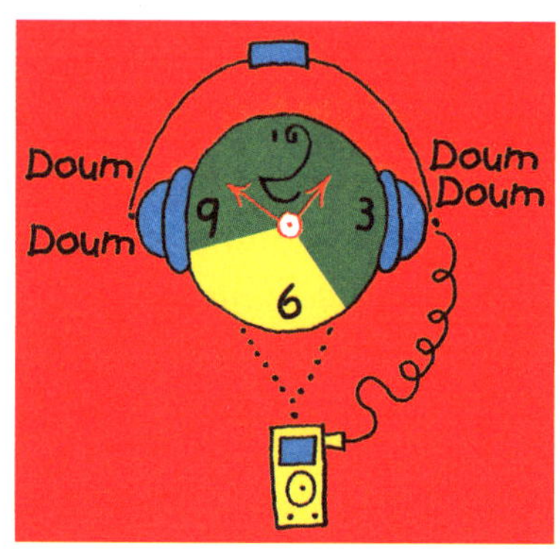

....

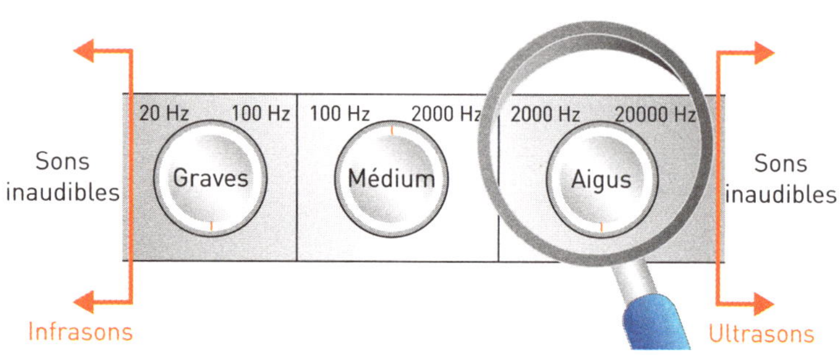

....

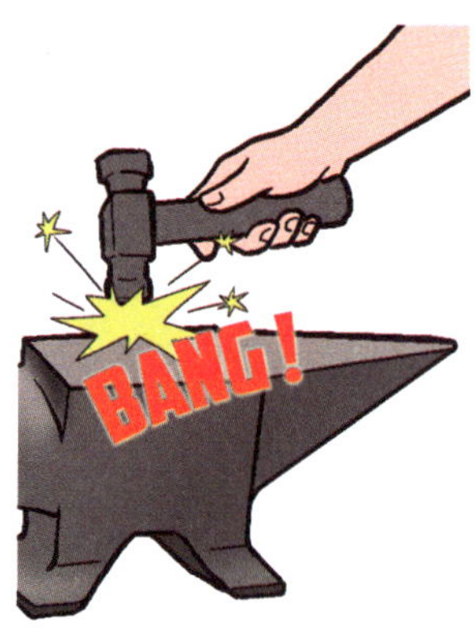

....

Activité 2 ▸ Les effets du bruit

6 À partir du document B et des illustrations, **indiquez** les causes des deux types de surdité.

Les deux types de surdité		Les causes de la surdité
Surdité de transmission Elle est due à une **lésion de l'oreille externe ou moyenne**. Le déficit porte sur les sons graves 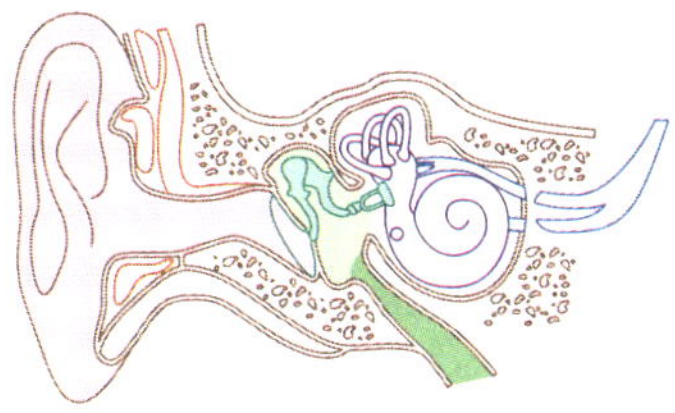	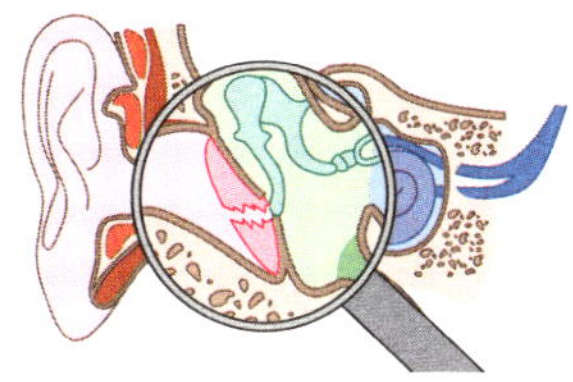	....
	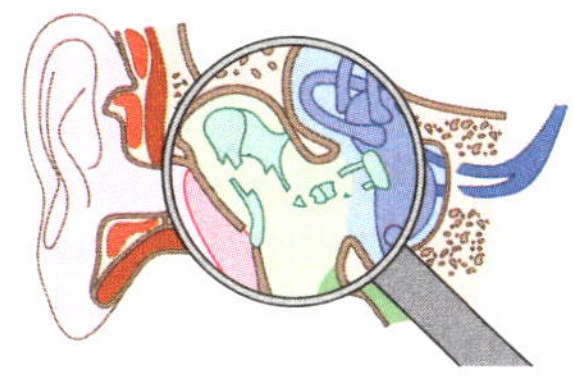	....
Surdité de perception Elle est due à une **lésion de l'oreille interne**. Le déficit porte sur les sons aigus 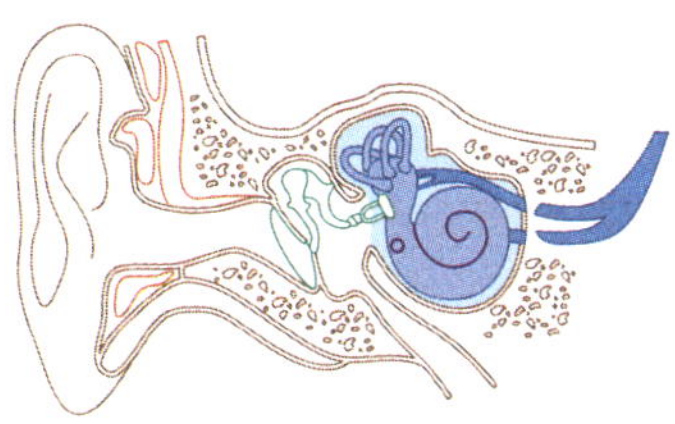	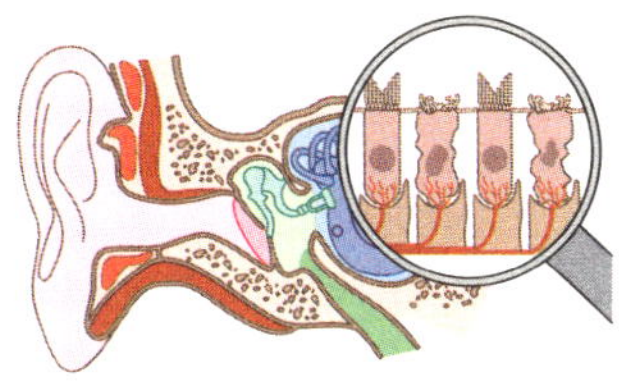	....
	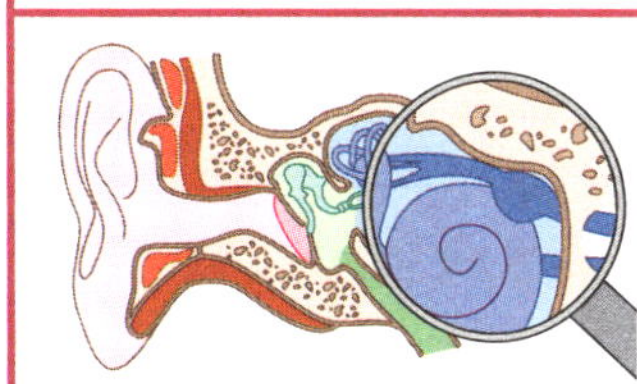	Tumeur du ....

DOC B L'appareil auditif

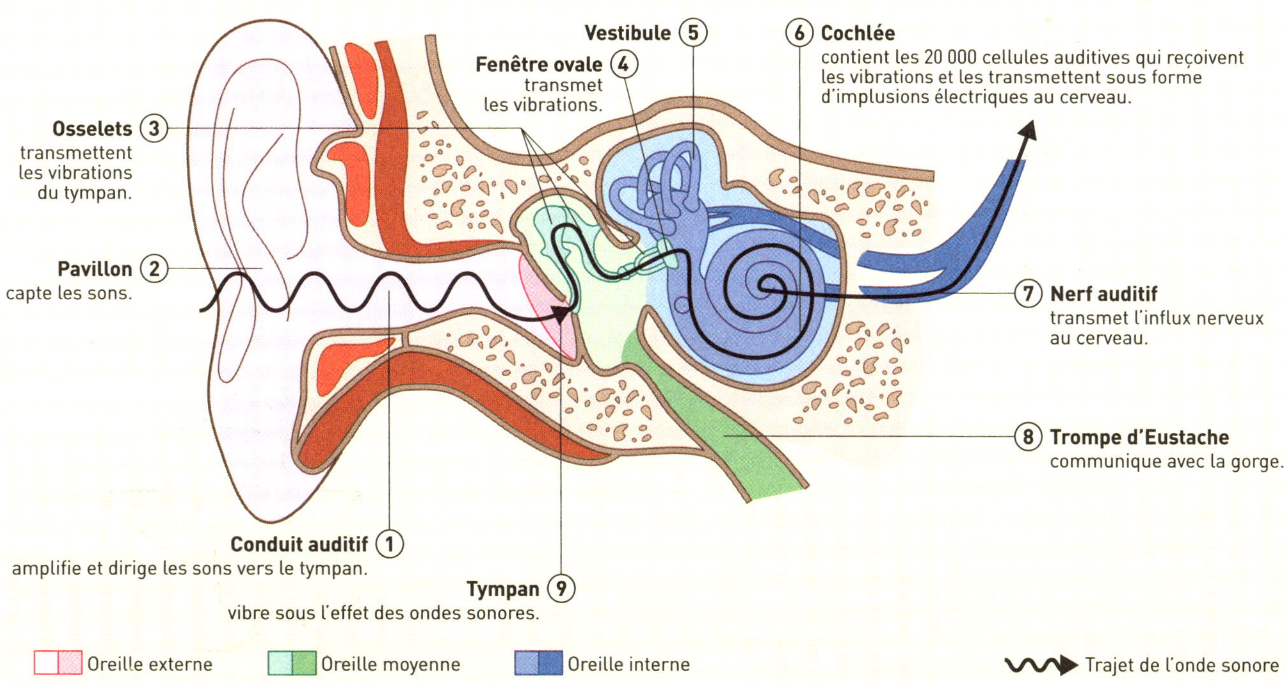

7 À l'aide du dictionnaire, **définissez** acouphène et hyperacousie qui sont deux conséquences possibles d'une exposition à un niveau de bruit élevé.

Acouphène

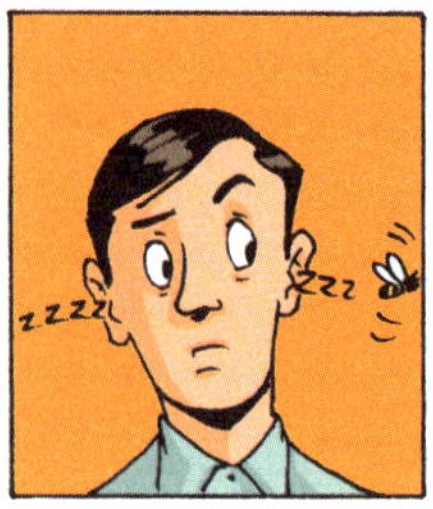

....

Hyperacousie

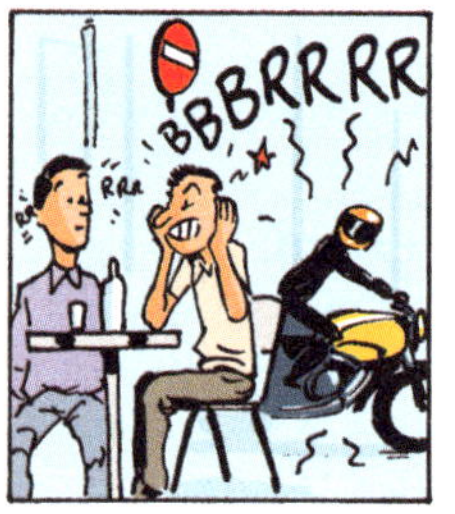

....

8 À l'aide du document C, **surlignez** les effets du bruit sur l'organisme humain.

DOC C Le bruit au travail, l'ouïe n'est pas seule en danger !

Longtemps le bruit a été considéré comme n'agissant que sur l'appareil auditif. Nous savons maintenant que cette conception est fausse. Le bruit entraîne des réactions sur l'ensemble de l'organisme.

Le bruit est source de fatigue, de stress, de troubles du sommeil, d'une accélération du rythme cardiaque et d'une augmentation de la tension artérielle. On observe également chez les personnes exposées au bruit un rétrécissement du champ visuel et une difficulté à s'adapter à la vision nocturne. Au travail, il entraîne des problèmes de concentration d'où la survenue de nombreux accidents du travail. Il rend aussi la communication difficile pouvant aller jusqu'à l'isolement.

Activité 3 Les mesures de prévention

9 À partir du document D, **notez** dans les bulles les numéros des moyens de prévention contre le bruit.

10 **Coloriez** la ou les bulles correspondant aux moyens de prévention qui agissent :
- en rouge, sur l'émission du bruit ;
- en vert, sur la propagation du bruit ;
- en bleu, sur la réception du bruit.

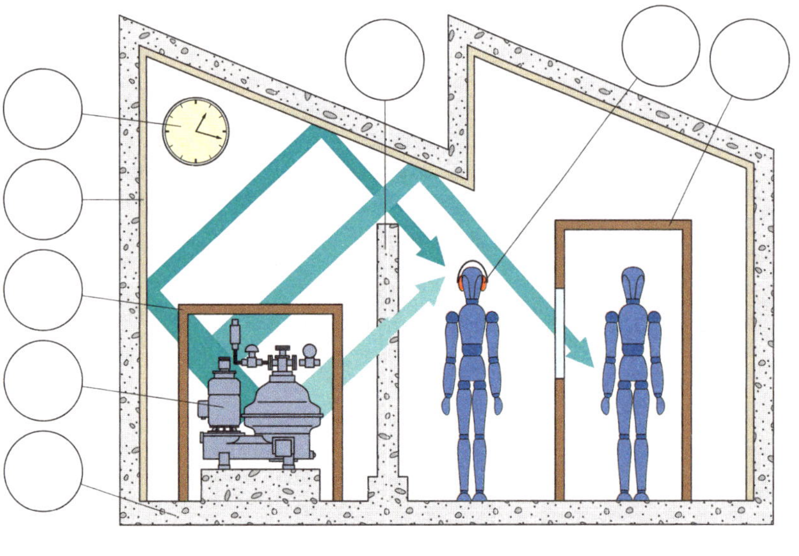

DOC D Des moyens de prévention contre le bruit

Pour réduire le niveau sonore au travail, il existe différents moyens de prévention :

0. Modification de la machine
1. Écran
2. Encoffrement
3. Traitement acoustique
4. Isolement de l'opérateur dans une cabine
5. Réduction du temps d'exposition
6. Équipement de protection individuelle
7. Isolation antivibratile

11 À partir du document E,

11.1 **Nommez** deux autres moyens de prévention.

....

....

11.2 **Indiquez** à partir de quel niveau sonore l'employeur peut exiger d'un salarié le port des protections auditives.

....

....

....

12 Sur le document F,

12.1 **Surlignez** l'information qui permet de connaître l'efficacité de la PICB.

12.2 **Entourez** la PICB la plus efficace.

DOC E Un extrait de la réglementation en matière de bruit

Lorsque l'exposition moyenne au bruit sur 8 heures ne peut être réduit au-dessous de 80 dB(A), ou de 135 dB(A) pour le niveau de bruit impulsionnel, l'employeur doit mettre à disposition des travailleurs des protections individuelles contre le bruit (casque antibruit, bouchons d'oreilles), les informer et les former à la problématique du bruit, proposer un examen auditif et consulter les représentants des travailleurs.

Lorsque l'exposition moyenne au bruit sur 8 heures atteint 85 dB(A) ou 137 dB(A) pour le niveau de bruit impulsionnel, l'employeur impose le port de protections individuelles, met en place une signalisation sur les lieux à risque et s'assure d'une surveillance médicale renforcée de ses employés. Il met également en œuvre des mesures techniques ou organisationnelles qui visent à réduire l'exposition au bruit (choix et agencement des machines, traitement acoustique des locaux, etc.).

DOC F Des exemples de protection individuelle contre le bruit (PICB)

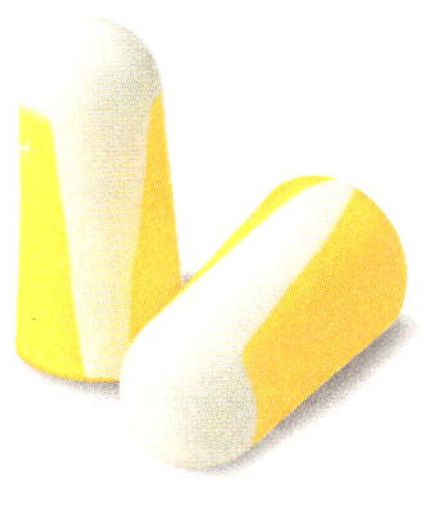

Type	Bouchon d'oreilles
Usage	Unique
Marque	HONEYWELL
Indice d'affaiblissement sonore	33 dB
Matériau bouchon	Mousse polyuréthane ultradoux et lisse
Forme bouchon	Conique
Taille	S
Catégorie d'EPI	2
Norme	EN 352-2

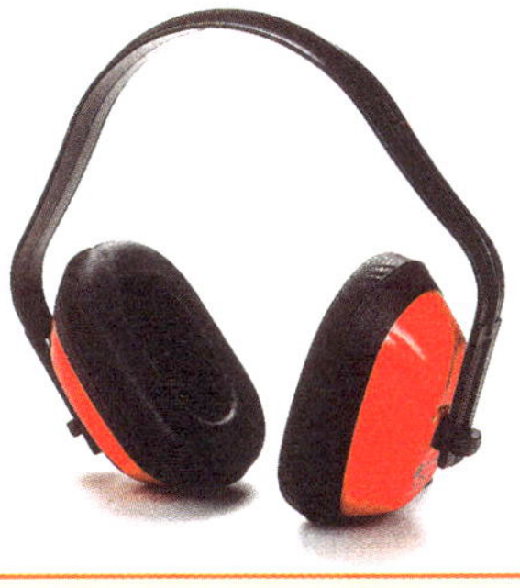

Type	Casque antibruit
Marque	HONEYWELL
Indice d'affaiblissement sonore	31 dB
Matériau serre-tête	Polyester enveloppe vinyle
Serre-tête réglable	Oui
Bandeau	Rembourré
Matériau coquille	Polypropylène
Compatible	Lunettes et masques

Proposer des solutions

13 **Indiquez** pour Romain :

- les moyens pour réduire son exposition au bruit : ....
- les moyens pour contrôler l'évolution de sa perte auditive : ....

....

MEMO

25

Le risque lié au bruit

• Les caractéristiques du risque lié au bruit

La sensation sonore perçue par l'oreille se mesure en **décibels A** (dB(A)). Le seuil de **nocivité pour une journée de travail de 8 heures** est de **80 dB(A)**. Le seuil de la **douleur** est de **120 dB(A)**. Les paramètres qui rendent le bruit dangereux pour l'Homme sont :
- un niveau sonore élevé ;
- une durée d'exposition importante ;
- un son aigu ;
- un bruit impulsionnel.

• Les effets du bruit

Le bruit a des **répercussions directes sur l'appareil auditif** : fatigue auditive, acouphène, hyperacousie, surdité de transmission, surdité de perception.

Le bruit a également **d'autres répercussions sur l'organisme** : fatigue, troubles du sommeil, augmentation de la fréquence cardiaque et de la tension artérielle, stress, rétrécissement du champ visuel.

• Les mesures de prévention

La **réglementation** fixe à **80 dB(A)** le niveau légal d'exposition pendant une journée de 8 heures de travail et à **135 dB(A)** l'exposition à un bruit impulsionnel ou de crête (par exemple un coup de marteau).

La **prévention** consiste à :
- réduire le bruit à la source ;
- agir sur la propagation du bruit (éloignement, traitement acoustique du local, encoffrement de machines...) ;
- recourir à des protecteurs individuels contre le bruit (casque antibruit, bouchons d'oreilles).

À vos vidéos !

Titre : Tout comprendre sur le bruit
Lien : http://urls.fr/vde
Durée : 2 min 20 s

Après avoir regardé la vidéo, répondez aux questions.

1 Quel est le nombre de salariés concernés par le bruit au travail en France ?

2 Quel est le niveau de bruit qui présente un danger pour la santé, pour une journée de travail de 8 heures ?

3 Quelles sont les conséquences de l'exposition au bruit à des niveaux moyens ?

4 Pourquoi les risques d'accidents augmentent-ils dans une ambiance de travail bruyante ?

5 Quelle est la principale conséquence d'une exposition au bruit au travail ?

6 Quels sont les signes annonciateurs d'un début de surdité ?

7 Quelle est la prévention à privilégier pour éviter l'exposition des salariés au bruit ?

Le risque lié aux poussières

OBJECTIF : Prévenir le risque lié aux poussières.

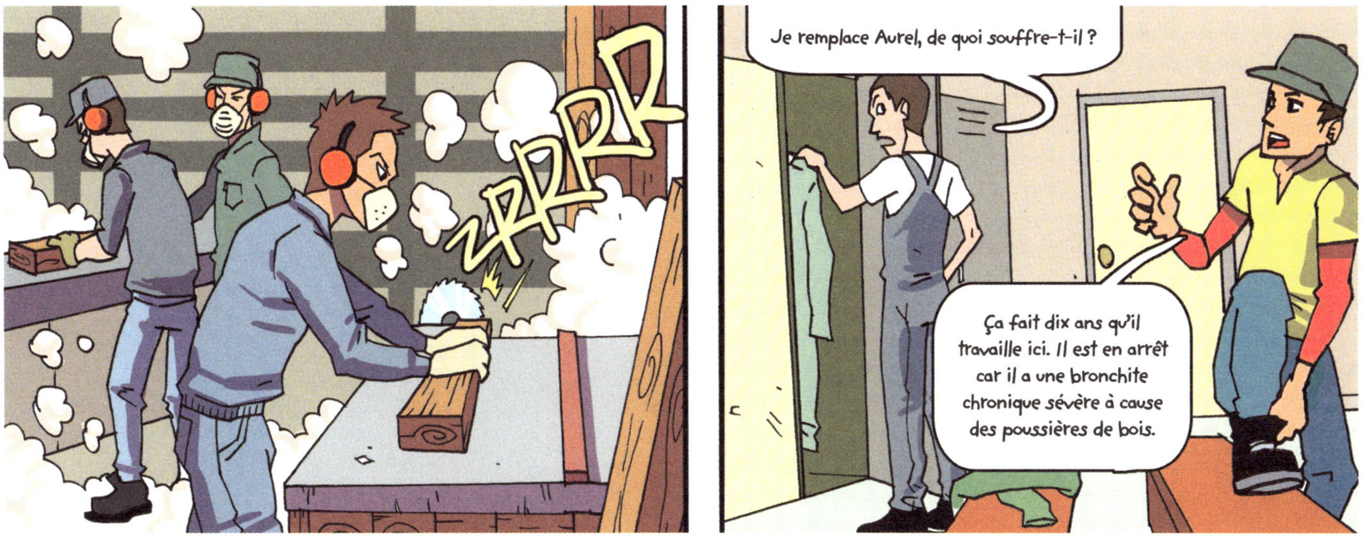
ZRRRR
Je remplace Aurel, de quoi souffre-t-il ?
Ça fait dix ans qu'il travaille ici. Il est en arrêt car il a une bronchite chronique sévère à cause des poussières de bois.

Analyser la situation

1 **Cochez** le problème posé dans la situation.

☐ Quel est le cancer provoqué par les poussières de bois ?
☐ Quelles sont les améliorations à apporter pour protéger les salariés exposés au risque lié aux poussières ?
☐ Quels sont les équipements obligatoires sur les machines dangereuses ?

2 À partir de la situation, **complétez** le schéma du principe d'apparition d'un dommage.

3 Situation dangereuse
....
....

4 Événement dangereux
....
....

1 Danger
....

2 Opérateur
Aurel

5 Dommage
....

Mobiliser les connaissances

Activité 1 Les facteurs de risques liés aux poussières

3 À partir du document A,

3.1 **Nommez** les risques provoqués par les poussières.

3.2 **Indiquez**, sous chaque illustration, le facteur qui augmente les risques liés aux poussières.

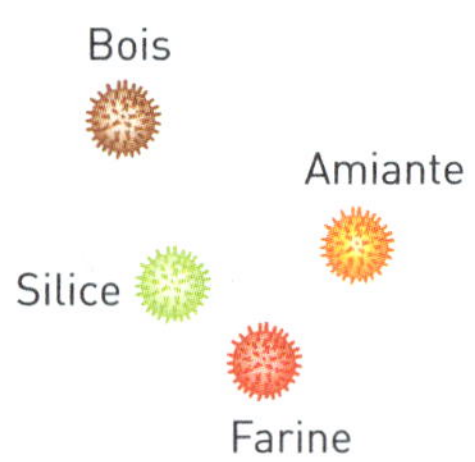

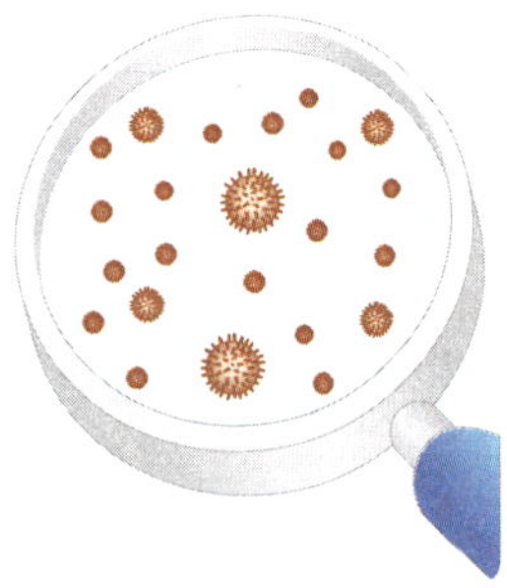

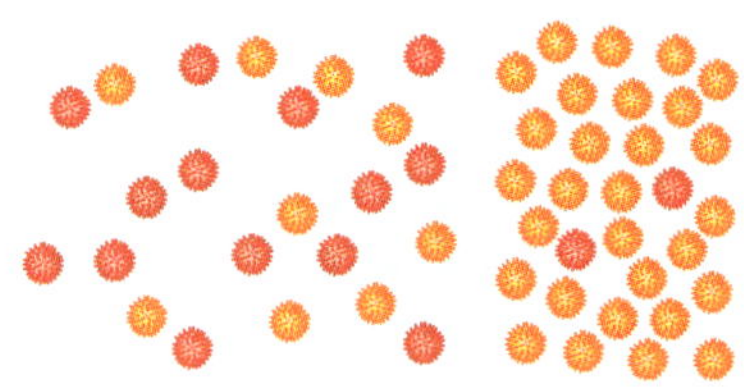

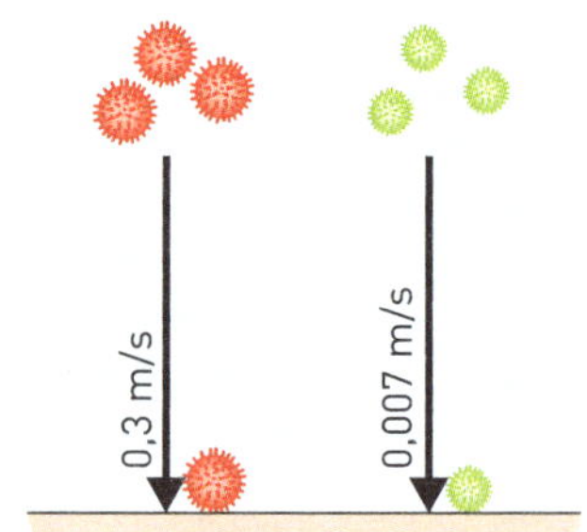

3.3 **Coloriez** sur l'échelle de granulométrie :
- en vert, la zone qui correspond à la taille des poussières retenues au niveau des fosses nasales ;
- en bleu, la zone de danger à partir de laquelle les poussières parviennent aux alvéoles pulmonaires.

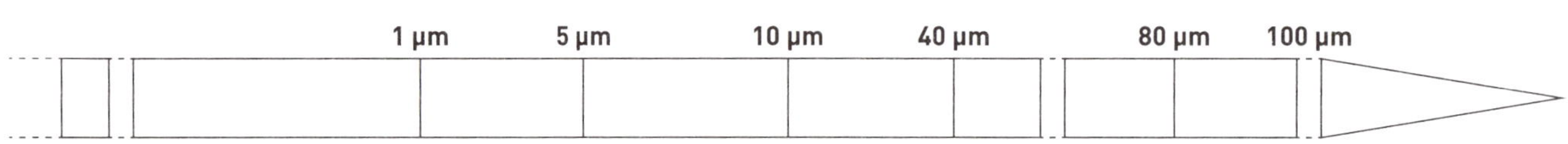

DOC A Les caractéristiques des poussières

Les poussières sont des particules solides en suspension dans l'air dont le diamètre est inférieur ou égal à 100 micromètres (µm) (0,1 mm) ou dont la vitesse de chute dans l'air est inférieure ou égale à 25 cm/s.

Certaines présentent un risque d'incendie ou d'explosion selon leur concentration dans l'atmosphère et d'autres, sont considérées comme gênantes ou dangereuses pour la santé.

L'évaluation du risque pour l'homme dépend de :
- **la nature des poussières** : on distingue les poussières inertes sans toxicité particulière qui ont pour effet une gêne respiratoire et les poussières actives c'est-à-dire toxiques (exemples : le bois par ses effets cancérigènes, la farine par ses effets allergènes).
- **leur concentration** : plus leur concentration atmosphérique dans l'air est élevée, plus le risque est important.
- **leur vitesse de chute** : plus elles sont fines, plus elles restent en suspension dans l'air ;
- **la granulométrie** : c'est-à-dire le diamètre des particules inhalées. Plus elles sont fines, plus elles sont susceptibles de se déposer le long du trajet des voies respiratoires jusqu'aux alvéoles pulmonaires :
  - de 10 à 100 micromètres : elles sont retenues au niveau des fosses nasales ;
  - de 5 à 10 micromètres : elles pénètrent dans la trachée, les bronches et les bronchioles ;
  - inférieur à 1 micromètre : elles se déposent sur les alvéoles pulmonaires.

Activité 2 Les effets sur l'organisme

4 À partir du document B,

4.1 **Indiquez** pour chaque organe et appareil les effets des poussières sur l'organisme.

4.2 **Tracez**, sur le schéma de l'appareil respiratoire, le trajet d'une poussière dont la taille est inférieure à 1 micromètre.

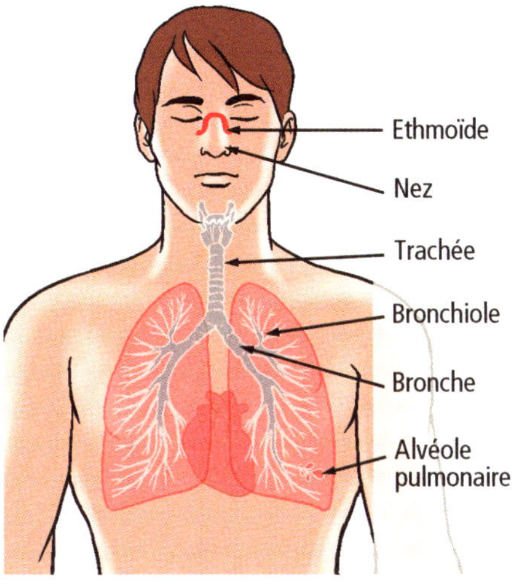

Organes ou appareil atteints	Effets sur l'organisme
Peau	
Yeux	
Os (à la base du crâne)	
Appareil respiratoire	

DOC B Les conséquences des poussières sur l'organisme

La pénétration cutanée : la majorité des signes cutanés correspond à un eczéma de contact, dont le mécanisme est allergique. Au niveau de la face, avant la rougeur de la peau, il y a souvent atteinte de la conjonctive des yeux avec des larmoiements et un gonflement des paupières.

L'inhalation dans les voies respiratoires : une partie des poussières est bloquée au niveau des sinus de la face. En effet, la muqueuse qui recouvre l'ethmoïde et les sinus a pour rôle de filtrer l'air inspiré, de le réchauffer et de l'humidifier avant qu'il ne pénètre dans la trachée puis dans les bronches. En cas d'empoussièrement important, la muqueuse est irritée, inflammée, s'infecte facilement et peut évoluer lentement vers un cancer. Les plus fines poussières (diamètre inférieur à 1 micromètre) atteignent les alvéoles pulmonaires. La réaction immédiate est l'asthme apparaissant dans les minutes suivant l'inhalation et s'accompagnant parfois de troubles plus bénins comme la rhinite (écoulement nasal, éternuements). Quelques mois après l'exposition, d'autres symptômes peuvent apparaître : fièvre, toux, expectorations, difficultés à respirer. La bronchite chronique s'installe.

Activité 3 Les mesures de prévention

5 À partir du document C,

5.1 **Indiquez** la valeur limite d'exposition professionnelle à respecter par l'employeur.

....

5.2 **Nommez** l'examen médical obligatoire.

....

DOC C La législation sur les poussières de bois

L'employeur doit évaluer les risques d'exposition aux poussières de bois et recenser l'ensemble des travailleurs exposés afin d'établir pour chacun d'eux une fiche d'exposition consultable par l'intéressé et transmise au médecin du travail qui assure la surveillance médicale renforcée pour ces salariés.

Une valeur limite d'exposition professionnelle (VLEP) pour les poussières de bois inhalables à ne pas dépasser dans l'atmosphère des lieux de travail, mesurée sur 8 heures, est fixée à 1 mg/m^3. Le respect de la valeur limite d'exposition professionnelle doit être contrôlé par un organisme accrédité, au moins une fois par an.

6 Dans le tableau, **cochez** le niveau de prévention pour chaque mesure proposée, en vue de limiter les émissions de poussières de bois.

Exemples de mesures de prévention	Niveau 1	Niveau 2		Niveau 3
	Prévention intrinsèque	Protection		Formation ou information de l'opérateur
		collective	individuelle	
Captage à la source par un dispositif intégré sur les machines et les équipements portatifs 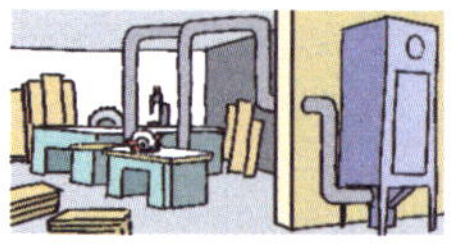				
Isolement des postes à poussières (cloison antipoussières) 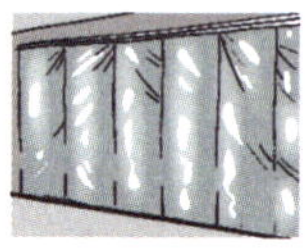				
Signalisation appropriée 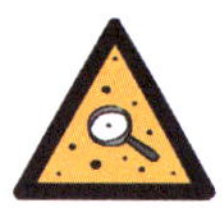				
Raccordement à un système d'aspiration au plus proche de l'émission de poussières 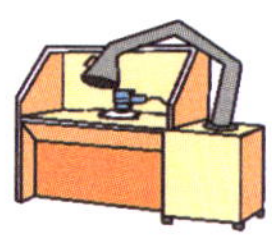				
Lunettes, masque respiratoire doté de filtres appropriés. 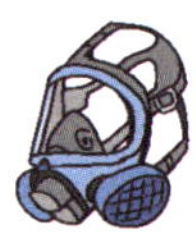				
Limitation de l'accès aux zones à risque				
Surveillance médicale renforcée 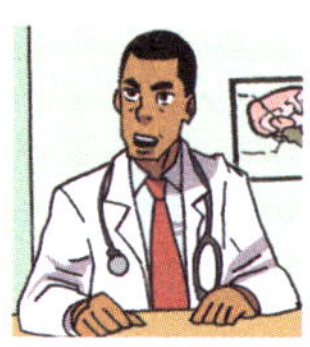				
Nettoyage régulier des locaux, des vêtements de travail avec un aspirateur équipé d'un filtre haute efficacité 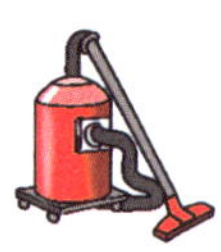				
Formation spécifique pour les nouveaux embauchés et les personnes susceptibles d'être exposées au risque 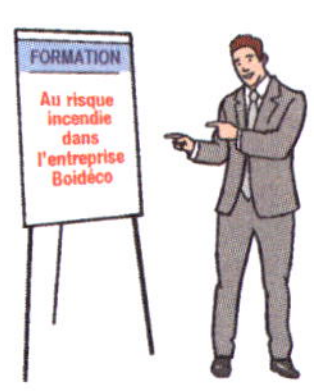				
Travail par voie humide (arrosage, humidification) 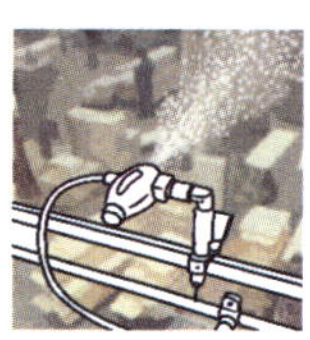				

7 À partir du document D, **indiquez** dans quelle situation de travail le port du masque FFP3 est obligatoire.

....

....

DOC D Les appareils de protection respiratoire

Le masque filtrant de protection respiratoire jetable doit être **adapté au type de poussières** présentes à filtrer, ce qui implique une bonne connaissance des produits utilisés et des procédés de fabrication.

Il est indispensable de bien placer le masque sur le visage et d'en vérifier l'étanchéité avant de l'utiliser, c'est la condition essentielle de son efficacité.

Il existe trois types de masque selon la spécificité du filtre :

Masque appellation FF*	Efficacité des filtres anti-aérosols**	Nature des poussières	
P1 (FFP1)	Faible : arrête 80 % des poussières	Poussières gênantes, **non toxiques** (soufre, laine de verre, poussière textile…)	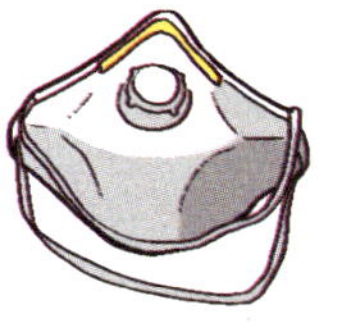
P2 (FFP2)	Moyenne : arrête 94 % des poussières	Poussières **toxiques** (bois, poussières métalliques…)	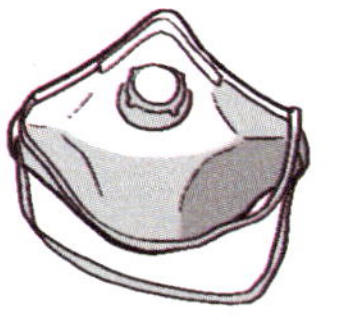
P3 (FFP3)	Haute : arrête 99 % des poussières	Poussières **très toxiques** (amiante, plomb, chrome…)	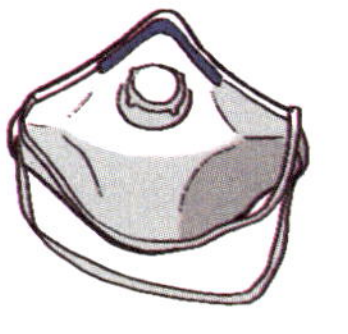

Ces caractéristiques doivent être inscrites sur le masque et sur l'emballage, et un pourtour de couleur indique la classe de filtration.

* FF : pièce faciale filtrante.

** Aérosols : suspension dans l'air de particules solides et/ou liquides.

Proposer des solutions

8 **Renseignez** le tableau.

Mesures de prévention à mettre en œuvre par l'entreprise Boideco		Justifications
Intrinsèque	....	....
Individuelle	....	....

MEMO

26

Les risques liés aux poussières

• Les facteurs de risques liés aux poussières

Les poussières sont des particules solides en suspension dans l'air dont le diamètre est inférieur ou égal à 100 micromètres (0,1 mm) ou dont la vitesse de chute dans l'air est inférieure ou égale à 25 cm/s.

Les facteurs de toxicité dépendent de :

- la **nature des poussières** :
  - les poussières **inertes** sans toxicité particulière,
  - les poussières **actives** ou **toxiques** comme le bois par ses effets cancérigènes ou la farine par ses effets allergènes ;
- leur **concentration** ;
- la **granulométrie** (diamètre des particules inhalées) ;
- leur **vitesse de chute**.

• Les effets sur l'organisme

Les poussières provoquent des pathologies plus ou moins graves et atteignent divers organes :

- la peau : eczéma, rougeur ;
- les yeux : larmoiements, conjonctivite, gonflement des paupières ;
- l'os ethmoïde : cancer ;
- les voies respiratoires : rhinite, éternuements, asthme, toux, expectorations, difficultés à respirer, bronchites aiguës et chroniques, cancer des bronches et des poumons.

• Les mesures de prévention

Des mesures adaptées doivent être mises en œuvre :

- **prévention intrinsèque :** captage à la source par un dispositif intégré sur les machines et les équipements portatifs ;
- **protection collective** : limitation de l'accès aux zones à risque, raccordement à un système d'aspiration entretenu, isolement des postes à poussières ;
- **protection individuelle :** port de masque respiratoire adapté au risque, surveillance médicale renforcée ;
- **formation et information de l'opérateur :** panneau de signalisation, formation spécifique.

À vous de jouer !

Retrouvez à partir des définitions et des initiales données par le mot « poussière » les mots rencontrés au cours de ce chapitre.

1 Poussière qui reste en suspension dans l'atmosphère.

2 Les poumons en sont un.

3 Exprimée en micron pour la taille des poussières.

4 Partie du nez touchée par ce risque.

5 Les poussières doivent être captées au plus près d'elle.

6 L'explosion peut le provoquer.

7 Signe provoqué par les poussières.

8 Réaction inflammatoire allergique ou infectieuse des muqueuses de la cavité nasale.

9 Dans les métiers du bois, risque de cancer pour cet os du crâne situé à la racine du nez.

1	P										
2	O										
3	U										
4	S										
5	S										
6	I										
7	E										
8	R										
9	E										

Le risque chimique

OBJECTIF : Prévenir le risque chimique.

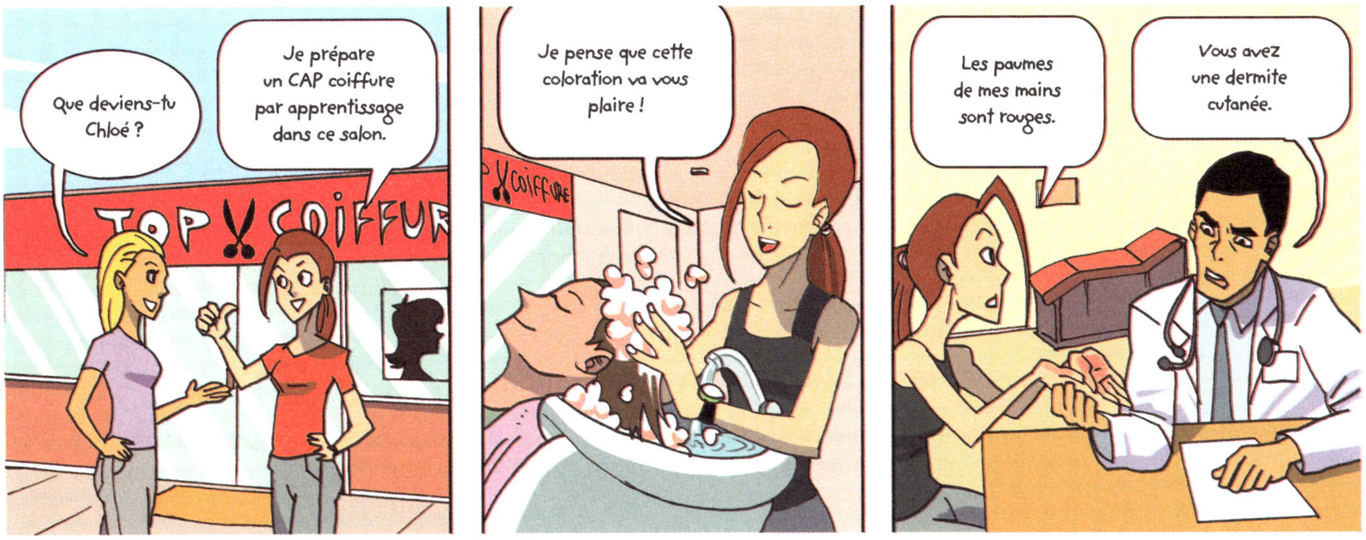
Que deviens-tu Chloé ?
Je prépare un CAP coiffure par apprentissage dans ce salon.
TOP COIFFUR
Je pense que cette coloration va vous plaire !
Les paumes de mes mains sont rouges.
Vous avez une dermite cutanée.

Analyser la situation

1 **Cochez** le problème posé dans la situation.

☐ Quelle démarche effectuer pour préparer un CAP coiffure ?
☐ Comment se protéger des produits chimiques spécifiques au métier de coiffeur ?
☐ Comment choisir le shampooing d'une cliente ?

2 À partir de la situation, **complétez** le schéma du principe d'apparition d'un dommage.

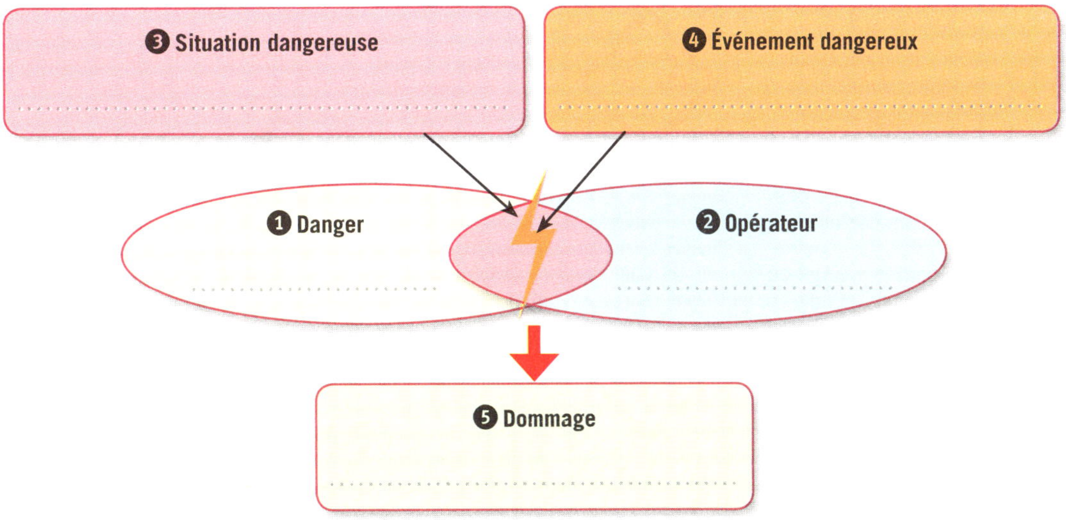

Mobiliser les connaissances

Activité 1 ▸ L'étiquetage, un moyen pour identifier le risque chimique

3 À l'aide du document A, **nommez** les informations figurant sur l'étiquette du produit.

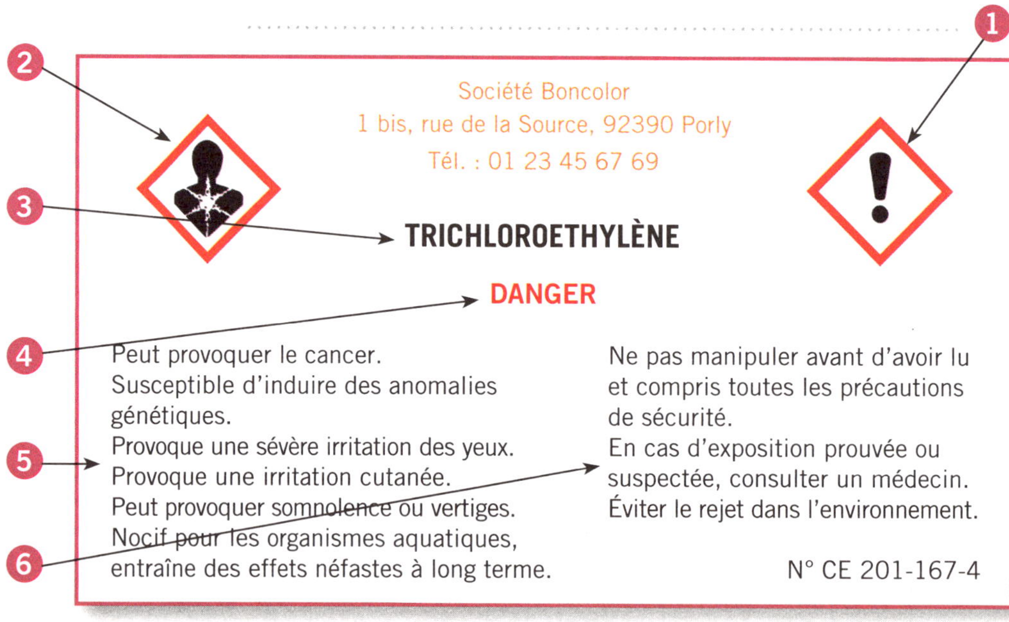

DOC A L'étiquetage et les 9 pictogrammes de danger

Les étiquettes sont obligatoires et doivent figurer sur le récipient d'origine et sur chacun des emballages successifs en cas de transvasement et de reconditionnement. Elles regroupent les informations suivantes :

- **l'identité du fournisseur** ;
- **l'identificateur du produit (numéro CE, nom commercial)** ;
- **les conseils de prudence** (ex. : « Éviter tout contact avec les yeux, la peau ou les vêtements ») ;
- **la ou les mentions de danger** (ex. : « Mortel par inhalation ») ;
- **la mention d'avertissement et le ou les pictogrammes de danger suivants :**

J'EXPLOSE 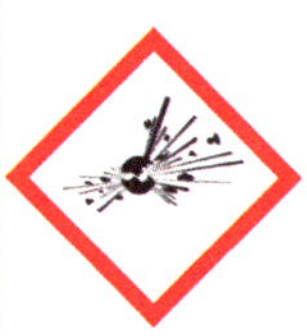	• Je peux exploser, suivant le cas, au contact d'une flamme, d'une étincelle, d'électricité statique, sous l'effet de la chaleur, d'un choc, de frottements.	**JE SUIS SOUS PRESSION** 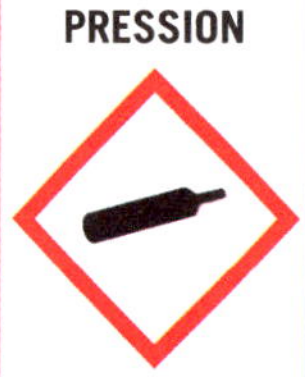	• Je peux exploser sous l'effet de la chaleur (gaz comprimés, liquéfiés…). • Je peux causer des brûlures ou blessures liées au froid (gaz réfrigérés).	**JE NUIS GRAVEMENT À LA SANTÉ** 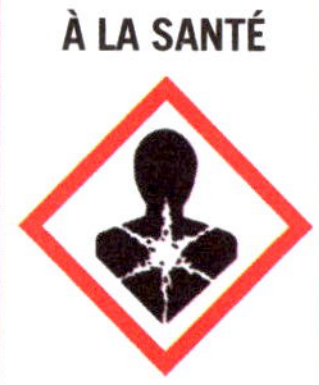	• Je peux provoquer le cancer, des allergies respiratoires (asthme), modifier l'ADN, nuire à la fertilité et au fœtus, altérer le fonctionnement de certains organes.
JE FLAMBE 	• Je peux m'enflammer, suivant le cas, au contact d'une flamme, d'une étincelle, d'électricité statique, sous l'effet de la chaleur, d'un choc, de frottements, au contact de l'air ou au contact de l'eau si je dégage des gaz inflammables.	**JE RONGE** 	• Je peux attaquer ou détruire les métaux. • Je ronge la peau et/ou les yeux en cas de contact ou de projection.	**J'ALTÈRE LA SANTÉ OU LA COUCHE D'OZONE** 	• J'empoisonne à forte dose. • J'irrite la peau, les yeux et/ou les voies respiratoires. • Je peux provoquer des allergies cutanées (eczéma par exemple), somnolence et vertiges. • Je détruis l'ozone dans la haute atmosphère.
JE FAIS FLAMBER 	• Je peux provoquer ou aggraver un incendie, ou même provoquer une explosion en présence de produits inflammables.	**JE TUE** 	• J'empoisonne rapidement, même à faible dose.	**JE POLLUE** 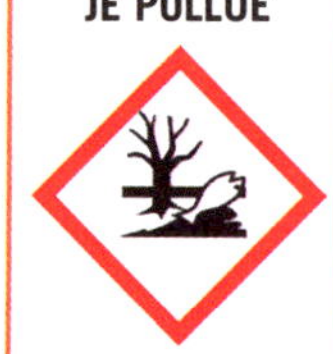	• Je provoque des effets néfastes sur le milieu aquatique (poissons, crustacés, algues, autres plantes aquatiques).

Activité 2 Les effets des produits chimiques

4 Sur le schéma, **nommez** les trois voies de pénétration des produits chimiques et **surlignez** celle concernant Chloé.

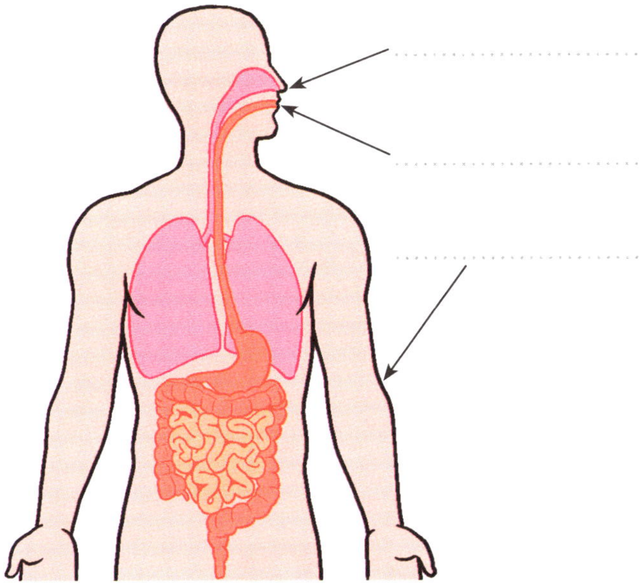

5 À l'aide des étiquettes des produits chimiques utilisées dans votre secteur professionnel, **complétez** le tableau.

Effets immédiats	....
Effets à long terme	....

Activité 3 Les mesures de prévention

6 **Cochez** dans le tableau le niveau de prévention pour chaque mesure proposée.

Exemples de mesures de prévention	Niveau 1	Niveau 2		Niveau 3
	Prévention intrinsèque	Protection collective	Protection Individuelle	Formation et information de l'opérateur
Port de gants				
Remplacement du produit par un produit moins dangereux				
Affichage du risque chimique				
Étiquetage des produits				
Ventilation des locaux				

Proposer des solutions

7 **Indiquez** les mesures de prévention que Chloé doit prendre lors de l'utilisation des produits de coloration.

....

....

MEMO

27

Le risque chimique

- **L'étiquetage, un moyen pour identifier les risques liés aux produits chimiques**

Les étiquettes sont **obligatoires** et **doivent figurer sur le récipient d'origine** et sur **chacun des emballages successifs en cas de transvasement et de reconditionnement**.

Elles comportent l'identité du fournisseur, l'identificateur du produit (numéro CE, nom commercial), les **conseils de prudence**, la ou les **mentions de danger**, la **mention d'avertissement** et le ou les **pictogrammes de danger** qui sont au nombre de neuf.

- **Les effets des produits chimiques**

Les produits chimiques peuvent pénétrer par trois voies :
- **respiratoire ;**
- **digestive ;**
- **cutanée.**

Ils peuvent avoir des **effets** :
- **immédiats** comme vomissements, nausées, maux de tête, irritations cutanées, dermites, irritations des yeux, brûlures, asphyxie, intoxication, somnolence, vertiges, coma, perte de connaissance... ;
- **à long terme** comme allergie, cancers (peau, poumons...)

- **Les mesures de prévention**

La prévention du risque chimique au travail consiste à :
- remplacer un produit dangereux par un produit non dangereux ou moins dangereux ;
- utiliser les protections collectives (ventilation...) ;
- porter un équipement de protection individuelle (gants, masque respiratoire...) ;
- lire les étiquettes et plus particulièrement les pictogrammes de danger et les mentions de danger ;
- suivre une formation sur les risques chimiques.

À vous de jouer !

Complétez la grille de mots croisés à l'aide des définitions.

Horizontalement

A Protection individuelle qui limite la pénétration des produits chimiques par la voie cutanée.

B Protection individuelle qui limite la pénétration des produits chimiques par la voie respiratoire.

C Une des voies de pénétration des produits chimiques dans l'organisme.

D Signification du pictogramme : Je 

Verticalement

1 Effet à long terme de l'utilisation d'un produit chimique.

2 Effet possible d'un produit chimique dont le pictogramme suivant 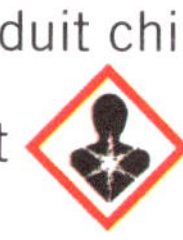 figure sur l'étiquette.

3 Obligatoire sur tous les contenants des produits chimiques.

4 Nombre de pictogrammes de danger.

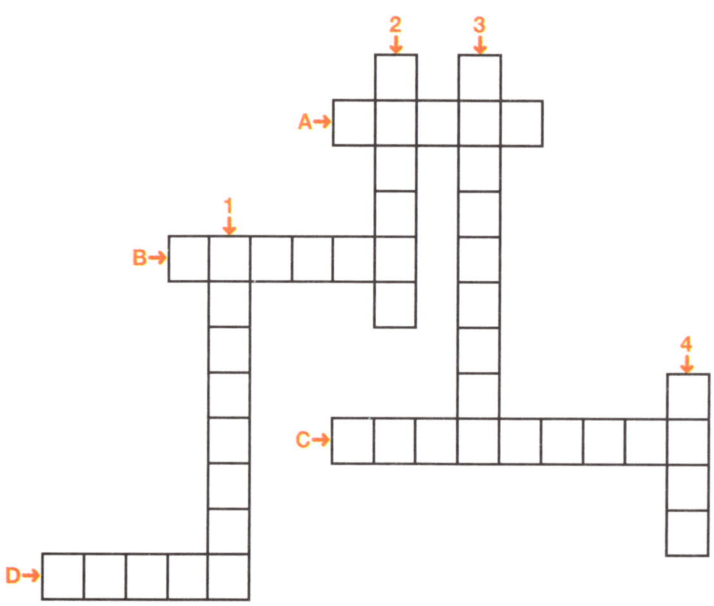

Le risque mécanique

OBJECTIF : Prévenir le risque mécanique.

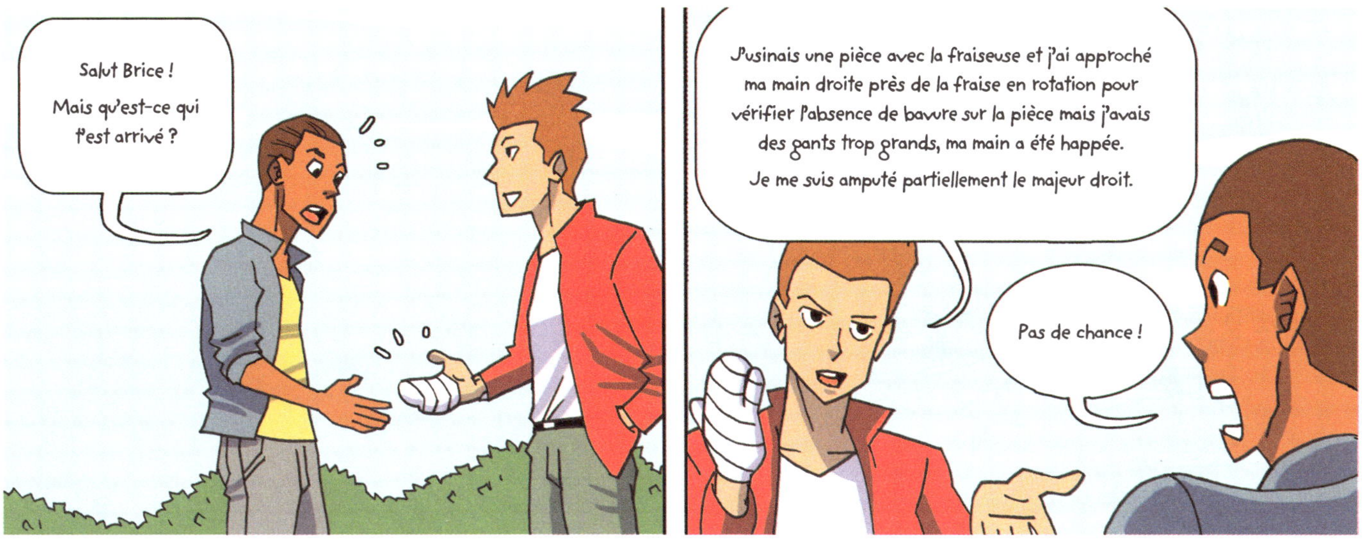
Salut Brice !
Mais qu'est-ce qui t'est arrivé ?
J'usinais une pièce avec la fraiseuse et j'ai approché ma main droite près de la fraise en rotation pour vérifier l'absence de bavure sur la pièce mais j'avais des gants trop grands, ma main a été happée.
Je me suis amputé partiellement le majeur droit.
Pas de chance !

Analyser la situation

1 **Cochez** le problème posé dans la situation.

☐ Comment se protéger des risques électriques ?
☐ Comment porter des tôles en préservant sa colonne vertébrale ?
☐ Comment se protéger des risques mécaniques et de leurs conséquences ?

2 À partir de la situation, **complétez** le schéma du principe d'apparition d'un dommage.

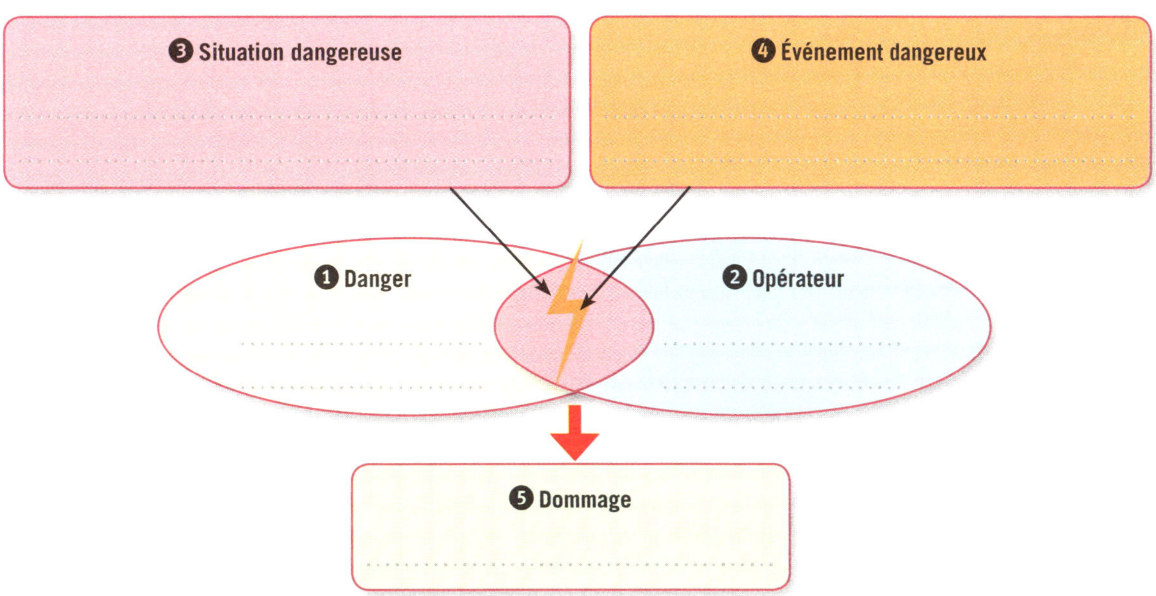

Mobiliser les connaissances

Activité 1 ▸ Le risque mécanique dans la vie professionnelle

3 À partir du document A et des illustrations, **complétez** le tableau.

Situation dangereuse	Risque	Exemples de danger dans mon secteur professionnel
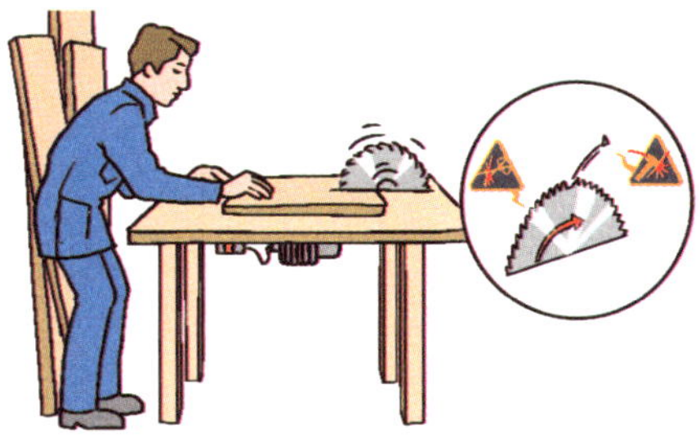		
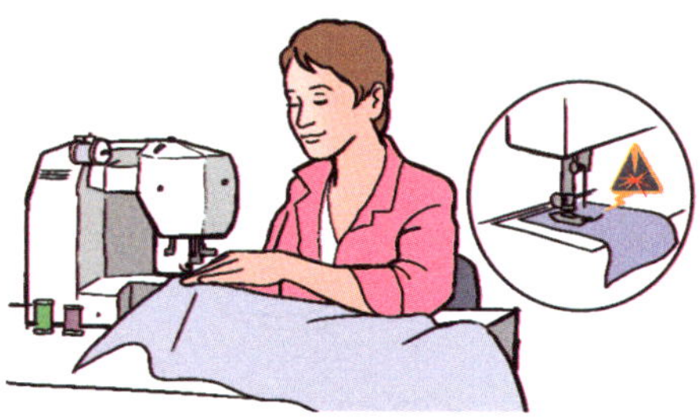		
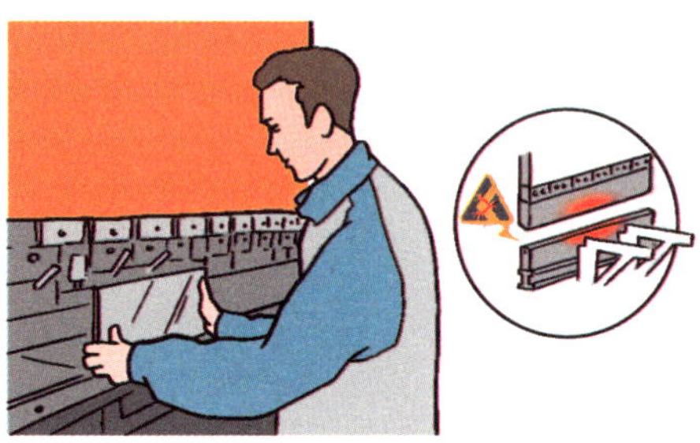		
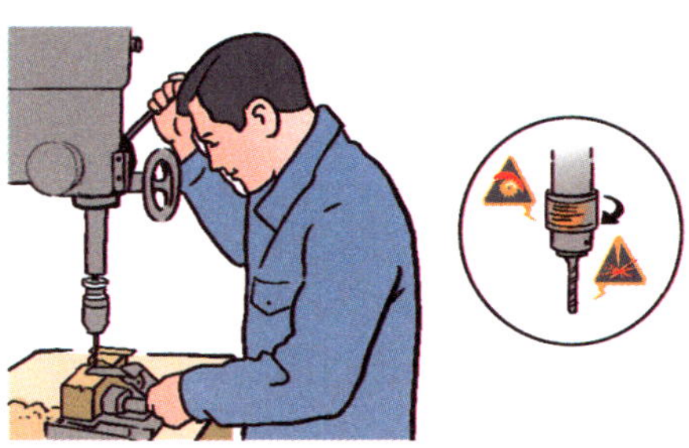		

DOC A Le risque mécanique

Le risque mécanique désigne l'ensemble des facteurs qui peuvent être à l'origine d'une blessure par l'action mécanique d'éléments de machines, d'outils, de pièces, de charges, de projections de matériaux solides ou de fluides. Des exemples de risques d'origine mécanique :

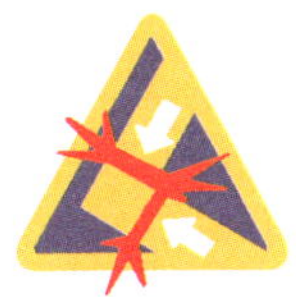	Risque d'écrasement	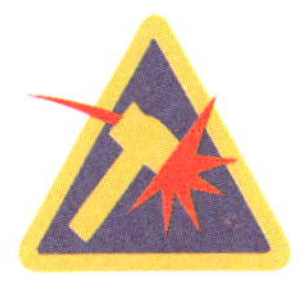	Risque de chocs avec des éléments solides		Risque de cisaillement, de coupure ou de sectionnement
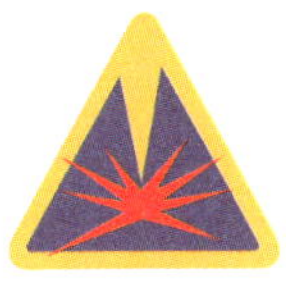	Risque de perforation ou de piqûre		Risque de happement, d'enroulement, d'entraînement	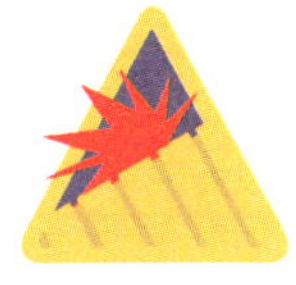	Risque d'abrasion, de frottement

Activité 2 Les effets sur l'organisme humain

4 À partir de vos connaissances, **reliez** par une flèche chaque illustration à l'effet correspondant puis à sa définition.

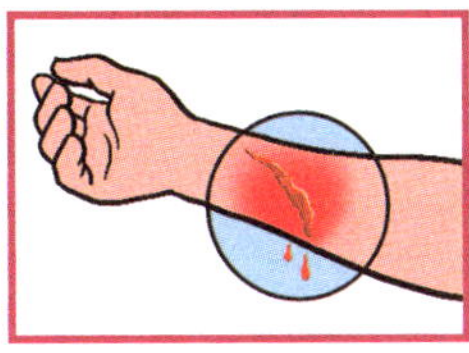	**Amputation**	Entaille de la peau par un outil
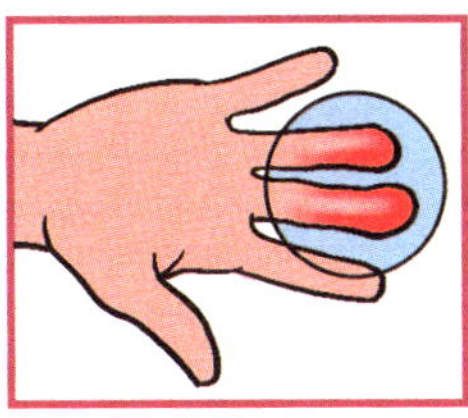	**Contusion**	Sectionnement d'un membre ou d'un segment par un outil
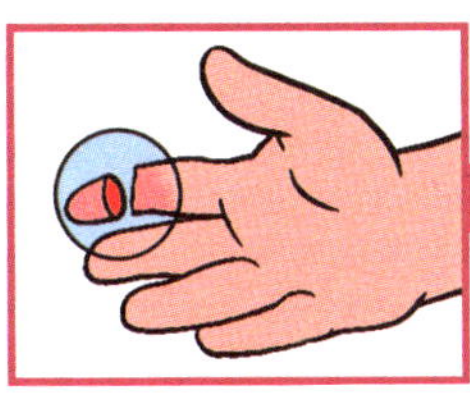	**Écrasement**	Aplatissement d'un segment de membre sous l'effet d'un choc
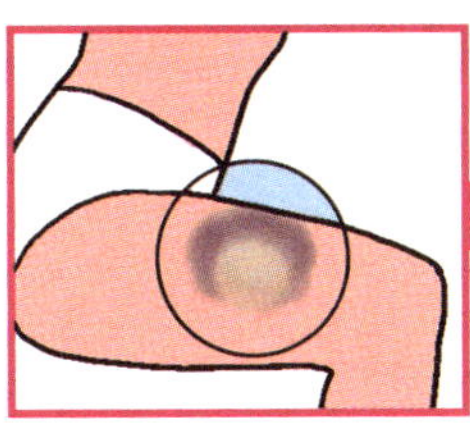	**Fracture**	Lésion produite sous l'effet d'un choc sans déchirure de la peau
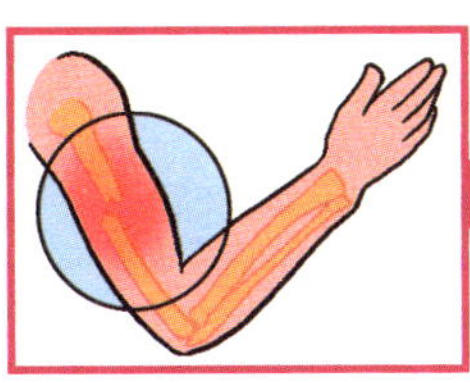	**Brûlure**	Cassure d'un os
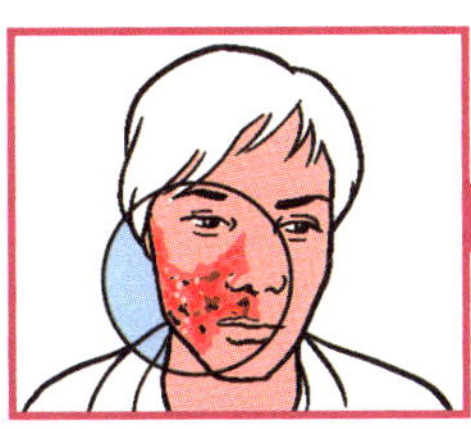	**Plaie**	Destruction partielle ou totale de la peau et des tissus

Activité 3 ▶ Des mesures de prévention

5 Pour chaque mesure de prévention proposée, **cochez** le principe d'action visée.

Exemples de moyens de prévention	Mesure(s) visant à		
	supprimer le danger	éloigner ou créer une barrière entre l'opérateur et le danger	éviter ou réduire le dommage
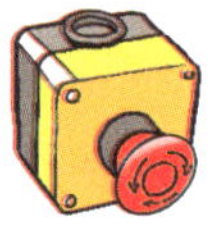 Dispositif d'arrêt d'urgence			
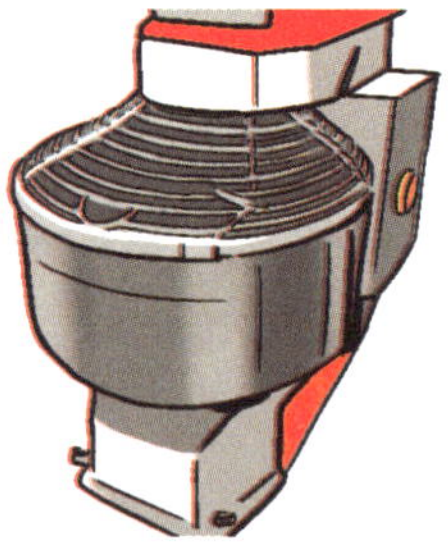 Grille de protection pour un pétrin			
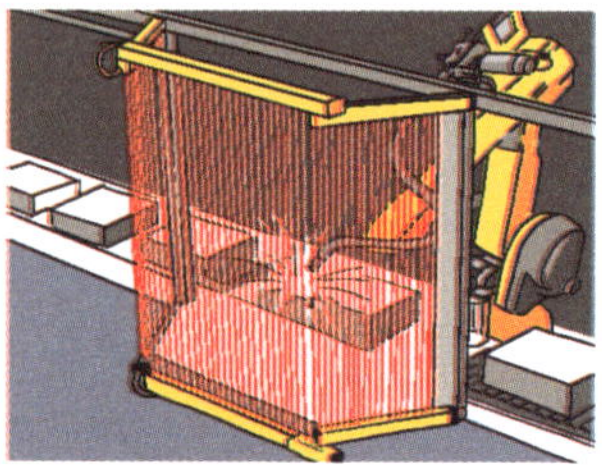 Barrière immatérielle de sécurité (rideau optique)			
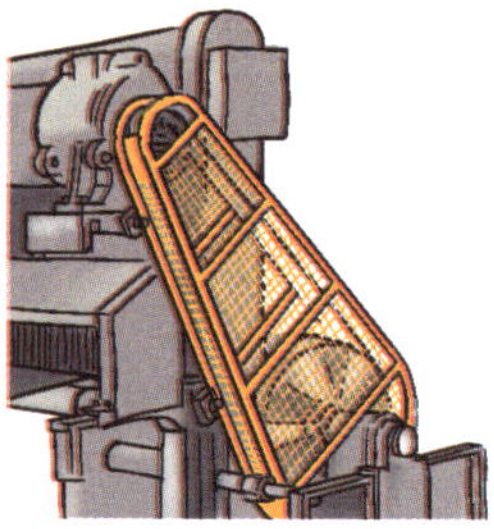 Protecteur fixe			
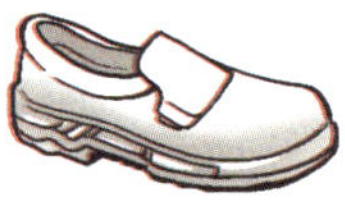 Chaussures de sécurité			
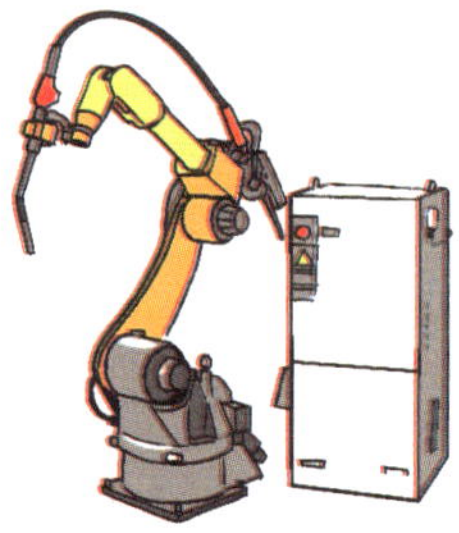 Matériel automatisé			

6 À partir du **document B**,

6.1 Décoder les caractéristiques de cette paire de gants.

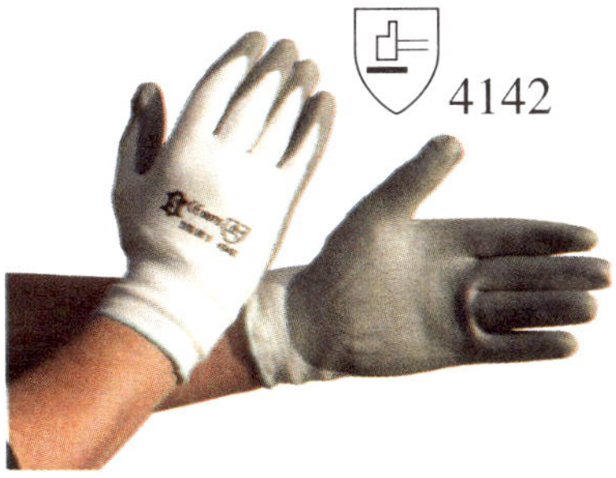

....

....

....

....

....

6.2 Calculez la taille des gants qui vous correspond.

....

DOC B Les gants de protection contre le risque mécanique

La protection contre le risque mécanique est exprimée par un pictogramme symbolisant la résistance, suivi de quatre chiffres correspondant au niveau de performance des gants. Plus le chiffre est élevé, plus le gant est performant sur ce critère. Un X signifie que le gant n'a pas subi le test. Pour être conforme, les gants de protection doivent porter le pictogramme approprié accompagné des niveaux de performance et de la référence à la norme.

- **La norme EN 388 des gants de protection (Résistance mécanique)**

Niveaux de performance

0 à 4   0 à 5   0 à 4   0 à 4

- 0 à 4 : Résistance à l'abrasion
- 0 à 5 : Résistance à la coupure
- 0 à 4 : Résistance au déchirement
- 0 à 4 : Résistance à la perforation

- **La taille des gants de protection**

Méthode 1 :

Mesure du **tour de main**

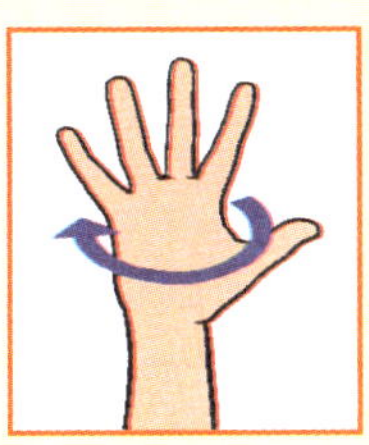

Méthode 2 :

$\frac{A + B}{2}$ = **taille des gants**

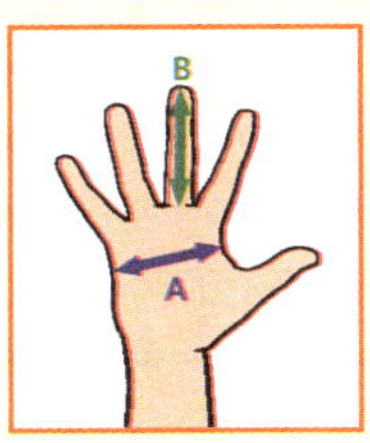

Tour de la main	Taille des gants
De 15 à 17 cm	Taille 5
De 17 à 19 cm	Taille 6
De 19 à 20 cm	Taille 7
De 20 à 22 cm	Taille 8
De 22 à 24 cm	Taille 9
De 24 à 26 cm	Taille 10
De 26 à 28 cm	Taille 11

Proposer des solutions

7 À l'aide des informations, **calculez** la taille des gants de protection adaptée aux mains de Brice.

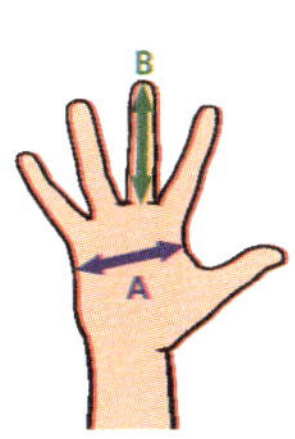

Mesures pour la main de Brice		Calculs	Taille des gants choisie
A ⟷	11 cm	....	....
B ⟷	9 cm		

MEMO

28

Le risque mécanique

• Le risque mécanique dans la vie professionnelle

Le risque mécanique est présent dès lors qu'un élément matériel solide ou liquide peut entrer en contact avec une partie du corps humain et entraîner une blessure.
Il prend différentes formes : cisaillement, coupure, happement, entraînement, choc, chute...

• Les effets sur l'organisme

Les effets du risque mécanique sont :
- les amputations,
- les contusions,
- les écrasements,
- les plaies,
- les brûlures
- et les fractures.

• Les mesures de prévention

La prévention du risque mécanique consiste à :
- **supprimer le danger :** protection fixe sur les machines, poste de travail automatisé... ;
- **créer une barrière entre l'opérateur et le danger :** rideau optique, grille de protection... ;
- **éviter les dommages ou les réduire :** gants adaptés, chaussures de sécurité...

À vous de jouer !

Complétez la grille de mots croisés à l'aide des définitions.

Horizontalement

A Entaille de la peau faite par un outil.

B Sectionnement d'un membre par un outil.

C Moyen de protection individuelle pour les mains.

D Un exemple de risque d'origine mécanique.

Verticalement

1 Aplatissement d'un membre sous l'effet d'un choc.

2 Écoulement de sang suite à une coupure.

3 Organe le plus fréquemment touché par les risques mécaniques.

4 Barrière entre l'opérateur et le danger.

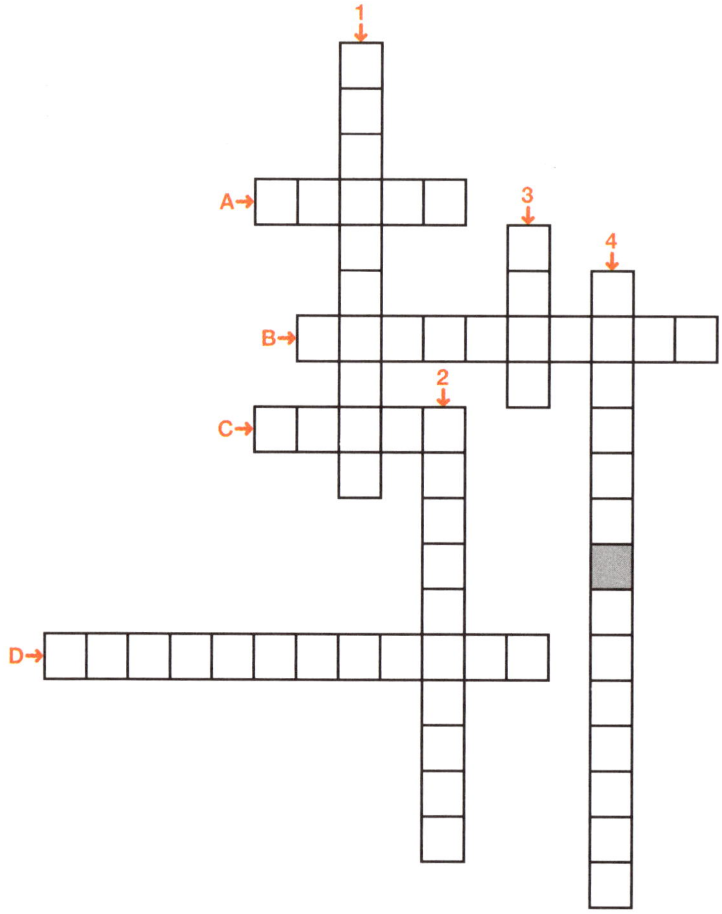

Le risque électrique

OBJECTIF : Prévenir le risque électrique.

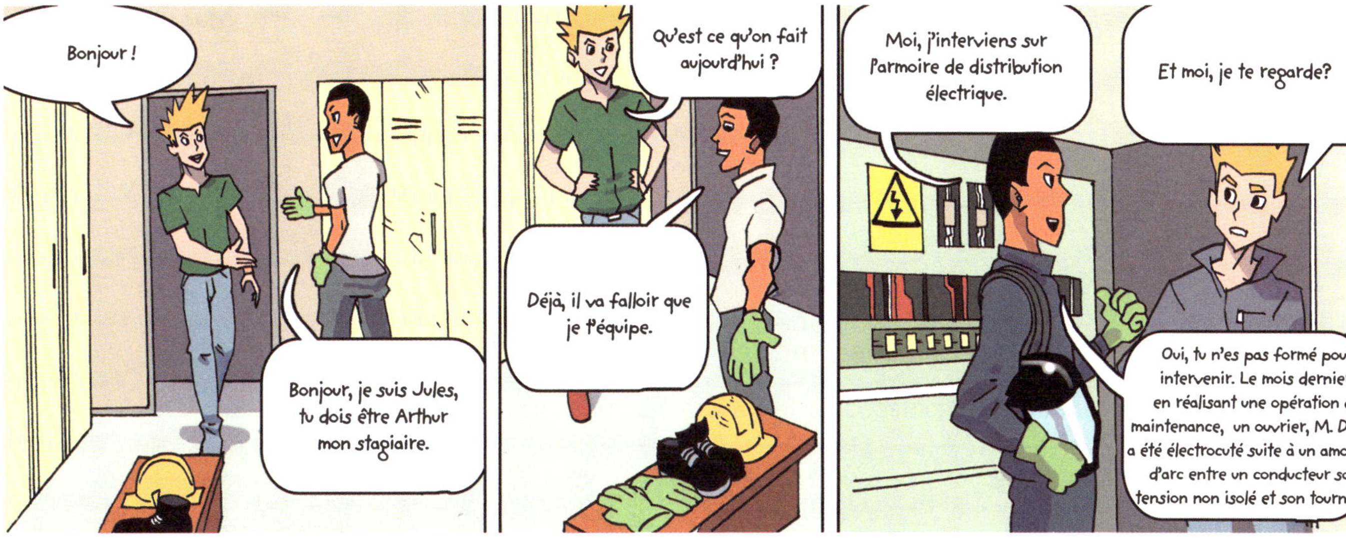
Bonjour !
Bonjour, je suis Jules, tu dois être Arthur mon stagiaire.
Qu'est ce qu'on fait aujourd'hui ?
Déjà, il va falloir que je t'équipe.
Moi, j'interviens sur l'armoire de distribution électrique.
Et moi, je te regarde?
Oui, tu n'es pas formé pour intervenir. Le mois dernier, en réalisant une opération de maintenance, un ouvrier, M. Dupas, a été électrocuté suite à un amorçage d'arc entre un conducteur sous tension non isolé et son tournevis.

Analyser la situation

1 Cochez le problème posé dans la situation.

☐ Quelles sont les principales causes des accidents d'origine électrique ?
☐ Quelle formation Arthur doit-il avoir pour intervenir sur une armoire de distribution électrique ?
☐ Que faire en présence d'une personne électrisée ?

2 À partir de la situation, complétez le schéma du principe d'apparition d'un dommage.

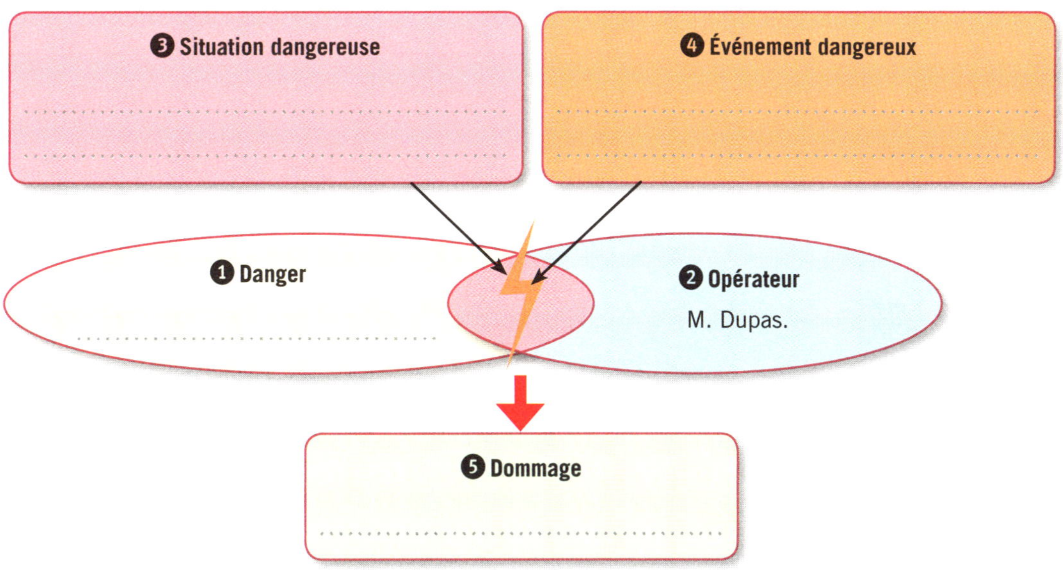

Mobiliser les connaissances

Activité 1 ▶ Les formes d'électrisation

3 À partir du document A,

3.1 **Identifiez** le mode de contact pour chacune des situations et **cochez** la réponse exacte.

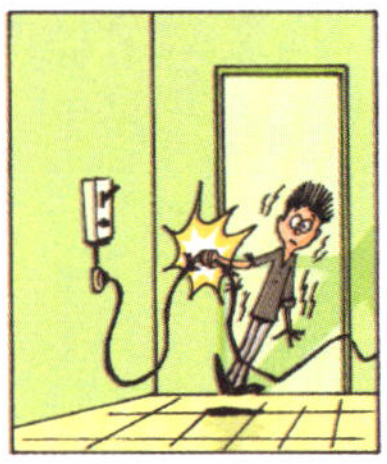

☐ Contact direct.
☐ Contact indirect.

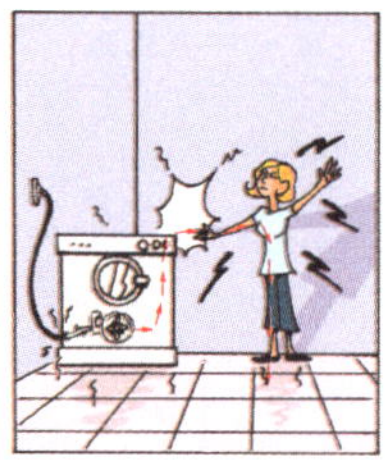

☐ Contact direct.
☐ Contact indirect.

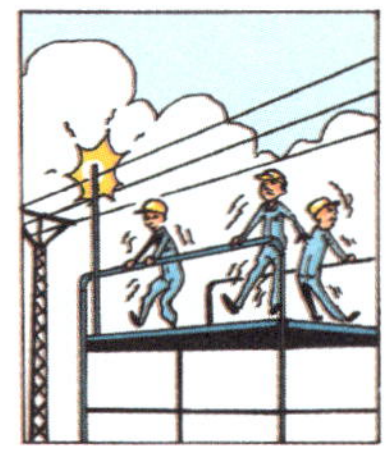

☐ Contact direct.
☐ Contact indirect.

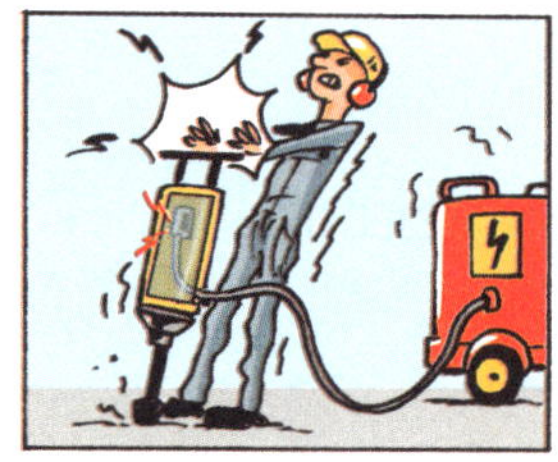

☐ Contact direct.
☐ Contact indirect.

3.2 **Indiquez**, pour l'accident décrit dans la situation, la forme d'électrisation.

....

DOC A Les formes d'électrisation

Un opérateur peut entrer en contact avec le courant électrique par :

- **contact direct :** contact entre le corps et des pièces nues normalement sous tension directement ou à l'aide d'un conducteur (outil) ;

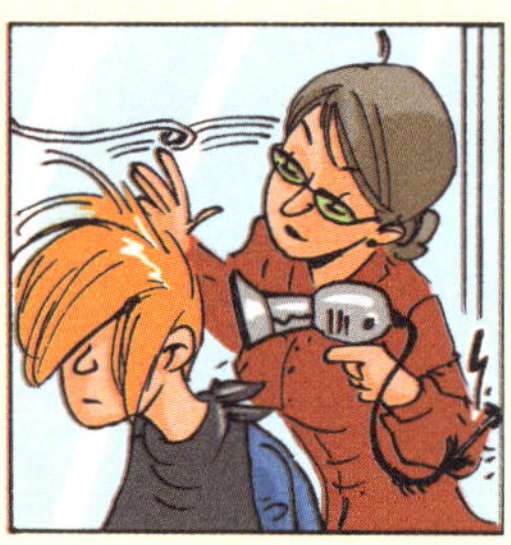

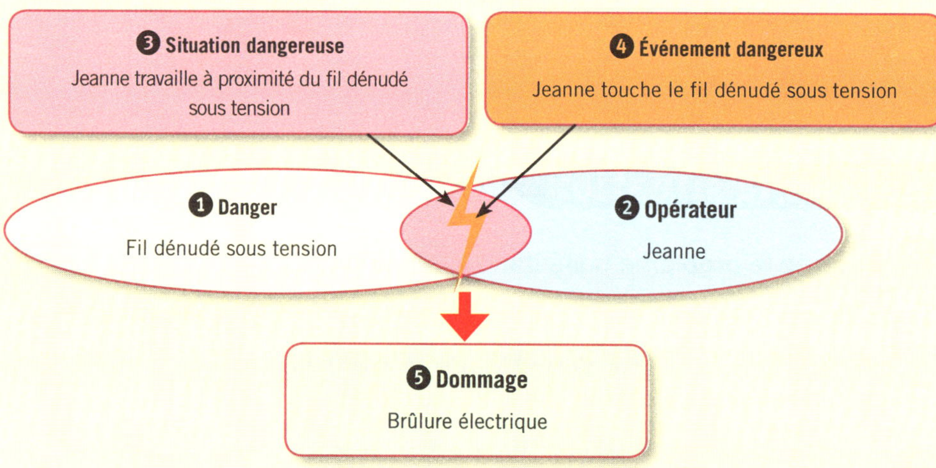

- **contact indirect :** contact entre le corps et une masse métallique mise accidentellement sous tension ;

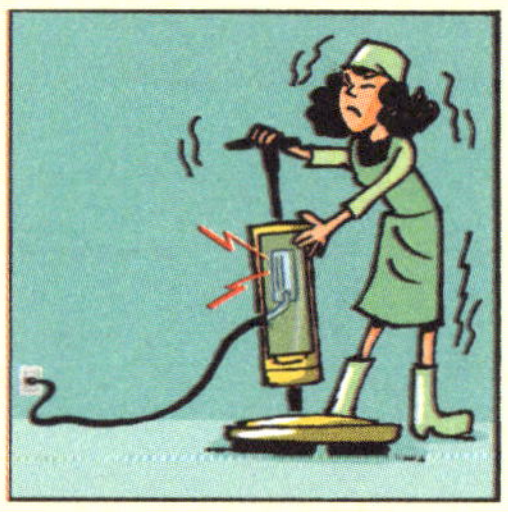

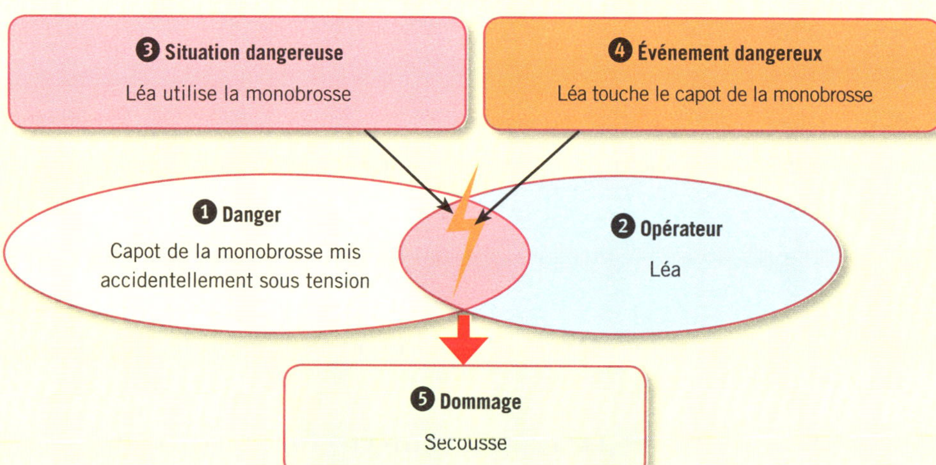

- **amorçage d'arc électrique** se produisant sans contact physique à côté d'un conducteur sous haute tension ou d'étincelle ;
- **foudroiement.**

Activité 2 Les effets du courant électrique sur l'organisme humain

4 **Reliez** chaque terme à la définition correspondante.

Électrocution	Passage du courant électrique dans le corps humain provoquant des lésions plus ou moins graves
Électrisation	Passage du courant électrique dans le corps humain provoquant la mort immédiate

5 **Replacez les effets du courant électrique sous l'illustration correspondante, à partir de la liste suivante :** *asphyxie (tétanisation des muscles respiratoires) – brûlures superficielles au point de contact – fibrillation cardiaque (contractions désordonnées du muscle cardiaque) – arrêt du cœur – contractions musculaires (seuil de « non-lâcher ») – seuil de perception (picotements).*

0,5 mA[1]	10 mA et plus	Entre 10 et 20 mA
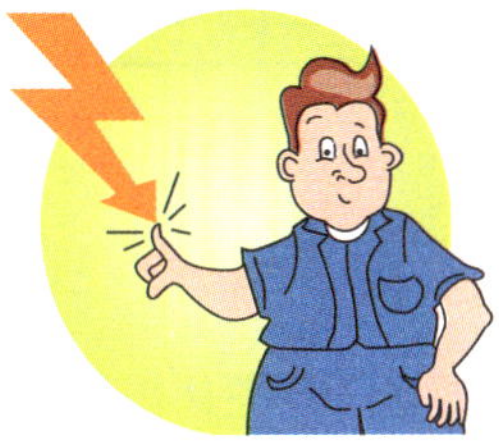	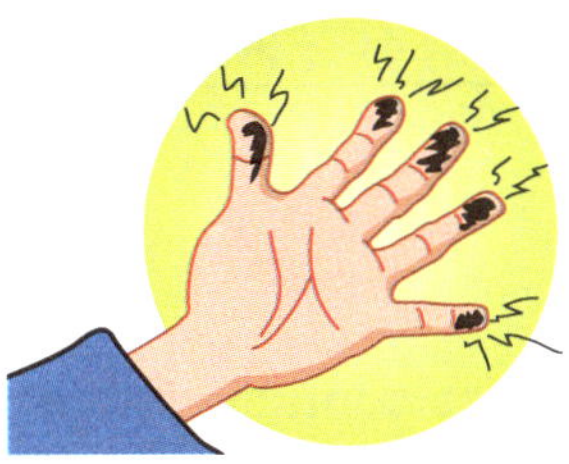	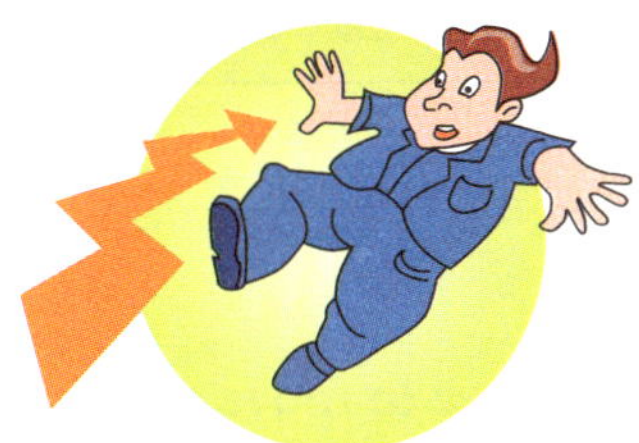

30 mA	80 mA pendant 1 seconde ou 40 mA pendant 5 secondes	1 A
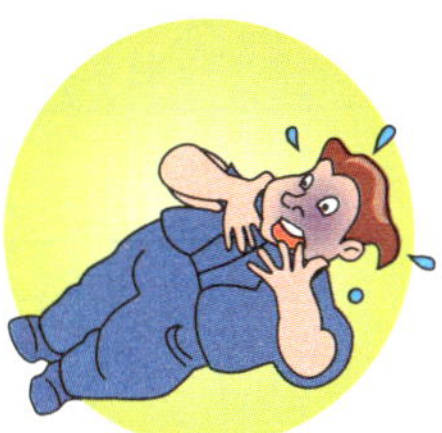	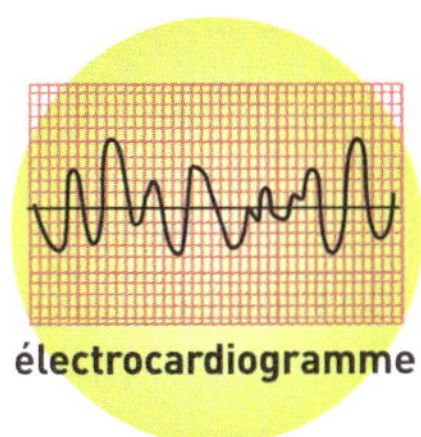	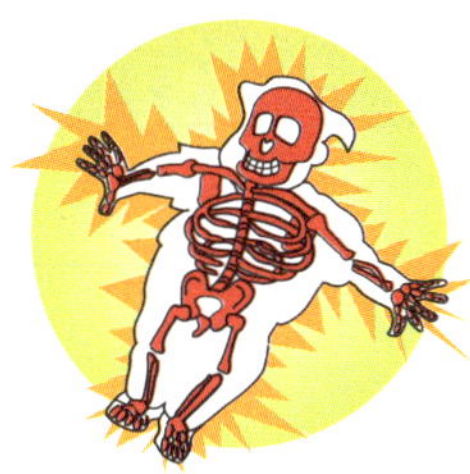

1. Valeur de l'intensité du courant exprimée en ampère (A) ou milliampère (mA).

6 **Indiquez** l'intensité à partir de laquelle on parle d'électrocution et **justifiez** votre réponse.

7 **Cochez** les paramètres électriques intervenant comme facteurs de gravité lors d'une électrocution.

☐ Temps de passage ☐ Âge ☐ État de la peau (mouillée, sèche) ☐ Intensité

Activité 3 ▸ Les mesures de prévention

8 **Indiquez, dans la bulle, pour chaque situation de travail, le numéro du moyen de protection appliqué contre les contacts directs :**

1 Isolation (protéger les conducteurs par des gaines isolantes).

2 Éloignement.

3 Interposition d'obstacle.

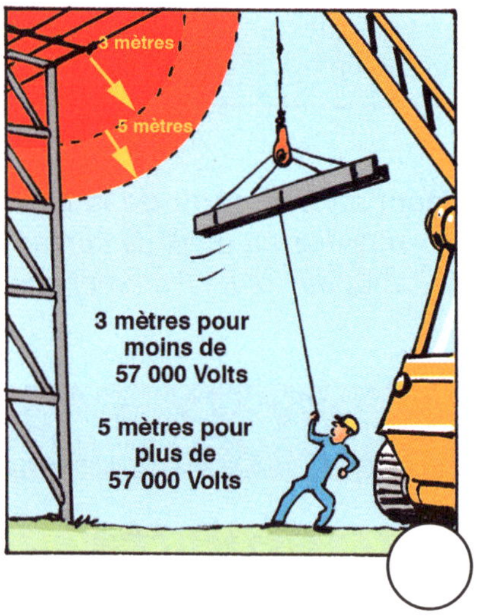

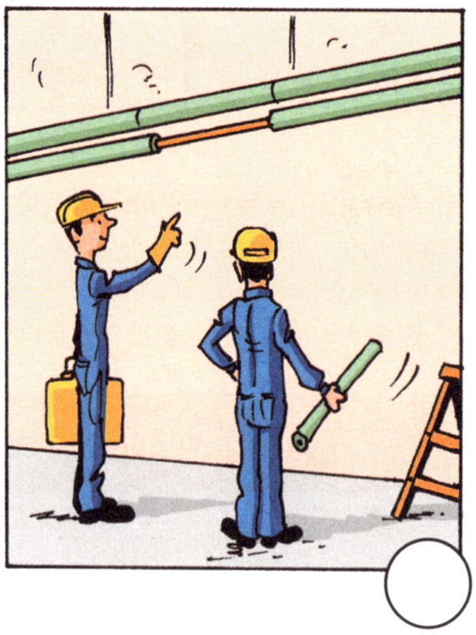

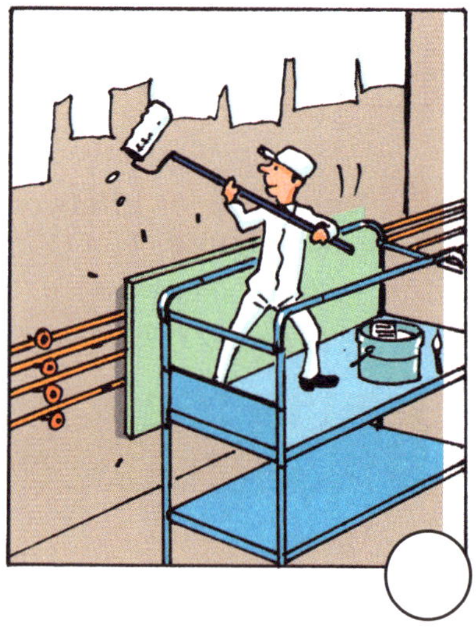

9 **Reliez le moyen de protection contre les contacts indirects à l'illustration correspondante.**

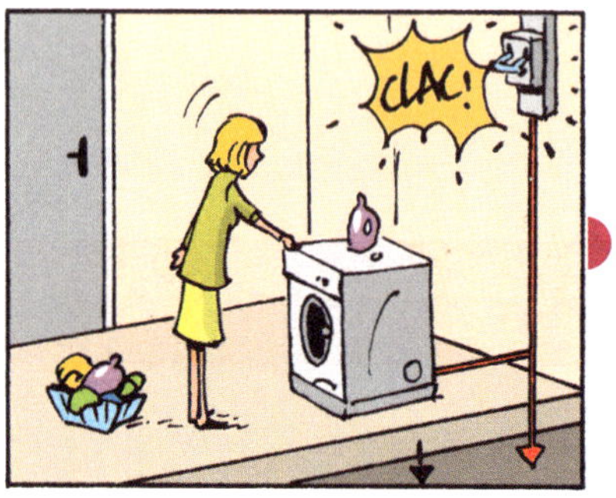

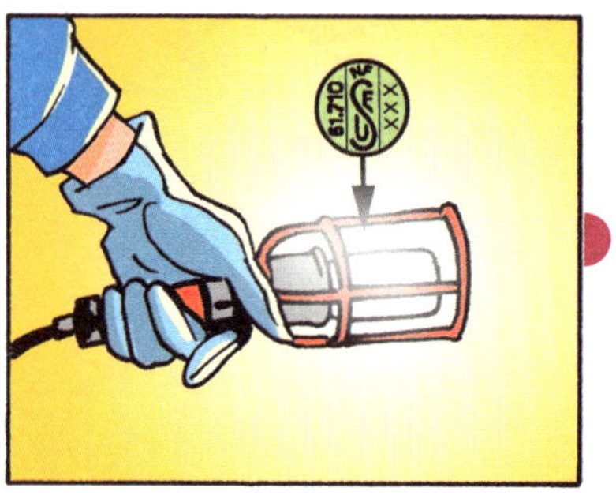

Utiliser du matériel homologué NF

Utiliser du matériel à double isolation de classe II (⧈)

Munir les installations électriques de disjoncteur différentiel

Utiliser la très basse tension de sécurité grâce au transformateur de sécurité

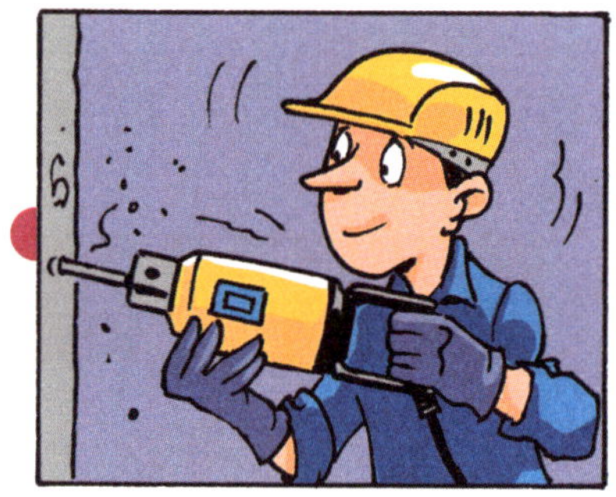

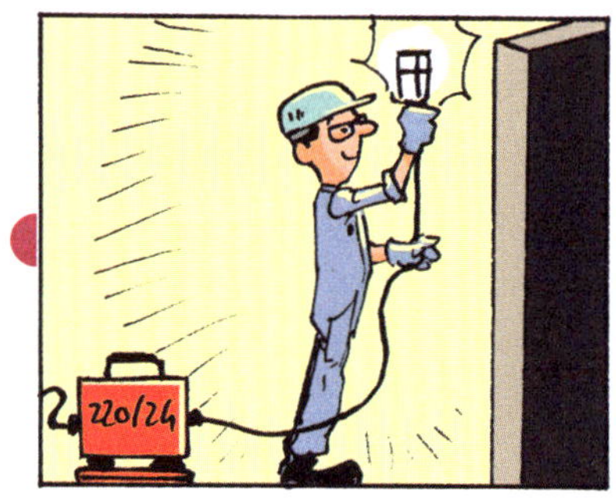

10 À partir du schéma et de vos connaissances, **nommez** :
- en vert, les éléments de protection individuelle ;
- en bleu, les éléments de sécurité.

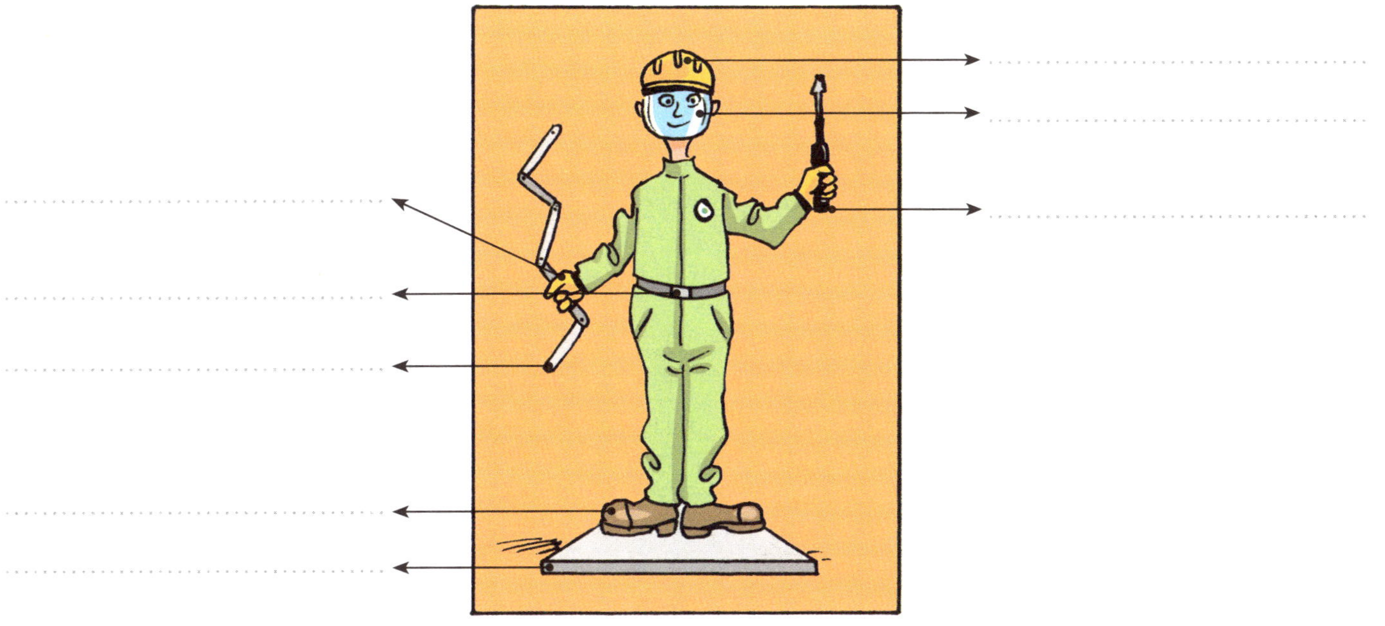

11 À partir du document B,

11.1 Nommez la personne qui délivre l'habilitation électrique.

....

11.2 Précisez les objectifs de cette habilitation électrique.

....

....

....

11.3 Cochez la réponse exacte.

☐ L'habilitation est valable à vie.

☐ L'habilitation est valable moyennant un recyclage.

DOC B L'habilitation électrique

Pour intervenir sur ou à proximité d'une installation électrique, il est obligatoire de posséder une habilitation électrique délivrée par l'employeur. Cette habilitation témoigne de la capacité d'une personne à effectuer des opérations en toute sécurité et de sa connaissance de la conduite à tenir en cas d'accident. Pour obtenir l'habilitation électrique, le salarié doit suivre une formation initiale. Puis, un recyclage des compétences et des connaissances est effectué tous les trois ans, et plus souvent si nécessaire. Le titulaire doit disposer du titre d'habilitation électrique pendant ses heures de travail.

12 **Indiquez** l'habilitation électrique correspondant à votre formation.

....

Proposer des solutions

13 **Indiquez** la formation que doit suivre Arthur pour intervenir sur une armoire de distribution électrique.

....

MEMO

29

Le risque électrique

• Les formes d'électrisation

Les principales formes d'électrisation sont le **contact direct** avec des pièces nues mises habituellement sous tension et le **contact indirect** lorsque des masses métalliques sont mises accidentellement sous tension, à la suite d'un défaut d'isolement.

• Les effets du courant électrique sur l'organisme

L'**électrisation** correspond au passage du courant électrique dans le corps humain provoquant des lésions plus ou moins graves.

L'**électrocution** désigne la mort immédiate consécutive à l'électrisation.

Des paramètres électriques tels que l'**intensité** et la **durée de passage** du courant influent sur la gravité d'une électrocution.

Le courant électrique provoque de **graves effets** sur l'organisme : contractions musculaires, paralysie respiratoire, fibrillation cardiaque, mort.

• Les mesures de prévention

Ce sont :

- pour les **contacts directs** : l'utilisation d'un isolant, l'éloignement, la mise en place d'obstacles, l'armoire ou coffre fermé à clé ;
- pour les **contacts indirects** : l'emploi d'une très basse tension de sécurité, l'utilisation des appareils avec une double isolation, des mises à la terre des masses avec coupure automatique de l'alimentation.

Pour intervenir sur une installation électrique, il est nécessaire de posséder une **habilitation électrique** délivrée par l'employeur. Cette habilitation est la reconnaissance d'une qualification.

À vous de jouer !

Complétez la grille de mots croisés à l'aide des définitions.

Horizontalement

A Moyen de prévention contre les contacts directs.

B Mode de contact lorsque des masses métalliques sont mises accidentellement sous tension.

C Activation désordonnée des fibres du muscle cardiaque.

D Passage du courant électrique dans le corps humain provoquant une mort immédiate.

Verticalement

1 Passage du courant électrique dans le corps humain provoquant des lésions plus ou moins graves.

2 Reconnaissance d'une qualification par l'employeur pour intervenir sur une installation électrique.

3 Un des paramètres qui caractérise le courant électrique.

4 Unité de l'intensité du courant élcctrique.

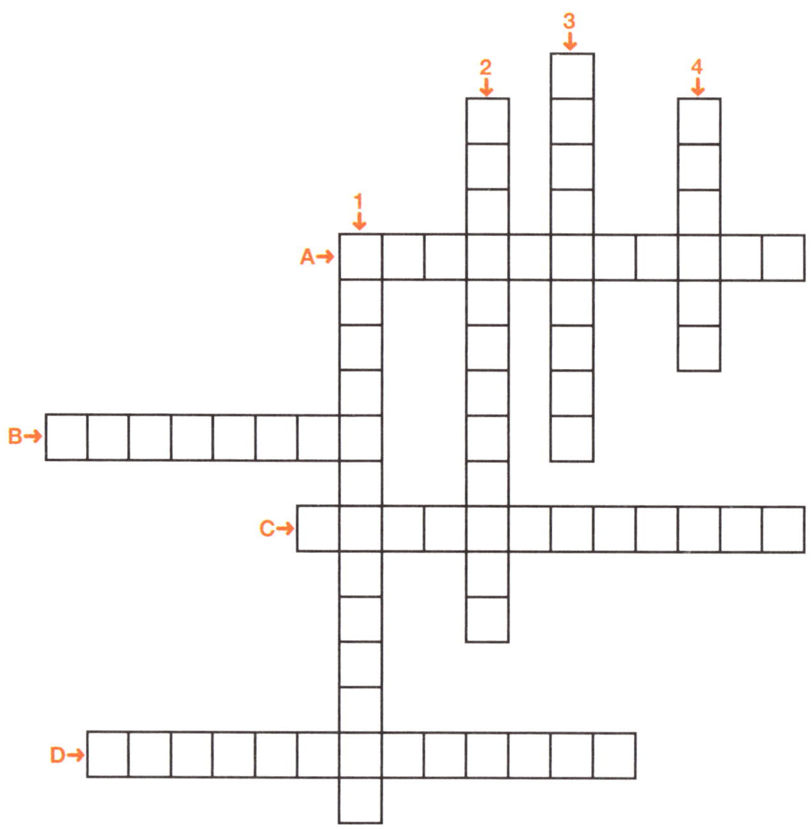

Le risque lié à l'éclairage

30

Module 4
L'individu dans son environnement professionnel

OBJECTIF : Prévenir le risque lié à l'éclairage.

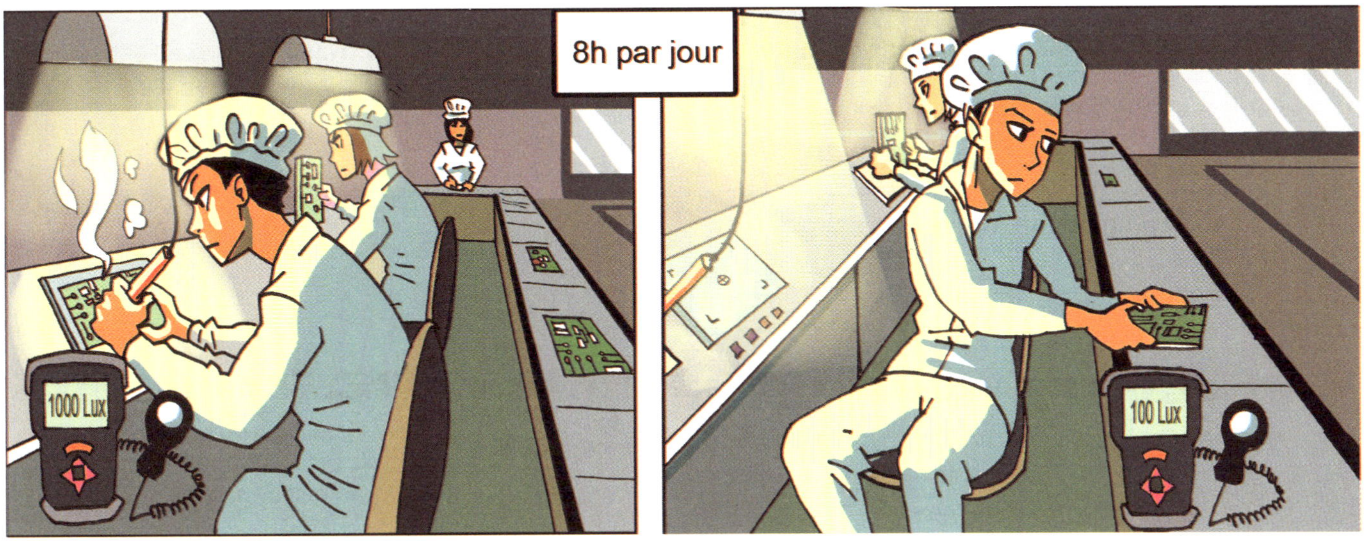

Analyser la situation

1 **Cochez** le problème posé dans la situation.

☐ Quelles sont les caractéristiques des différents types de lampe ?
☐ Comment éviter la fatigue visuelle ?
☐ Comment mesurer le niveau d'éclairement à un poste de travail ?

2 À partir de la situation, **complétez** le schéma du principe d'apparition d'un dommage.

3 Situation dangereuse

....

....

4 Événement dangereux

....

....

1 Danger

....

2 Opérateur

Amina

5 Dommage

....

Mobiliser les connaissances

Activité 1 ▸ Les sources de lumière

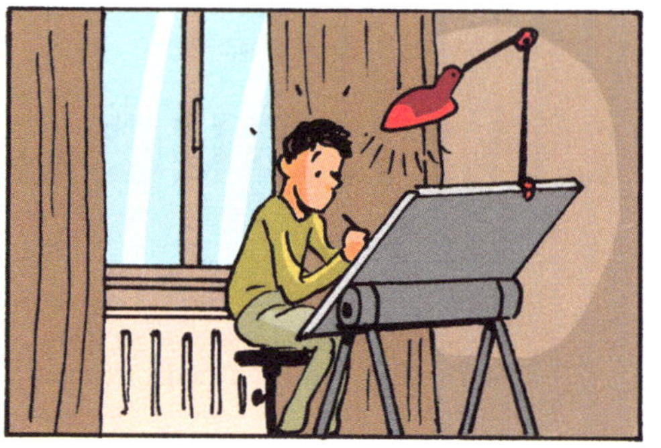

3 **Nommez** les deux sources de lumière présentes sur l'illustration.

....

....

4 À partir du document A,

4.1 **Indiquez** l'unité de mesure de l'éclairement. ....

4.2 **Relevez** le niveau d'éclairement minimal recommandé par le Code du travail :

– pour des activités de mécanique de précision : ....

– pour un vestiaire : ....

4.3 **Formulez** un commentaire.

....

DOC A Les recommandations du Code du travail en matière d'éclairement

Locaux affectés au travail	Niveaux d'éclairement minimal recommandés
Vestiaires, sanitaires	120 lux
Mécanique moyenne, dactylographie, travaux de bureau	200 lux
Travail de petites pièces, bureaux de dessin	300 lux
Mécanique fine, gravure, comparaison de couleurs, dessin difficile, industrie du vêtement, travail sur écran, lecture	400 lux
Mécanique de précision, électronique fine, contrôles divers	600 lux
Tâche très difficile dans l'industrie ou en laboratoire	800 lux

Activité 2 ▸ Des situations dangereuses

5 Sous chaque situation dangereuse, **nommez** le danger.

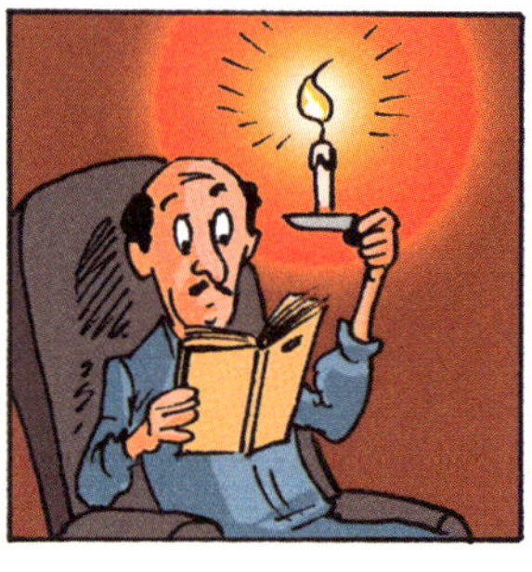

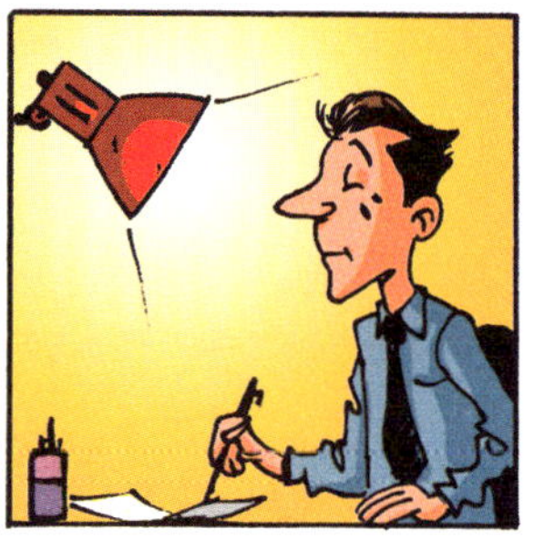

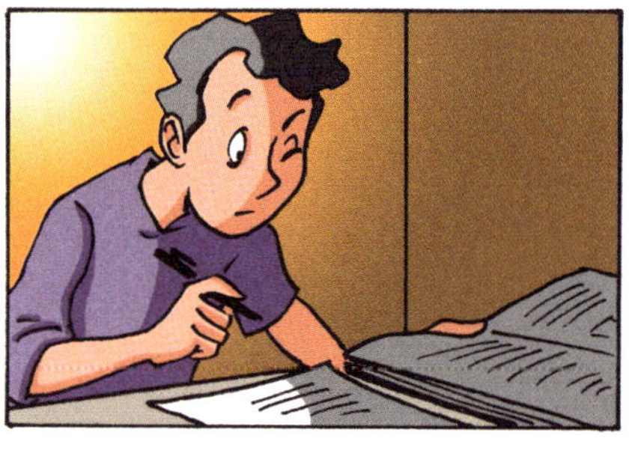

....

....

Activité 3 ▶ Les effets sur l'organisme humain

6 À partir du document B, **complétez** le tableau.

Effets sur les yeux	– Fatigue visuelle – Baisse de l'acuité visuelle – Diminution du champ visuel …………………… …………………… …………………… ……………………
Autres effets sur l'organisme	…………………… …………………… ……………………

DOC B Des témoignages d'opérateurs

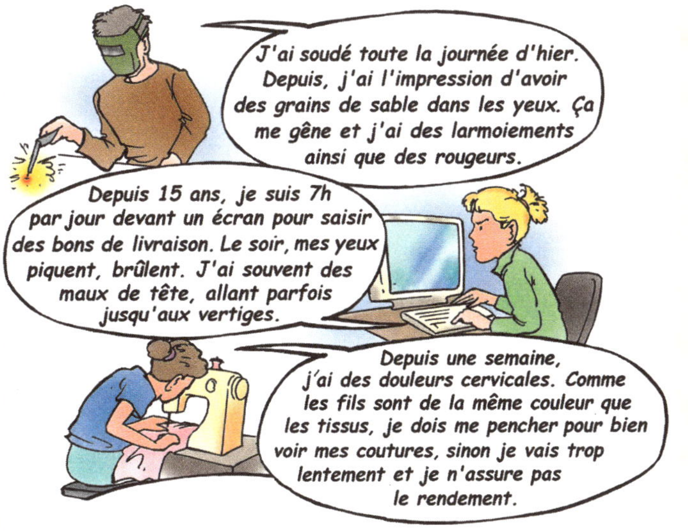

Activité 4 ▶ Des mesures de prévention

7 **Surlignez** les mesures de prévention qui agissent :

– en vert, sur l'éclairage ; – en rouge, sur la vision ; – en bleu, sur le poste et l'organisation du travail.

- Préférer l'éclairage indirect.
- Alterner des tâches à prédominance visuelle et des tâches moins contraignantes pour la vision.
- Contrôler et corriger les défauts de vision.
- Choisir des luminaires type réflecteur, diffuseur moins éblouissant.
- Entretenir régulièrement les luminaires.
- Aménager des pauses.
- Installer les postes de travail latéralement par rapport aux fenêtres.
- Éviter les contrastes.
- Utiliser des matériaux de finition mats pour éviter l'éblouissement.
- Respecter le niveau minimal d'éclairement indiqué par le Code du travail.
- Utiliser des couleurs claires pour les revêtements.

Proposer des solutions

8 **Renseignez** le tableau.

		Poste de travail	Général dans l'atelier	
Niveau d'éclairement	dans la situation d'Amina	……………	……………………	
	minimal recommandé par le Code du travail	……………	$\frac{\text{Local}}{3} >$ **330 lux**	Seuil limite $= \frac{\text{Local}}{5} <$ **200 lux**
Commentaire et mesure proposée	…………………… …………………… ……………………			

MEMO

30

Le risque lié à l'éclairage

• Les sources de lumière

Les **deux sources lumineuses** sont l'éclairage **naturel** (soleil) et l'éclairage **artificiel** (lampes). La quantité de lumière reçue par une surface ou un objet correspond à l'**éclairement**, il se mesure en **lux**. Plus la tâche est précise, **plus le niveau d'éclairement minimal** précisé par le **Code du travail** est élevé.

• Des situations dangereuses

Une zone de travail avec un **niveau d'éclairement insuffisant**, une zone d'**éblouissement** et la présence de **contrastes** présentent des dangers pour les salariés.

• Les effets sur l'organisme humain

Un éclairage non adapté peut entraîner, au niveau des **yeux** : fatigue visuelle, brûlures, larmoiements, rougeurs et picotements. Il peut également être source de douleurs cervicales, maux de tête et vertiges.

• Des mesures de prévention

Pour prévenir les risques liés à un mauvais éclairage, il convient d'agir sur trois domaines :
- **l'éclairage** (exemples : préférer l'éclairage indirect afin de limiter les risques d'éblouissement, respecter les niveaux d'éclairement minimal précisés par le Code du travail…) ;
- **le poste et l'organisation du travail** (exemple : alterner des tâches à prédominance visuelle et des tâches moins contraignantes pour la vision…) ;
- **la vision** (exemples : corriger les défauts de vision, contrôler périodiquement la vue…).

À vous de jouer !

Complétez la grille de mots croisés à l'aide des définitions.

Horizontalement

A Unité de mesure du niveau d'éclairement.

B Peut être artificielle ou naturelle.

C Effets d'un éclairage non adapté sur l'organisme humain.

D Doit être contrôlée régulièrement.

Verticalement

1 Quantité de lumière reçue par une surface ou un objet.

2 Mode d'éclairage qui limite l'éblouissement.

3 Un des dangers lié à la lumière.

4 Organes atteints par un éclairage non adapté.

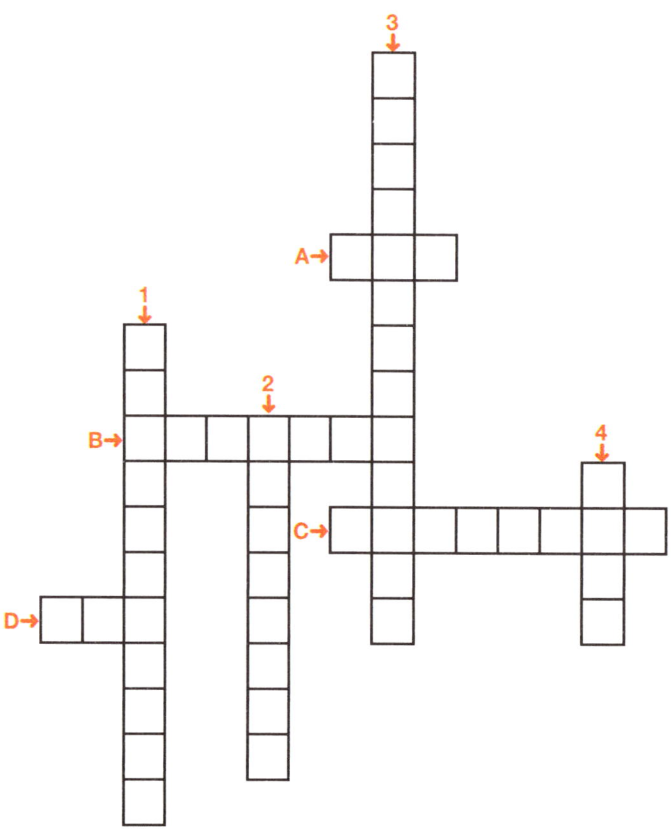

Le risque incendie

OBJECTIF : Agir face à un incendie.

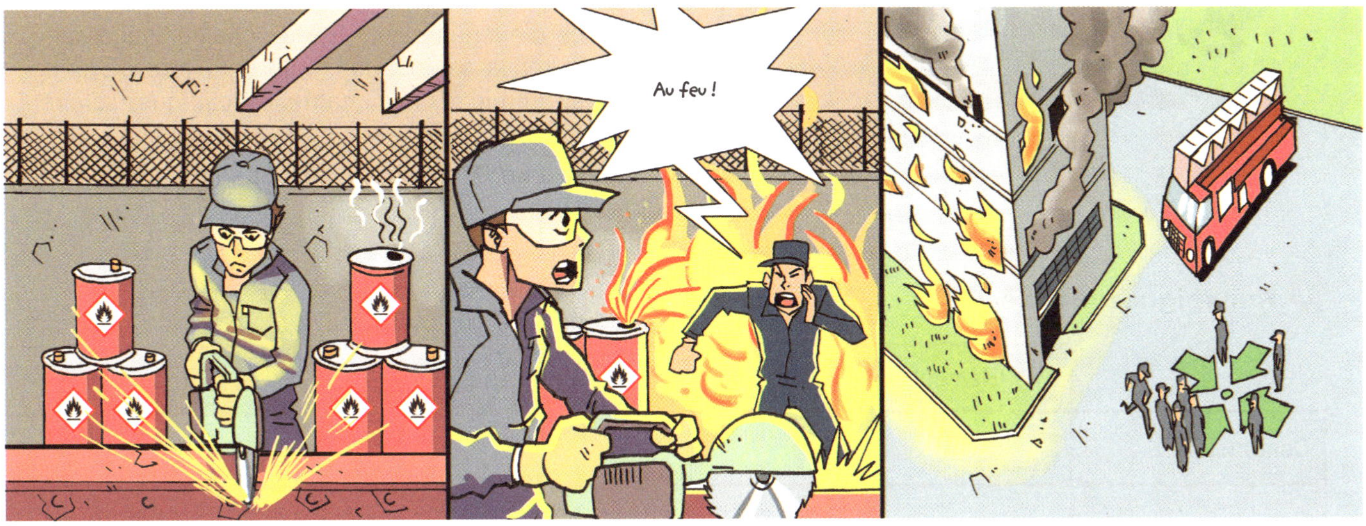

Analyser la situation

1 **Cochez** le problème posé dans la situation.

☐ Qu'est-ce qu'un produit inflammable ?
☐ Quelles mesures prendre pour éviter un incendie ?
☐ Quelles sont les causes d'un incendie ?

2 À partir de la situation, **complétez** le schéma du principe d'apparition d'un dommage.

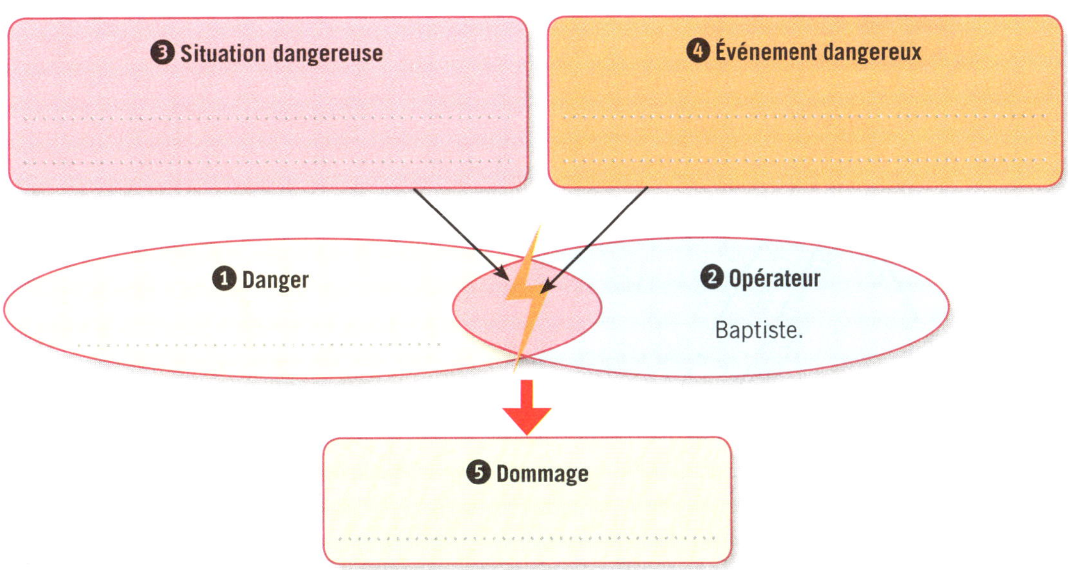

Mobiliser les connaissances

Activité 1 ▸ Le mécanisme de la combustion

3 **Surlignez**, dans le document A, les trois éléments à réunir pour déclencher un incendie et **reportez-les** sur le triangle de feu.

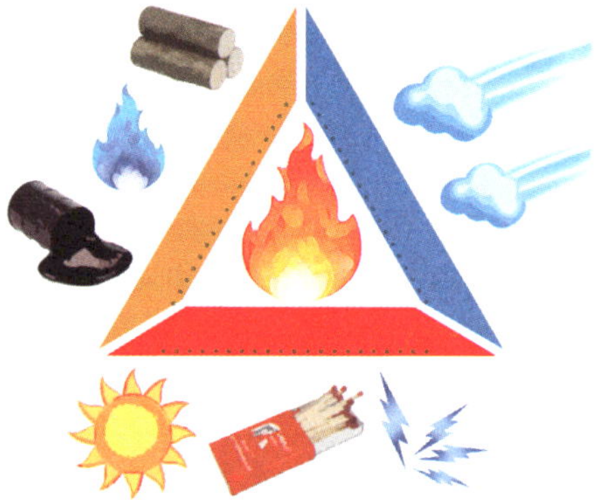

DOC A Le triangle du feu

L'incendie est une réaction chimique de combustion qui se développe sans contrôle dans le temps et l'espace et qui résulte de la combinaison de trois éléments :
- un combustible : corps qui a la particularité de brûler ;
- un comburant : corps simple qui, mis en présence d'un combustible, permet et entretient la combustion (le plus répandu est l'oxygène) ;
- une source d'énergie : quantité de chaleur nécessaire pour démarrer la combustion. Elle peut être d'origine électrique, chimique, rayonnante, mécanique, solaire, thermique.

L'élimination d'un de ces trois éléments arrête immédiatement le feu.

4 **Renseignez** le tableau.

	Éléments pouvant être à l'origine d'un incendie dans votre milieu professionnel
Combustible	....
Comburant	....
Source d'énergie	....

5 **Nommez**, pour chaque situation, dans le triangle de feu correspondant, le combustible et la source d'énergie susceptibles de provoquer un incendie.

Situation 1	Situation 2
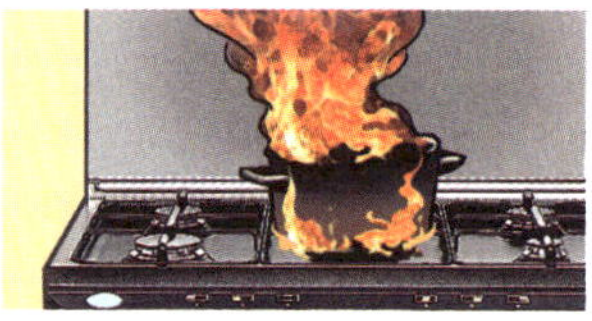 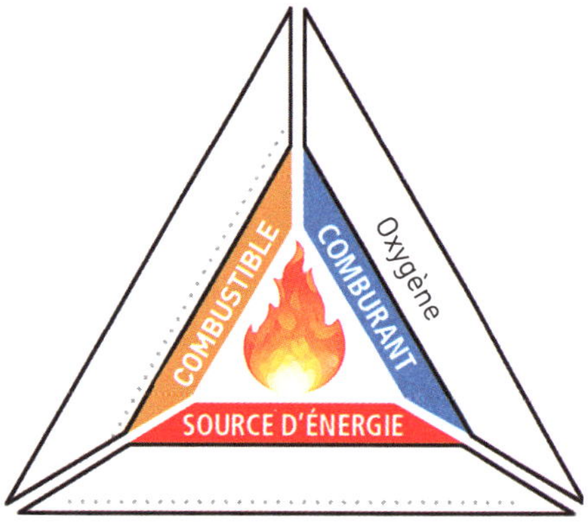	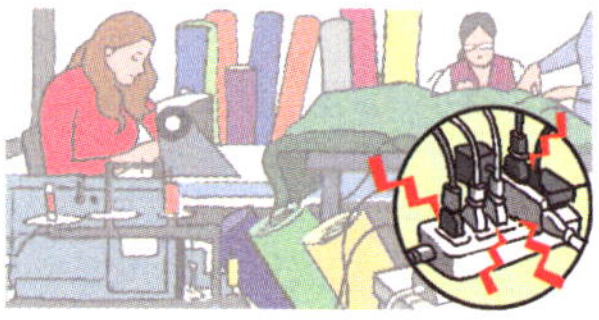 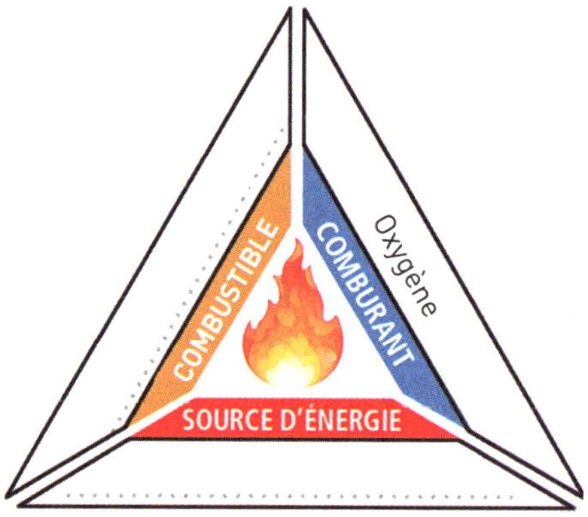

Activité 2 ▸ Les effets d'un incendie sur l'organisme humain

6 À partir du document B, **renseignez** le tableau.

Causes	Effets sur l'organisme humain
Fumées Gaz	
Chaleur Flammes	
Effondrement des structures	

DOC B Les effets d'un incendie sur l'homme

Les principaux effets d'un incendie sur l'homme sont liés :

- aux **fumées** et aux **gaz** ; les fumées agissent par asphyxie liée à la baisse de la concentration en oxygène de l'air, et les gaz provoquent une intoxication par les produits de combustion, notamment le monoxyde de carbone ;
- à la **chaleur** et aux **flammes** qui causent surtout des brûlures. L'effet lumineux des flammes constitue également un danger pour les yeux ;
- à l'**effondrement des structures** ; leur fragilisation peut provoquer des blessures plus ou moins graves.

Activité 3 ▸ Des dispositifs de sécurité incendie obligatoires à la conception des locaux

7 **Reliez** le dispositif de sécurité incendie au rôle correspondant.

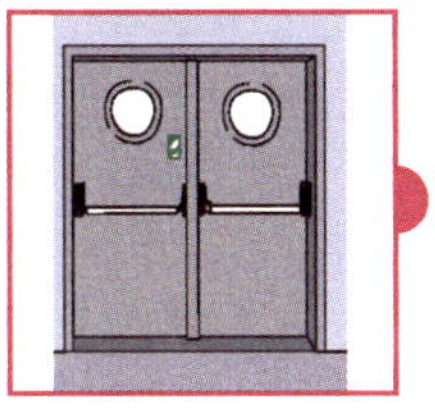

Porte coupe-feu automatique

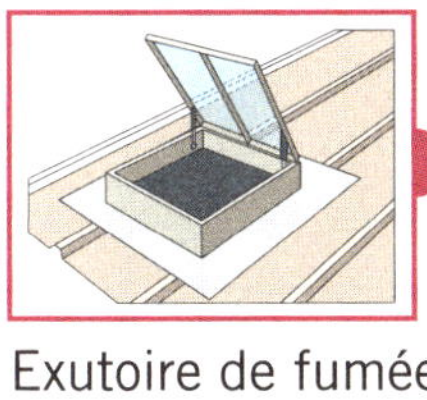

Exutoire de fumées

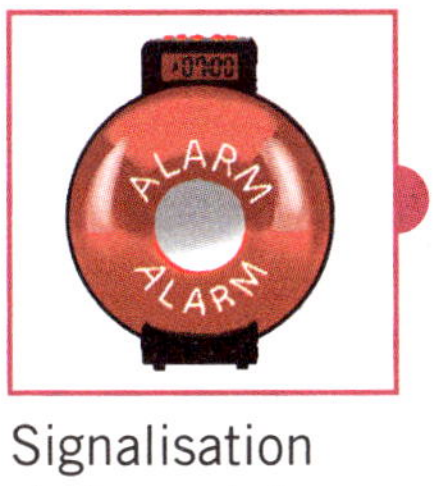

Signalisation réglementaire

- Évacuer une partie des fumées et des gaz de combustion afin de maintenir praticable le chemin destiné à l'évacuation du public et limiter les effets toxiques des fumées
- Baliser les cheminements et issues de secours empruntés pour évacuer les lieux
- Éviter la propagation du feu, de la chaleur et des fumées durant un temps donné
- Détecter les émanations de fumée dans l'air puis émettre un signal sonore afin d'avertir d'un début d'incendie
- Prévenir les occupants d'évacuer les lieux par un signal sonore
- Permettre aux personnes en situation de handicap de se réfugier dans un espace d'attente sécurisé

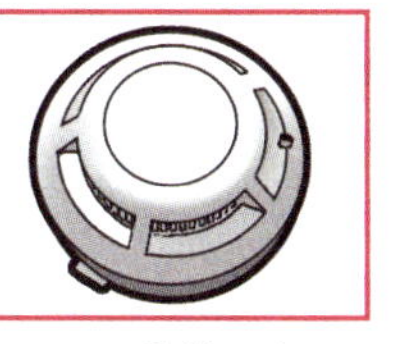

Détecteur automatique de fumée

Signalisation réglementaire visuelle

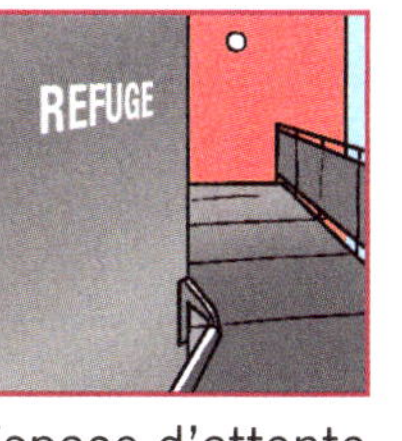

Espace d'attente sécurisé pour les personnes en situation de handicap

8 **Entourez** le matériel d'extinction de première intervention dont vous disposez à l'atelier.

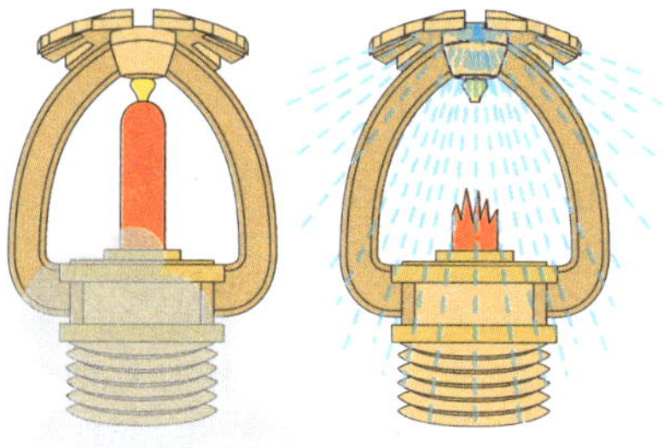

Sprinklers

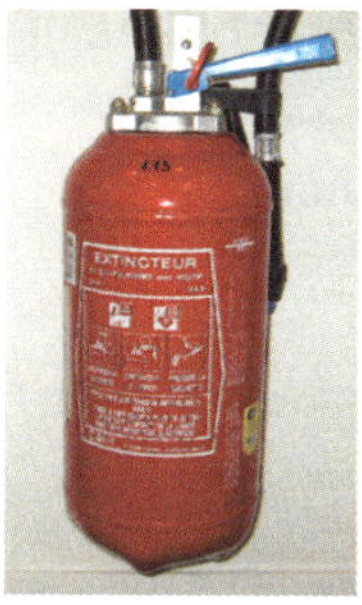

Extincteur

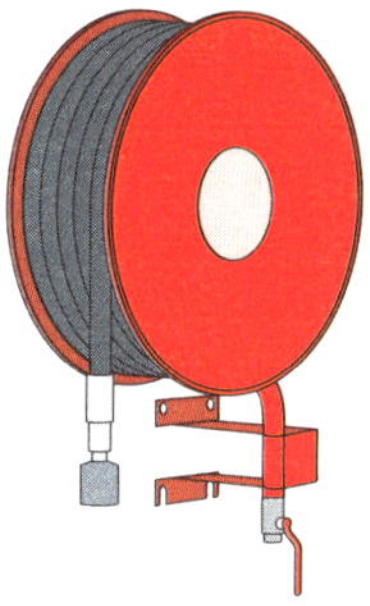

Robinet d'incendie armé

9 Après observation d'un extincteur dans votre établissement, **complétez** les informations données :

– la capacité d'extinction :

– le type de feux sur lesquels l'extincteur peut agir :

– l'adresse du fabricant :

– la date de vérification de la conformité :

Activité 4 ▸ La formation et l'information du personnel

10 **Indiquez**, sous chaque illustration, le type d'information et de formation à mettre en place.

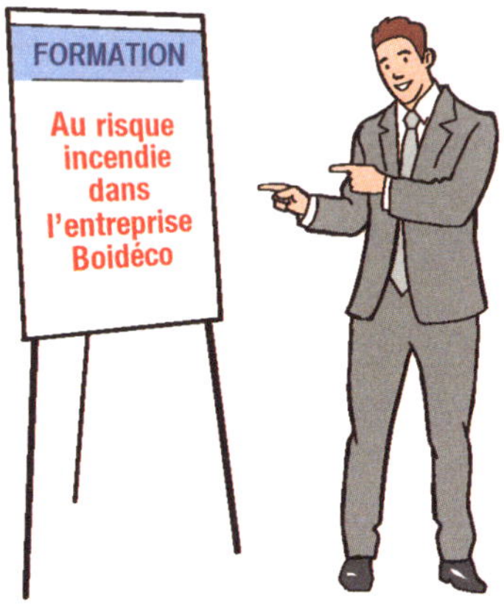

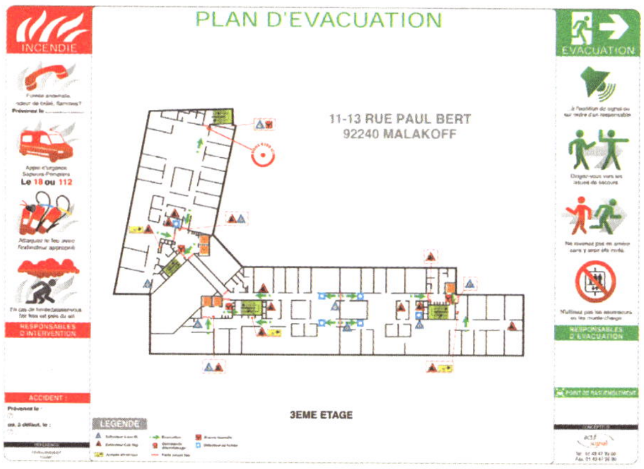

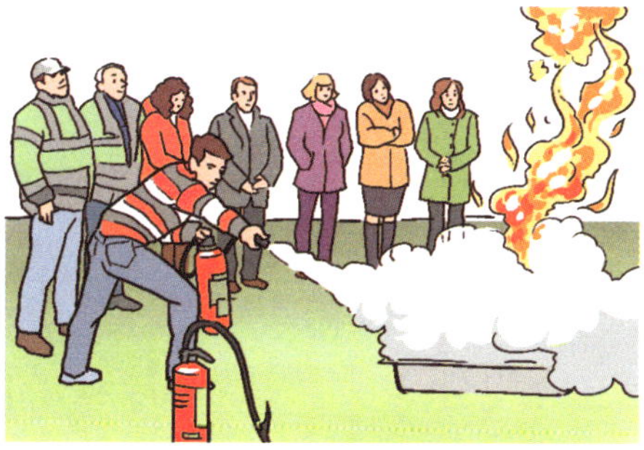

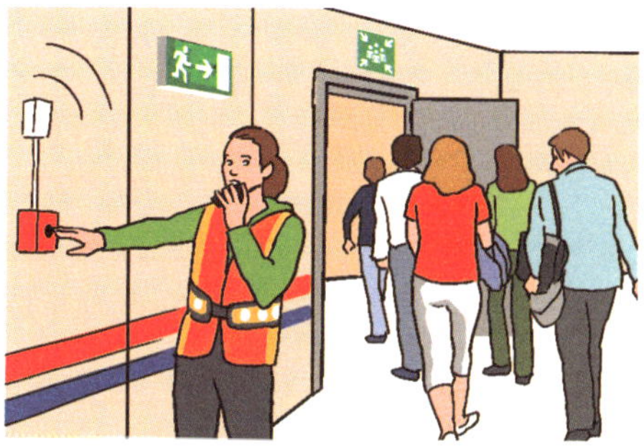

Activité 5 ▶ La conduite à tenir en cas d'incendie

11 À partir du document C, **indiquez**, sous chaque illustration, la conduite à tenir à l'émission du signal d'alarme.

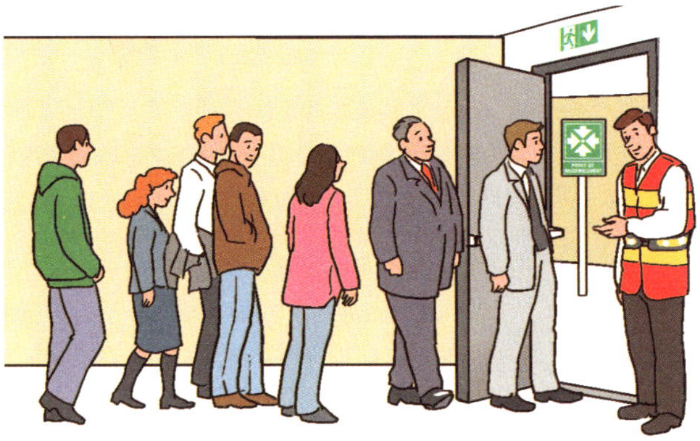

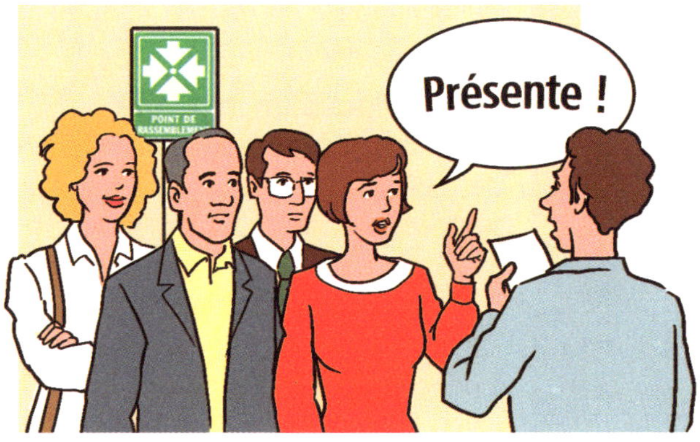

DOC C L'alarme

L'alarme est un avertissement donné par l'entreprise au personnel par un signal sonore et/ou visuel. C'est l'ordre d'évacuer obligatoirement, rapidement et dans le calme l'établissement en suivant les consignes d'évacuation jusqu'au point de rassemblement, en s'assurant que tout le personnel a quitté les lieux. Il informe d'un danger généralement invisible ou inodore de l'endroit où l'on se trouve.

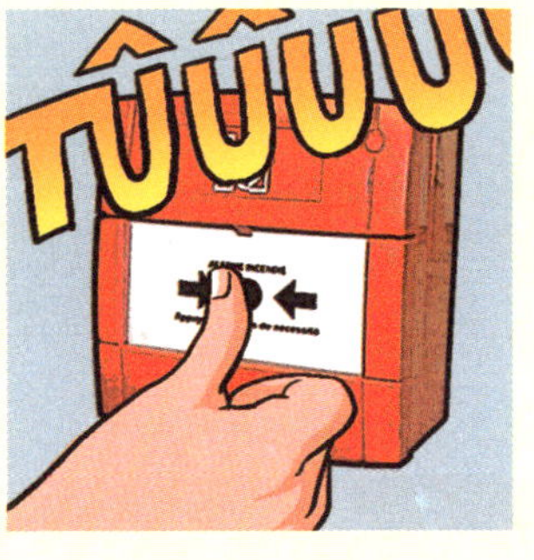

12 **Entourez** le numéro d'appel à composer pour alerter les sapeurs-pompiers.

15 18 17

Proposer des solutions

13 **Renseignez** le tableau.

	Éléments à l'origine de l'incendie dans la situation	Mesures de prévention pour éviter un incendie
Combustible		
Comburant		
Source d'énergie		

MEMO

31

Le risque incendie

• Le mécanisme de la combustion

Trois composantes sont nécessaires au déclenchement d'un feu :

Un **combustible** + un **comburant** + une **source d'énergie**

L'élimination d'un de ces trois éléments arrête immédiatement le feu.

• Les effets d'un incendie sur l'organisme humain

Les principaux effets d'un incendie sur l'homme sont liés :

- aux **fumées** et aux **gaz** qui provoquent une **asphyxie** et/ou une **intoxication** ;
- à la **chaleur** et aux **flammes** qui engendrent principalement des **brûlures**. L'effet lumineux des flammes constitue également un danger pour les yeux ;
- à l'**effondrement des structures** qui provoquent des blessures plus ou moins graves.

• Les dispositifs de sécurité incendie

Ils doivent être mis en place lors de la conception et de l'aménagement des locaux :

- **un dispositif de désenfumage** (exutoire de fumée) ;
- **des portes coupe-feu** ;
- **des installations de détection** (détecteur de fumée) ;
- **une signalisation visuelle et sonore** ;
- **un matériel d'extinction de première intervention** (extincteur, sprinklers).

Une **formation** et une **information** sur l'utilisation des extincteurs et des exercices d'évacuation des lieux (plan d'évacuation, signalétique de sécurité) sont mis en place.

• La conduite à tenir en cas d'incendie	
Il faut supprimer, au plus vite, une des trois composantes du triangle du feu (à l'aide d'un extincteur par exemple) mais si le feu prend de l'ampleur il faut respecter les étapes suivantes :	
Donner l'alarme	En criant, en téléphonant ou en déclenchant le réseau alarme incendie
Alerter les sapeurs-pompiers	Appeler le 18
Évacuer	Évacuer les lieux sans délai et dans le calme, en suivant les consignes d'évacuation et en se dirigeant vers les sorties de secours jusqu'au point de rassemblement
S'assurer que tout le personnel a quitté les lieux	Faire l'appel

À vos vidéos !

Titre : Comment utiliser un extincteur ?
Lien : http://urls.fr/vek
Durée : 1 min 22 s

Après avoir regardé la vidéo, répondez aux questions.

1 Quelles sont les quatre étapes à mettre en œuvre avant de pouvoir éteindre un début d'incendie ?

2 Où faut-il viser pour agir efficacement sur un début d'incendie ?

3 Que faut-il faire à la fin de chaque intervention ?

32

Module 4
L'individu dans son environnement professionnel

Le risque lié à la charge mentale

OBJECTIF : Prévenir le risque lié à la charge mentale.

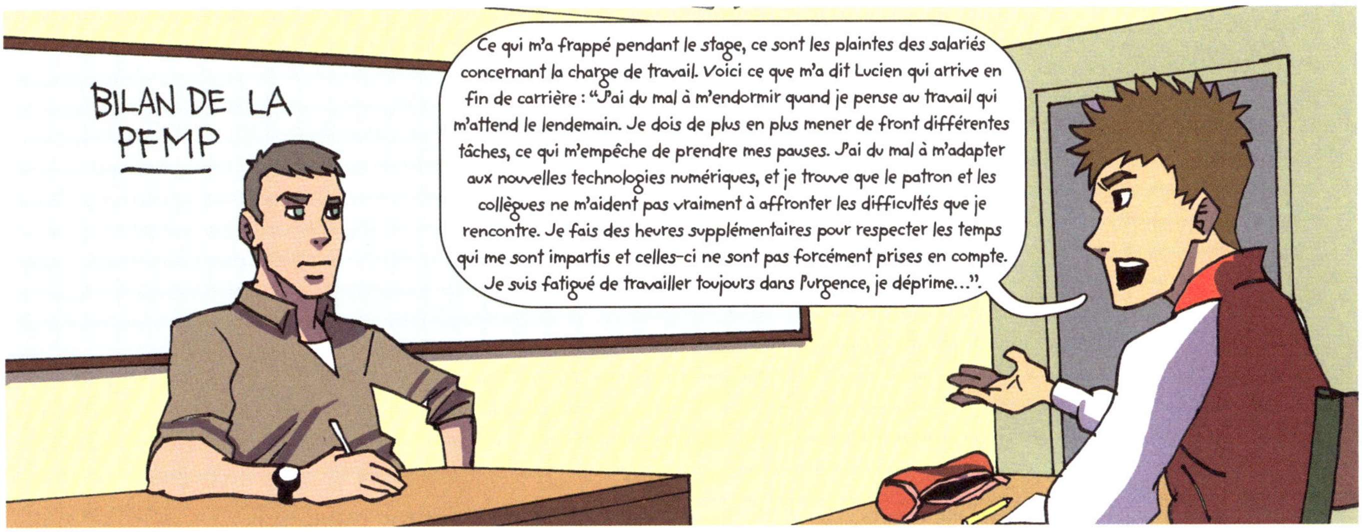

Analyser la situation

1 **Cochez** le problème posé dans la situation.

☐ Comment les heures supplémentaires doivent-elles être rémunérées ?
☐ Pourquoi Lucien doit-il utiliser de nouvelles technologies numériques ?
☐ Comment remédier au stress lié à la charge mentale de Lucien ?

2 **À partir de la situation, attribuez, à chaque famille de causes du diagramme d'Ishikawa, le titre qui lui correspond :**
Relations avec les collègues et la hiérarchie – organisation du travail – changement dans le travail.

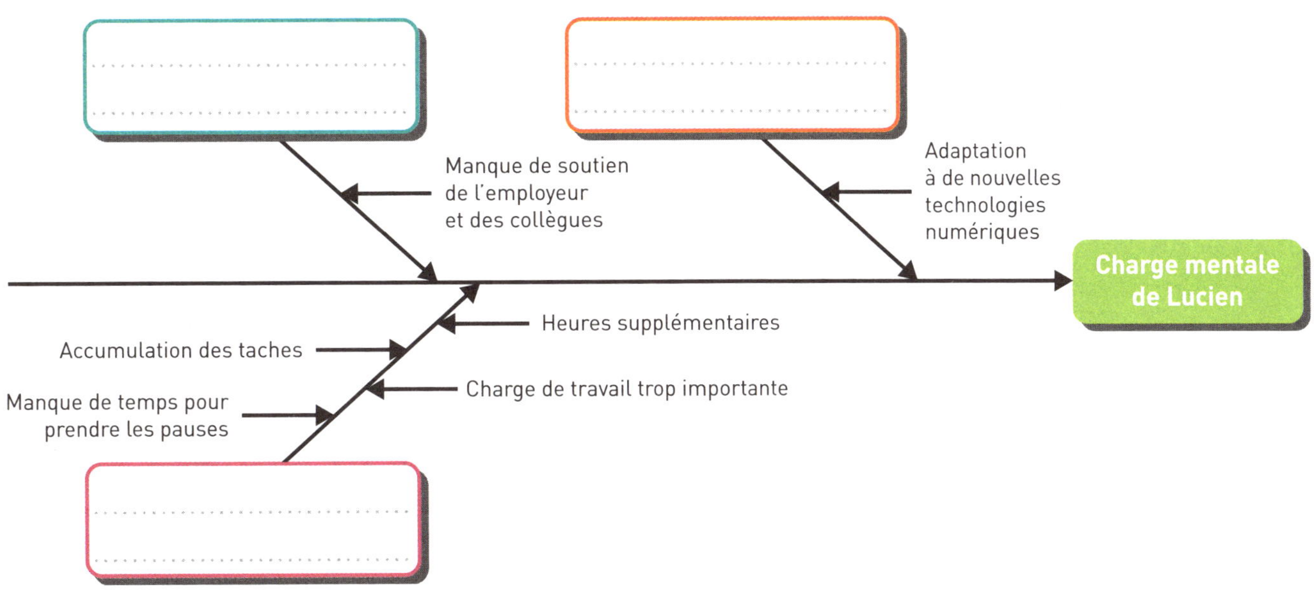

Mobiliser les connaissances

Activité 1 ▶ La charge mentale au travail

3 **Surlignez**, dans le document A, la définition de la charge mentale au travail.

4 À partir du document A, **renseignez** le tableau.

	Activités physiques	Activités mentales
Exemples d'activités	– Se déplacer – Saisir un texte	– Mémoriser un code – Respecter les signaux visuels
Activités prises dans votre secteur professionnel	....	....

DOC A **La charge mentale au travail**

La charge mentale est l'ensemble des ressources que le salarié doit mobiliser pour effectuer un travail qui associe à la fois une activité physique (ex. : soulever une charge) et une activité mentale (ex. : mémoriser un code). La charge mentale est liée à la tâche demandée (rendement, temps imparti…), à l'organisation du travail (travail posté…), aux relations avec l'entourage (tensions entre collègues, non-reconnaissance du travail par la hiérarchie, harcèlement moral…). Une charge mentale trop importante peut conduire à un état de stress négatif pour l'opérateur.

Activité 2 ▶ Le stress

5 **Surlignez**, dans le document B, la définition du stress.

6 **Citez** trois manifestations physiques du stress qui préparent le corps à l'action.

....

DOC B **Le stress : de l'alarme à l'épuisement**

Le stress est une réaction normale de l'organisme qui cherche à s'adapter à une situation nouvelle. C'est un facteur de stimulation qui peut devenir négatif si la réponse de l'organisme n'est plus adaptée. Face à un événement inattendu de la vie, l'organisme passe par trois phases.

1 PHASE D'ALARME **Effets immédiats du stress**	**2 PHASE DE RÉSISTANCE** **Effets du stress d'une heure à plusieurs jours**	**3 PHASE D'ÉPUISEMENT** **Effets du stress de plus d'un mois**
Elle se traduit par une décharge d'adrénaline (hormone libérée par les glandes surrénales) avec accélération du rythme cardiaque, augmentation du débit sanguin, de la fréquence respiratoire et de la transpiration, dilatation des pupilles, afflux de sang vers les muscles et le cerveau, redressement des poils. Toutes les ressources sont mobilisées pour que l'organisme s'adapte rapidement. *À ce stade, l'individu fait face.*	Si la situation stressante se prolonge, des douleurs musculaires, des spasmes, des maux de tête, des troubles du sommeil, des brûlures d'estomac… se manifestent. *À ce stade, l'individu fait toujours face, mais dans une situation de tension.*	L'organisme finit par ne plus avoir la capacité de faire face. Une grande fatigue chronique s'installe, voire un état dépressif pouvant mener jusqu'au suicide. *À ce stade, l'individu ne fait plus face.*

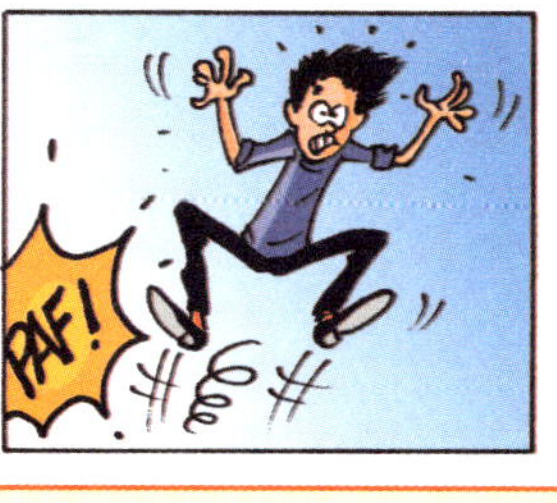

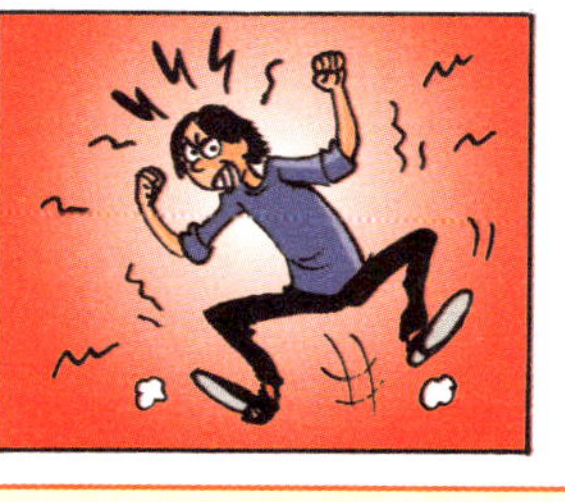

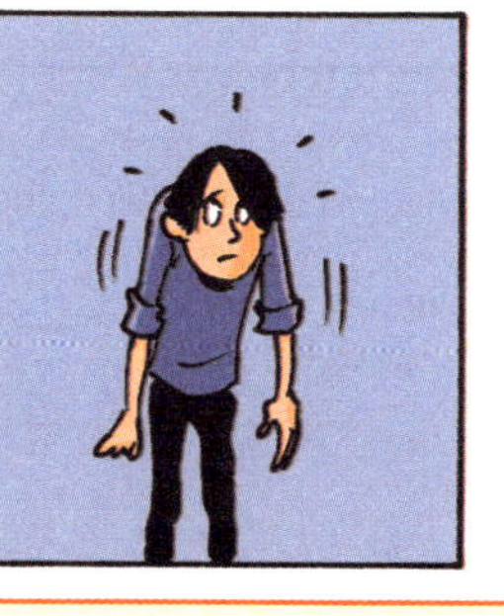

7 Après lecture des différents effets du stress à long terme, **coloriez** :
- en vert, les effets comportementaux
- en bleu, les effets physiques
- en rouge, les effets psychiques.

- Ulcères à l'estomac
- Consommation accrue d'alcool
- Troubles du sommeil
- Sensibilité aux infections
- Crise d'angoisse
- Accidents cardiovasculaires
- Démotivation
- Isolement social
- Perte d'appétit
- Dépression
- Maux de tête
- Perte de confiance en soi

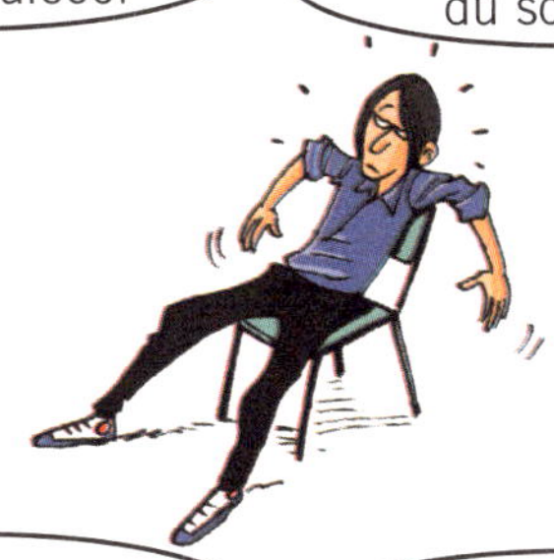

Activité 3 Des mesures de prévention

8 **Cochez** les mesures de prévention mises en œuvre par le salarié ou par l'employeur.

Mesures de prévention du risque lié à la charge mentale prises par	le salarié	l'employeur
Observer une bonne hygiène de vie (se relaxer, pratiquer un sport, opter pour une alimentation saine et équilibrée…)		
Adapter le travail demandé aux capacités et aux ressources des salariés		
Faciliter le dialogue et les échanges entre tous les acteurs de l'entreprise		
Assurer la formation des salariés aux nouvelles technologies		
Se faire suivre sur le plan médical et/ou psychologique		
Donner la possibilité aux salariés de participer aux actions de changement qui affecteront leur travail		
Mettre en place une cellule d'écoute au sein de l'entreprise		

Proposer des solutions

9 **Proposez**, pour chaque famille de causes du diagramme d'Ishikawa (page 181), un moyen de prévention.

Famille de causes	Moyen de prévention collective au niveau de l'entreprise
Organisation du travail	
Changement dans le travail	
Relations avec les collègues et la hiérarchie	

10 **Indiquez** à Lucien deux moyens de prévention individuelle.

MEMO

32

Le risque lié à la charge mentale

• La charge mentale au travail

C'est l'ensemble des ressources que **le salarié** doit mobiliser pour effectuer un travail. Elle est liée à de nombreux facteurs : organisation du travail, relations avec l'entourage, environnement de travail...

Les conséquences de la charge mentale sont diverses : **physiques** (troubles cardiovasculaires, migraines...) et/ou **psychiques** (dépression, crise d'angoisse...), **comportementales** (troubles de l'alimentation, isolement social).

• Le stress

C'est une manifestation de la charge mentale. Il survient lorsqu'il y a un déséquilibre entre les ressources de l'individu et les contraintes.

Il se manifeste en trois phases :
- la phase d'**alarme** ;
- la phase de **résistance** ;
- la phase d'**épuisement**.

• Les mesures de prévention

Les mesures **collectives** visent à réduire les facteurs de risques liés à la charge mentale :
- adapter le travail demandé aux capacités et aux ressources des salariés ;
- donner la possibilité aux salariés de participer aux actions de changement qui affecteront leur travail ;
- faciliter les échanges et le dialogue entre tous les acteurs de l'entreprise ;
- former les salariés à la gestion du stress...

Les mesures **individuelles** consistent pour le salarié à :
- observer une bonne hygiène de vie (se relaxer, pratiquer un sport, opter pour une alimentation saine et équilibrée...) ;
- se faire prendre en charge médicalement ou psychologiquement.

À vos vidéos !

Titre : Les mécanismes du stress au travail
Lien : http://urls.fr/vel
Durée : 2 min 23 s

Après avoir regardé la vidéo, répondez aux questions.

1 Quelles substances sécrète le corps pour faire face au stress ?

....

2 Quel est le rôle de ces substances ?

....

3 Quelles sont les premières réactions de l'organisme face à un stress ponctuel ?

....

4 Quelles sont les réactions de l'organisme face à un stress chronique ?

- au bout de quelques jours : ....
- au bout de quelques mois : ....

5 Quelle est la première étape pour prévenir le stress au travail ?

....

Les déchets

OBJECTIF : Participer à la protection de l'environnement.

Tous les secteurs professionnels sont concernés de près ou de loin par les problématiques de gestion, de collecte, de traitement, de valorisation ou d'élimination des déchets… La France produit 868 millions de tonnes de déchets répartis de la manière suivante :

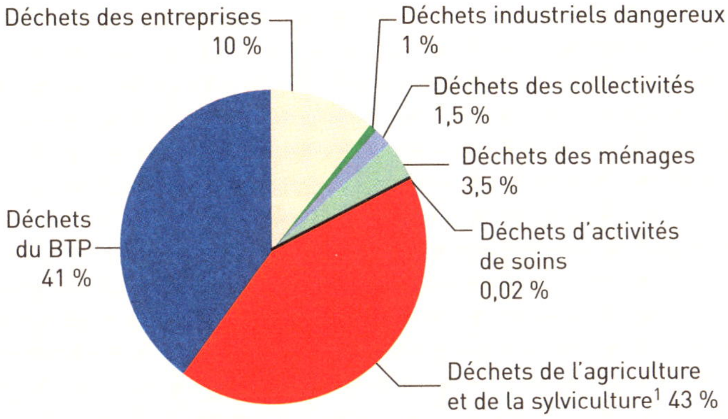

Source : http : //www.senat.fr

1. Entretien et exploitation rationnelle des forêts

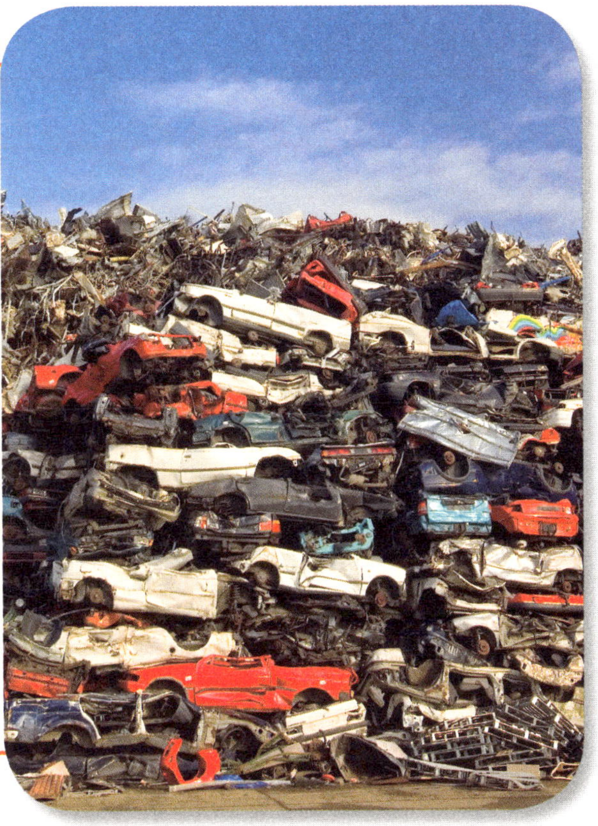

Analyser la situation

1 **Cochez** le problème posé dans la situation.

- ☐ Comment limiter la production de déchets dans mon secteur professionnel ?
- ☐ Quel est l'impact de la pollution automobile sur l'air ?
- ☐ Pourquoi les ressources naturelles de la planète s'épuisent-elles ?

2 À partir de la situation, **renseignez** le tableau.

Quantité de déchets produits/an	....
Secteurs professionnels concernés	....
Secteur à l'origine de la plus grande production de déchets	....

Mobiliser les connaissances

Activité 1 ▸ Les déchets

3 **Cochez** la catégorie à laquelle appartient chaque déchet.

	Déchets inertes (DI)	Déchets industriels banals (DIB)	Déchets industriels dangereux (DID)
Acier			
Gravats			
Bouteille vide de white spirit			
Tube au néon			

DOC A Les déchets produits par les entreprises

- **Qu'est-ce qu'un déchet ?**

« Déchet : toute substance ou tout objet, ou plus généralement tout bien meuble, dont le détenteur se défait ou dont il a l'intention ou l'obligation de se défaire » Article L541-1-1 du Code de l'environnement

- **Quelles sont les trois grandes catégories de déchets produits par les entreprises ?**

– **Les déchets inertes (DI) :** déchets qui ne subissent aucune modification physique, chimique ou biologique importante. Ils ne se décomposent pas, ne brûlent pas et ne produisent aucune autre réaction physique ou chimique. Ils sont essentiellement issus du secteur du bâtiment et des travaux publics : déblais, gravats…

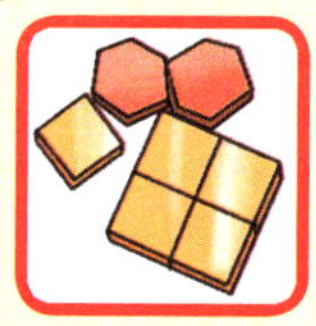
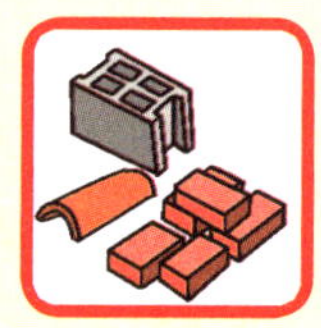

– **Les déchets industriels banals (DIB) :** déchets qui ne sont pas inertes, mais ne présentent aucun caractère toxique ou dangereux. Ils sont assimilables aux ordures ménagères ; il s'agit du carton, du papier, du bois, des plastiques, des métaux…

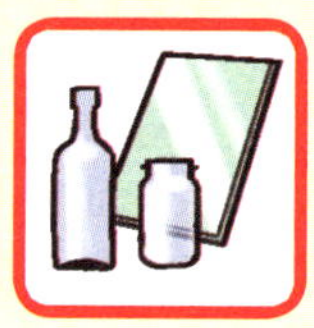
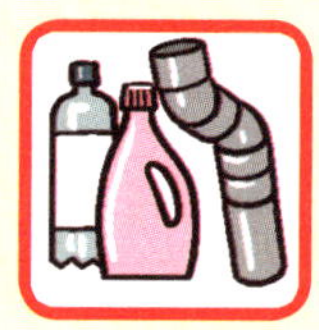

– **Les déchets industriels dangereux (DID) :** déchets qui présentent une ou plusieurs des propriétés suivantes : explosif, comburant, inflammable, irritant, nocif, toxique, cancérogène, corrosif, infectieux, toxique pour la reproduction, mutagène, écotoxique. D'une façon générale, ils sont dommageables pour l'homme et l'environnement. Ex. : les huiles, les solvants, les tubes au néon, les batteries, les piles, les bombes aérosols… Par extension les emballages de ces produits, même vides, sont considérés comme DID.

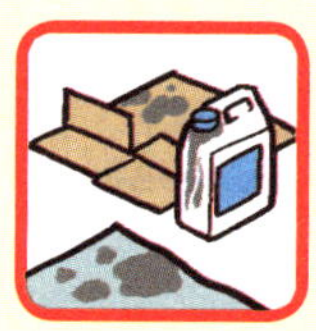
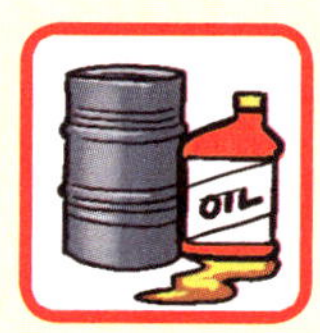

! **Ne pas mélanger différentes catégories de déchets :**
- **un déchet inerte souillé par un DIB devient un DIB ;**
- **un DIB souillé par un DID devient un DID.**

Activité 2 ▸ L'impact des déchets sur l'environnement

4 À partir du document B et de vos connaissances, **indiquez** l'impact de la production de déchets sur l'environnement.

DOC B Les déchets et l'environnement

Pour fabriquer 1 tonne de verre, il faut puiser dans les ressources naturelles : environ 700 kilogrammes de sable, 200 kilogrammes de calcaire et 300 kilogrammes d'autres matières premières minérales. La consommation d'énergie, voilà le grand point faible du verre par rapport au plastique. Il requiert des fours dont la température s'élève jusqu'à 1 500 degrés. Résultat : la fabrication de 1 tonne de verre engloutit l'équivalent de 105 kilogrammes de fioul. Très lourds, les produits emballés dans du verre mobilisent aussi plus de camions pour leur transport, et donc davantage de carburant. Au cours de son cycle de vie, une bouteille de 1 litre en verre génère donc 345 grammes de CO_2.

Abandonnée dans la nature une bouteille en verre mettra 4 000 ans pour disparaître.

Activité 3 ▸ L'organisation de la gestion des déchets dans le milieu professionnel

5 À partir du document C,

5.1 **Indiquez** :

– la nature des déchets concernés par le bordereau de suivi : ....

– l'intérêt de cette mesure : ....

....

5.2 **Citez** les particularités du circuit des déchets industriels dangereux.

....

....

DOC C Le circuit des déchets industriels

Déchets industriels banals (DIB)

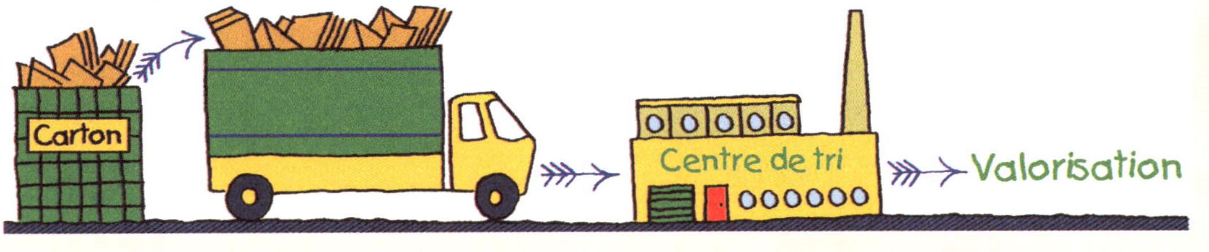

Carton
Centre de tri
Valorisation

Déchets industriels dangereux (DID)

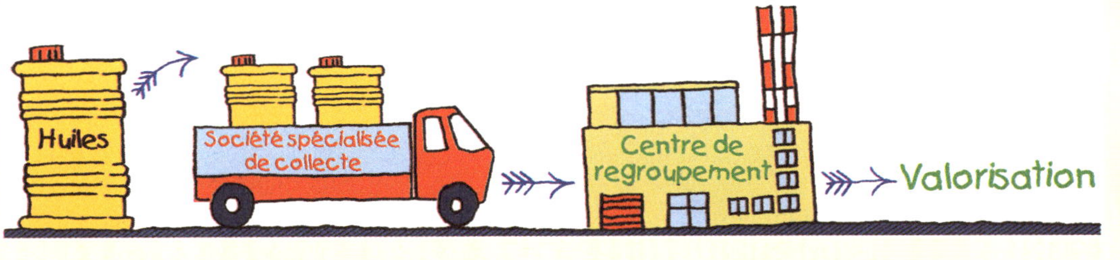

Huiles
Société spécialisée de collecte
Centre de regroupement
Valorisation

Pour les déchets industriels dangereux, un des éléments à fournir et qui va suivre le déchet tout au long de son circuit d'élimination ou de traitement est le bordereau de suivi des déchets. Il constitue une preuve de leur élimination pour le producteur responsable. Il comporte des indications sur la provenance des déchets, leurs caractéristiques, les modalités de collecte, de transport et d'entreposage, l'identité des entreprises concernées et la destination des déchets.

La valorisation est un terme générique qui recouvre : la valorisation matière (c'est-à-dire le réemploi, la réutilisation, la régénération et le recyclage), la valorisation biologique et la valorisation énergétique des déchets.

6 **Reliez** chaque traitement des déchets à la description correspondante, puis **soulignez**, pour chaque type de traitement, les exemples de valorisation des déchets (c'est-à-dire leur nouvelle utilisation).

INCINÉRATION	RECYCLAGE	COMPOSTAGE	CENTRE DE STOCKAGE
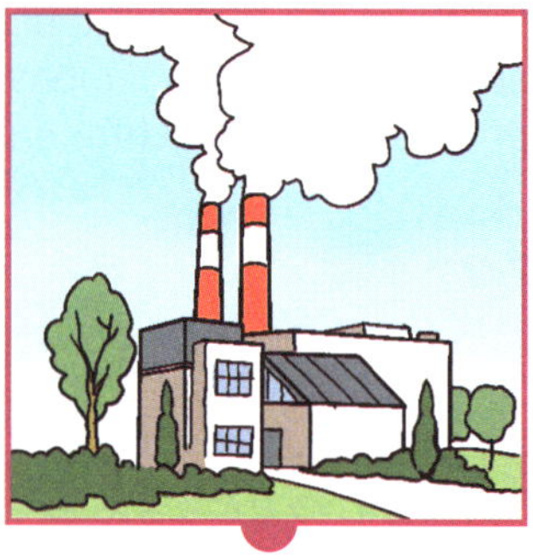	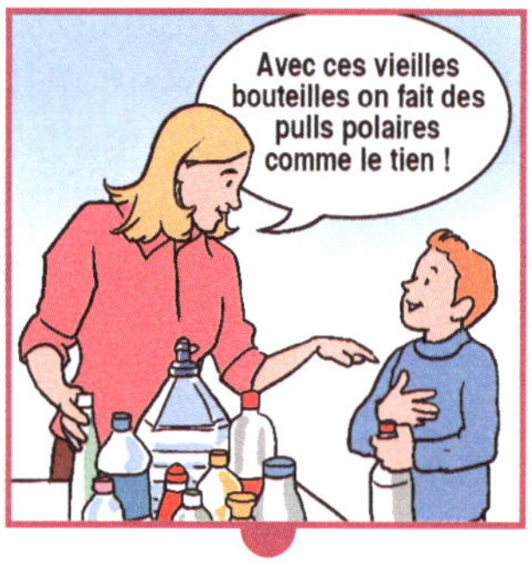	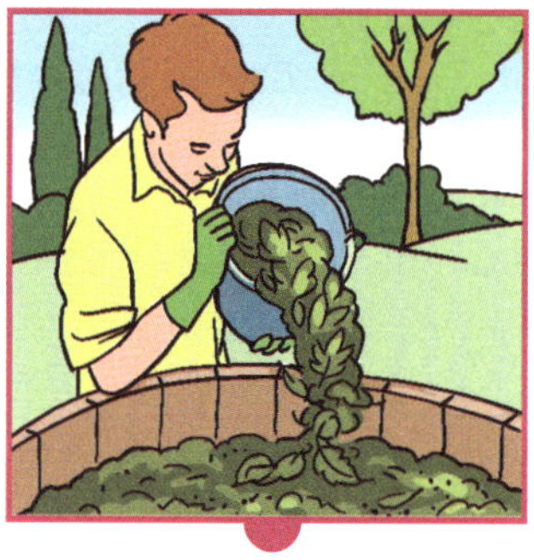	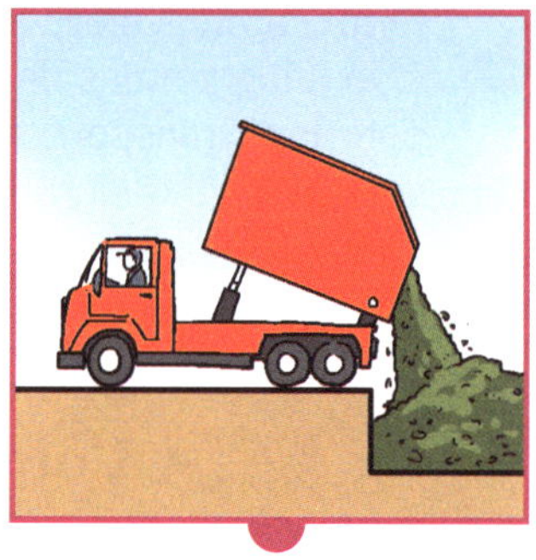

Laisser fermenter des déchets organiques pour produire le compost utile en agriculture et en jardinage.	Enfouir des déchets ménagers pour fabriquer et récupérer du biogaz pour produire de l'électricité ou de la chaleur.	Brûler des déchets non recyclables pour récupérer l'énergie qui sert à chauffer les logements et produire de l'électricité.	Transformer certains emballages pour leur donner une nouvelle vie : les bouteilles en plastique deviennent tuyaux et même pulls polaires…

Activité 4 Des logos pour informer

7 Dans le document D, **encadrez** les logos qui permettent d'identifier la nature des matériaux.

DOC D Les différents types de logos

NF ENVIRONNEMENT	Ces deux logos reconnaissent la qualité d'usage du produit ainsi que la limitation de ses impacts sur l'environnement.		La boucle de Möbius (Norme internationale ISO 14021) signifie que le produit ou l'emballage est recyclable.
		65 %	Lorsque cette boucle est accompagnée d'un pourcentage, elle signifie que ce produit ou cet emballage contient des matières recyclées (exemple : 65 % de matières recyclées).
alu aluminium	Pictogrammes d'identification des matériaux		Le « point vert » signifie que le producteur contribue financièrement à un dispositif (Eco-emballages ou Adelphe) aidant les communes à développer des collectes sélectives des déchets d'emballages afin de les valoriser. Il ne présume pas du recyclage effectif du produit qui le porte.
acier			
02 PE - HD polyéthylène haute densité			

Activité 5 ▸ Les mesures collectives et individuelles pour respecter l'environnement

8 Pour chaque mesure de prévention, **cochez** le principe d'action visée, puis **soulignez** :
- en bleu, les mesures individuelles ;
- en vert, les mesures collectives.

	Mesure de prévention visant à		
	réduire la quantité de déchets	réduire la nocivité et/ou améliorer le caractère valorisant	informer
Prendre en charge le financement de la fin de vie des produits (collecte et traitement)			
Rapporter le produit au distributeur (ex. : pile)			
Informer le consommateur sur les filières de déchets			
Renforcer « l'écoconcept » des nouveaux produits par une conception et une fabrication facilitant leur recyclage et limitant les substances polluant l'environnement			
Afficher et facturer une écoparticipation correspondant au coût de collecte et de recyclage du produit de façon lisible			
Limiter les emballages			
Donner une seconde vie à nos vieux objets en les déposant auprès des associations			
Trier ses déchets			

Proposer des solutions

9 **Renseignez** le tableau pour votre secteur professionnel.

Déchets dans mon secteur professionnel		Organisation de la collecte des déchets	Mesures de prévention
DI 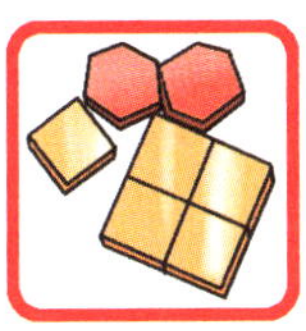 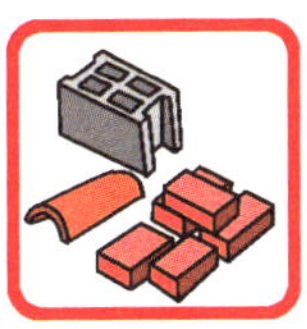			
DIB 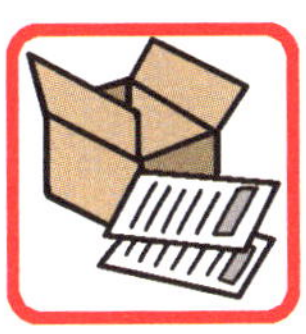 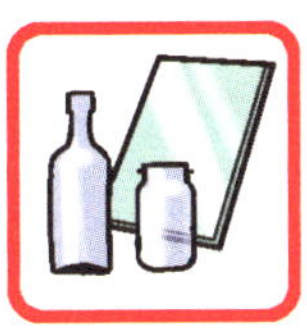			
DID 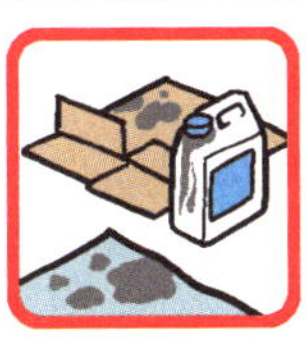 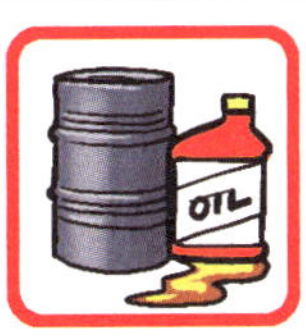			

MEMO

33

Les déchets

• Les déchets

On distingue **trois catégories** de déchets :
- les **déchets inertes (DI)** (gravats) ;
- les **déchets industriels banals (DIB)** (papier) ;
- les **déchets industriels dangereux (DID)** (huile).

• L'impact des déchets sur l'environnement

Les déchets sont élaborés à partir de **matières premières prélevées sur la planète. Ces ressources peuvent s'épuiser.** Le rejet des déchets dans le milieu naturel contribue à **polluer** notre environnement : **l'air, le sol et l'eau**, sources de nuisance pour l'Homme.

• L'organisation de la gestion des déchets dans le milieu professionnel

Afin de préserver l'environnement, les déchets peuvent être valorisés de différentes manières :
- **recyclage** pour transformer le matériau (carton, plastique, verre) d'un emballage usagé (boîte, flacon, bouteille) ou d'un objet (ordinateur, téléviseur…) pour fabriquer de nouveaux objets ;
- **incinération** pour réduire leur volume et utiliser l'énergie pour chauffer des logements ou alimenter des logements en électricité ;
- **compostage** pour produire du compost ;
- **stockage** avec récupération des jus et des biogaz pour produire de l'électricité et de la chaleur.

• Des logos pour informer

Des **logos** peuvent être apposés sur les produits ou emballages pour informer les utilisateurs sur les possibilités de recyclage des produits.

• Les mesures collectives et individuelles pour respecter l'environnement

Pour limiter l'impact des déchets sur l'environnement, il est nécessaire de :
- **réduire leur quantité ;**
- **réduire leur nocivité et/ou améliorer leur caractère valorisant ;**
- **informer sur leur possibilité de valorisation.**

À vous de jouer !

1 Retrouvez les mots du chapitre dans les rebus suivants :

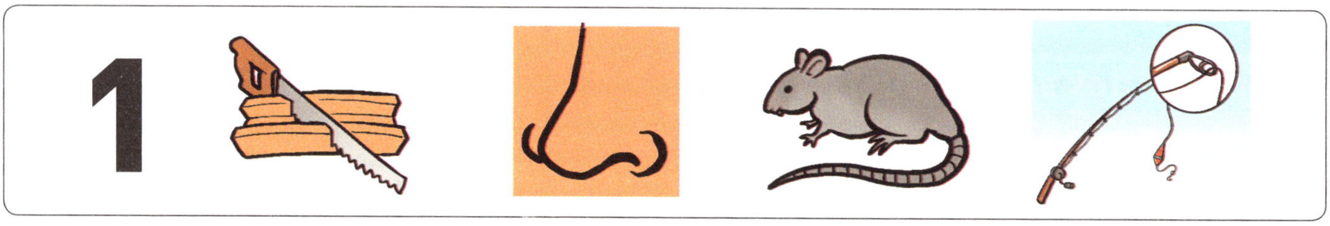

....

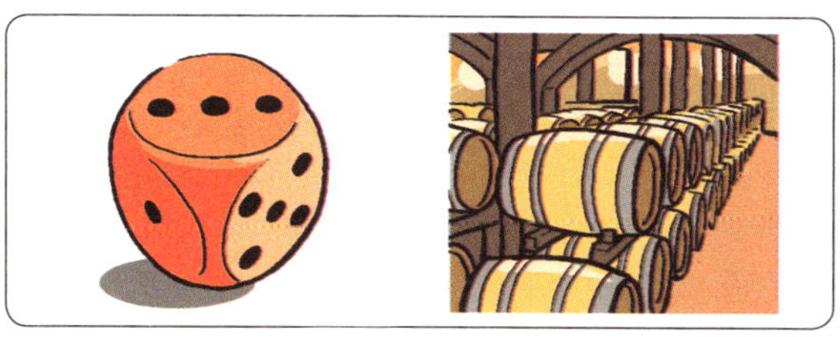

....

2 Reconstituez la phrase à l'aide des définitions.

❶ État de fatigue intense.
❷ Le contraire d'une matière synthétique.
❸ La terre en est une.

La production de déchets entraîne un ❶ .... des ressources ❷ .... de la ❸ ....

Évaluation

Nom : ....

Prénom : ....

Date : ...... / ...... / ......

SITUATION

Olivia travaille depuis 15 ans comme aide à domicile dans la société Family Service. Elle s'occupe de personnes à mobilité réduite qui nécessitent un accompagnement à la vie quotidienne, notamment au moment du lever et du coucher. Elle effectue ainsi à domicile 30 levers et couchers par jour sans aide technique.

Lors de la manutention d'une personne à mobilité réduite, elle ressent une douleur brutale dans le bas du dos. Le médecin consulté constate un lumbago et lui prescrit un arrêt de travail de 10 jours.

1 **Cochez** le problème posé dans la situation.

☐ Comment préserver son dos lorsqu'on doit soulever des personnes à mobilité réduite ?
☐ Quel diplôme obtenir pour travailler comme aide à domicile ?
☐ Comment définir une maladie professionnelle ?

2 À partir de la situation, **complétez** le schéma du principe d'apparition d'un dommage.

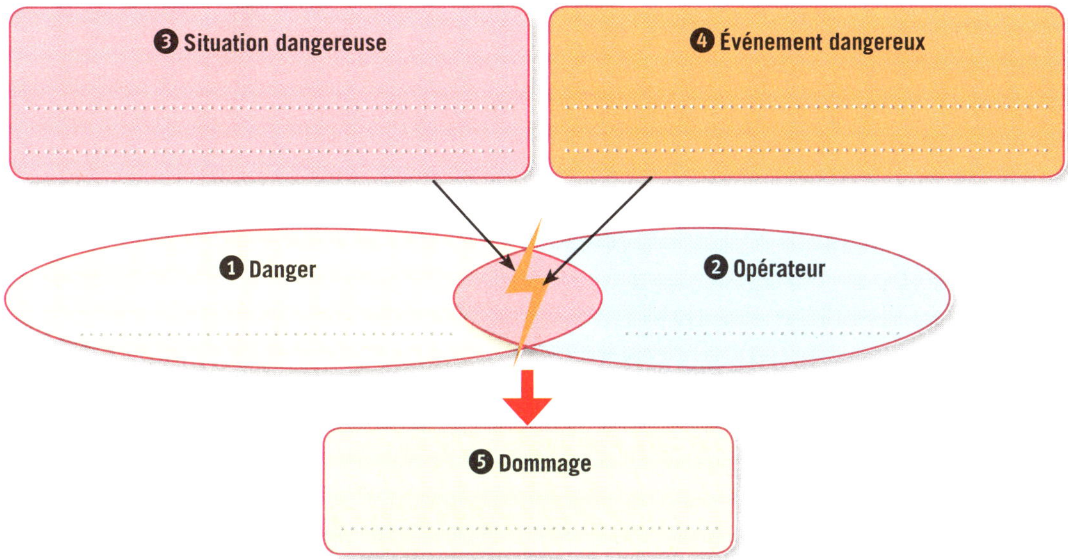

3 À partir de la situation,

3.1 Cochez le type d'accident dont il s'agit.

☐ Accident du travail proprement dit ☐ Accident du trajet ☐ Accident de droit commun

3.2 Justifiez votre réponse.

....

....

....

....

....

4 **Nommez** l'organisme qui prend en charge les frais occasionnés par l'accident d'Olivia.

....

5 Parmi la liste des prestations dont peut bénéficier Olivia, **entourez** les prestations en espèces.

Prise en charge des frais pharmaceutiques — Prise en charge des analyses médicales — Indemnités journalières — Prise en charge des frais de médecin — Rente d'incapacité

6 **Indiquez** la somme qu'Olivia doit verser au pharmacien à la suite de son accident, sachant que le coût des médicaments s'élève à 142 euros.

....

7 **Calculez** le montant des indemnités journalières versées à Olivia qui perçoit un salaire journalier de 51 euros.

....

8 **Complétez** le schéma de la colonne vertébrale à partir des mots suivants : *lombaires - cervicales - dorsales.*

9 **Entourez** la zone douloureuse pour Olivia.

Schémas de la colonne vertébrale

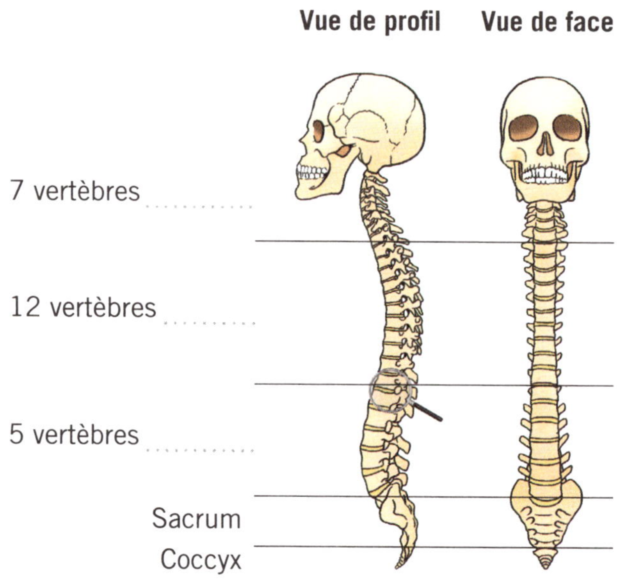

10 **Encadrez** le schéma correspondant au lumbago d'Olivia.

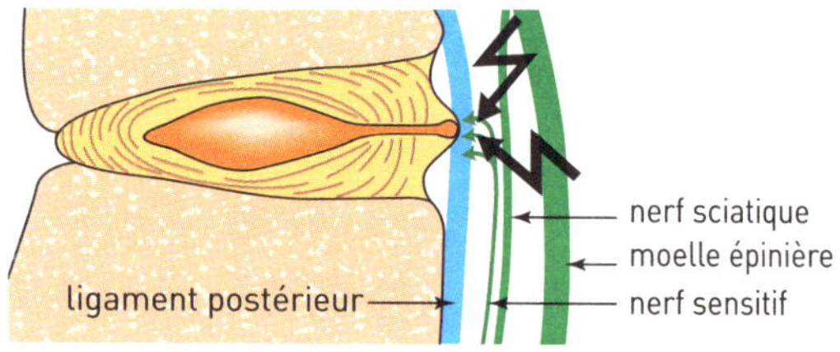

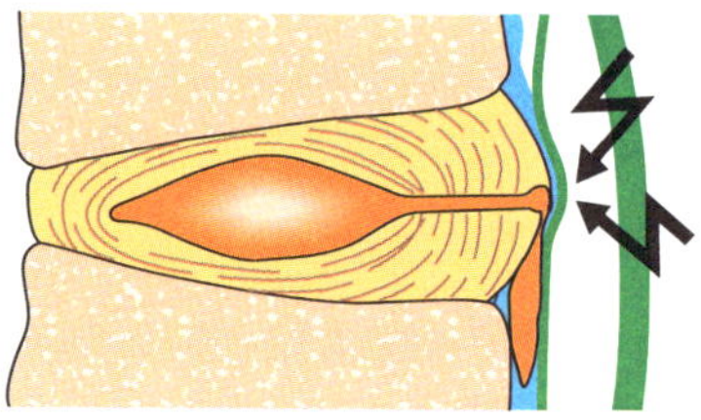

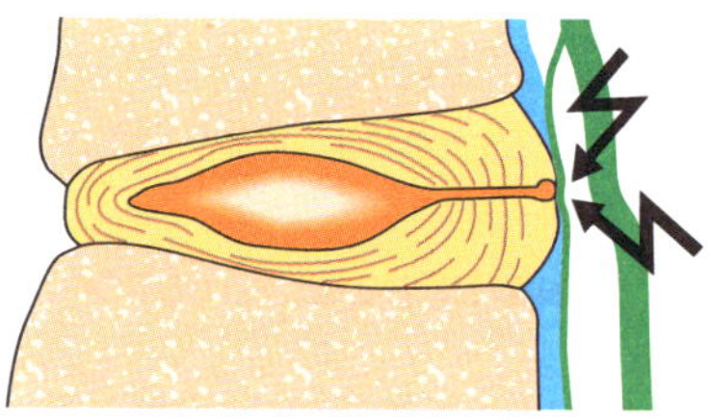

11 **Proposez** deux solutions pour préserver le dos d'Olivia lorsqu'elle manutentionne une personne à mobilité réduite.

....

....

Fiches secourisme

Fiches établies d'après le référentiel technique à l'usage des formateurs SST (Sauveteurs secouristes du travail) en vigueur depuis le 1er janvier 2012

Fiche 1	Protéger	194
Fiche 2	Examiner	195
Fiche 3	Faire alerter ou alerter	197
Fiche 4	Secourir : La victime saigne abondamment	198
Fiche 5	Secourir : La victime s'étouffe	199
Fiche 6	Secourir : La victime se plaint de malaise	200
Fiche 7	Secourir : La victime se plaint de brûlures	201
Fiche 8	Secourir : La victime se plaint d'une douleur empêchant certains mouvements	202
Fiche 9	Secourir : La victime se plaint d'une plaie qui ne saigne pas abondamment	203
Fiche 10	Secourir : La victime ne répond pas, mais elle respire	205
Fiche 11	Secourir : La victime ne répond pas et ne respire pas	207

Plan d'intervention du SST :

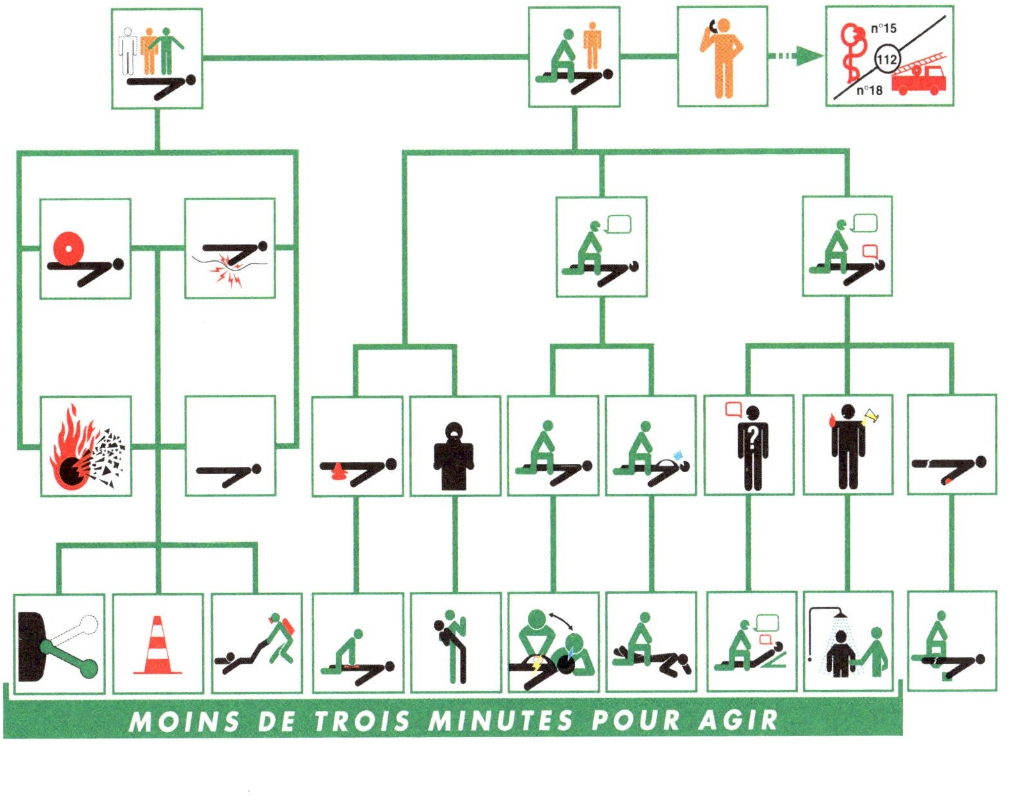

Ce plan est donné à titre d'information. Seules les personnes formées au cours d'un stage conforme au programme de formation national ont le droit d'intervenir sur un incident ou un accident.

Protéger

Résultat à atteindre : **éviter un nouvel accident**

Protéger

- Je me pose les questions suivantes avant d'accéder à la victime pour ne pas m'exposer moi-même, les témoins ou la victime à un ou des danger(s) :
  - **Que s'est-il passé ?**
  - **Persiste-t-il un ou des dangers ?**

Danger contrôlable ?

OUI

- Je **supprime** le(s) danger(s).

NON

- J'**isole** le(s) danger(s).

et/ou

- Je **soustrais** la victime à(aux) danger(s) (manœuvre exceptionnelle).

et/ou

- Je **continue à isoler** la zone d'intervention et j'**alerte** les secours spécialisés qui pourront agir sur le(s) danger(s).

Cas particulier

Alerte et protection des populations

- Lorsque j'entends le **signal** émis par des sirènes, annonçant un **danger immédiat** :

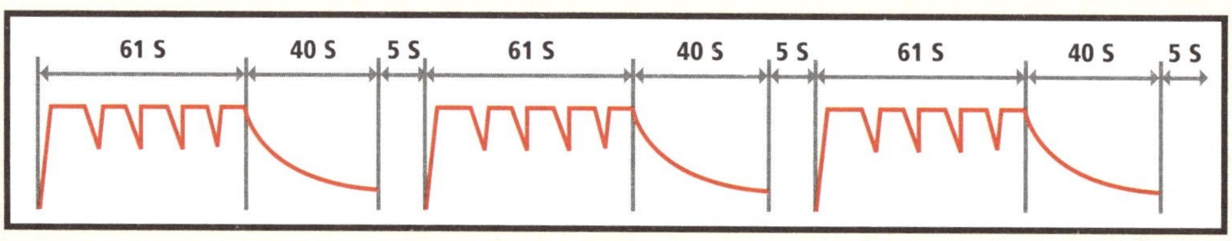

- je me mets à l'abri en me rendant dans un local étanche ;
- je m'informe en écoutant la radio (réseau France Bleu) ou en regardant la télévision (réseau France Télévision) ;
- je ne vais pas chercher mes enfants à l'école ;
- je ne fume pas, j'évite toute flamme ;
- je ne téléphone pas pour ne pas encombrer le réseau ;
- je m'assure que mon entourage a reçu et exécuté ces consignes.

- Lorsque j'entends le **signal de fin d'alerte**, le danger est écarté :

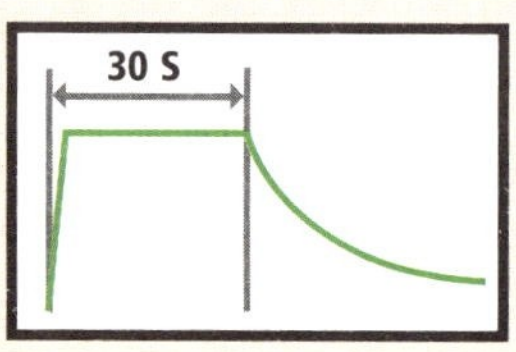

Examiner

Résultat à atteindre : déduire les actions à mettre en œuvre

Examiner

Pourquoi examiner ?

- J'examine la victime pour :
  - **déterminer le résultat à atteindre** et en **déduire les gestes de secours** (ou actions) à mettre en œuvre ;
  - **transmettre ces informations aux secours spécialisés,** pour qu'ils puissent organiser leur intervention.

Comment examiner ?

- J'**observe** la victime et me **pose systématiquement 4 questions :** la victime saigne-t-elle ? s'étouffe-t-elle ? répond-elle ? respire-t-elle ?

La victime saigne-t-elle ?

- Je recherche les saignements abondants éventuels en observant la victime et son environnement, en respectant sa position et en lui parlant.

La victime s'étouffe-t-elle ?

- Je repère le comportement de la victime.

  Si elle s'étouffe, elle :
  - porte brutalement ses mains à sa gorge ;
  - ne peut plus parler ;
  - ne peut plus crier s'il s'agit d'un enfant ;
  - n'émet aucun son ;
  - ne peut plus respirer ;
  - s'agite.

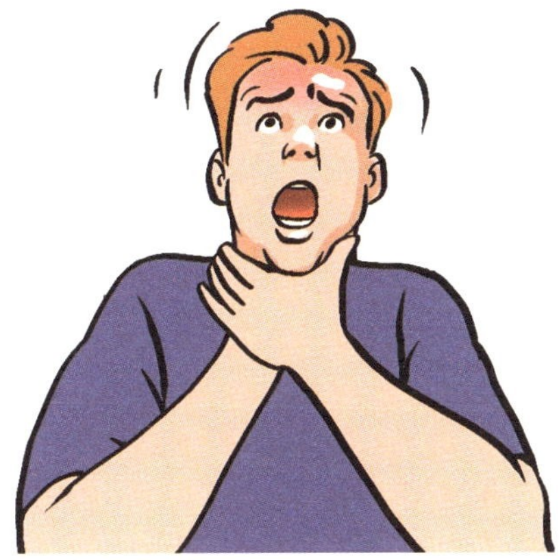

La victime répond-elle ?

<u>Pour un adulte ou un enfant :</u>

- Je **pose une ou des questions simples** à la victime :
  - que s'est-il passé ?
  - comment ça va ?
  - m'entendez-vous ?
  - où avez-vous mal ?

  En cas de non-réponse à ces questions : je lui **secoue doucement l'épaule** ou lui prends la main et lui **demande d'exécuter un ordre simple** (ex. : « serrez-moi la main », « ouvrez les yeux »).

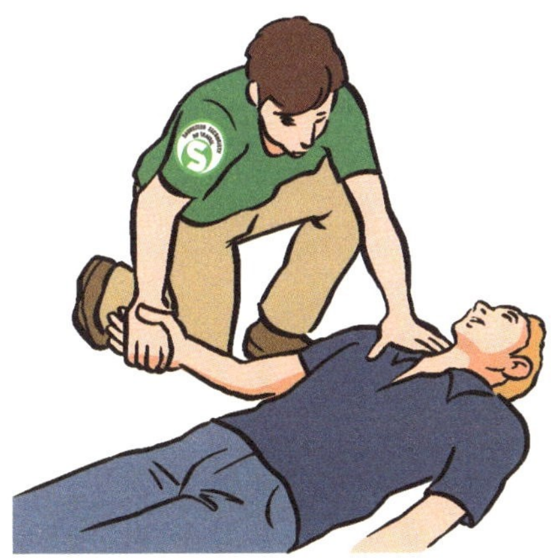

<u>Pour un nourrisson :</u>

- Je **fais du bruit**, par exemple en tapant des deux mains, puis je **stimule** l'enfant **au niveau des mains**.

La victime respire-t-elle ?

Je poursuis l'examen si la victime ne répond pas :

Pour un adulte ou un enfant :

- Je bascule doucement la tête en l'inclinant vers l'arrière et simultanément j'élève le menton pour entraîner la remontée de la langue du fond de la gorge et ainsi permettre le passage de l'air.

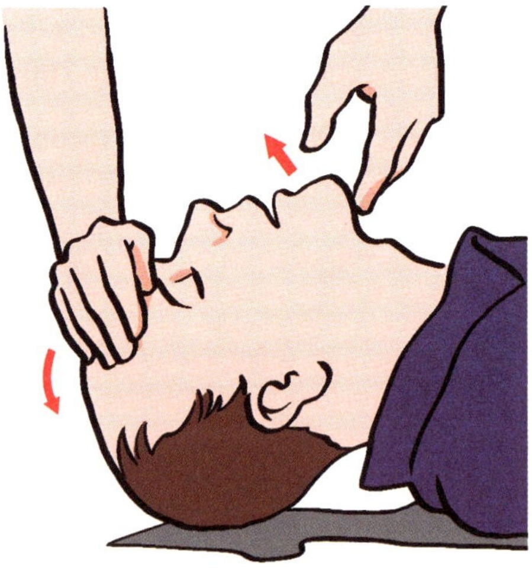

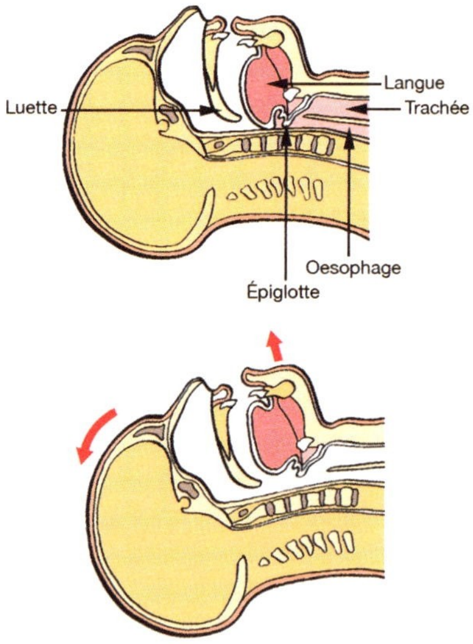

Pour un nourrisson :

- Je ramène la tête en position neutre et j'élève simultanément le menton.

  - Je me penche, durant 10 secondes, sur la victime et place mon oreille et ma bouche au-dessus de sa bouche tout en gardant son menton élevé.
  - Je regarde se soulever le ventre et/ou la poitrine de la victime.
  - J'écoute les bruits normaux ou anormaux (sifflement, ronflement…) de la respiration.

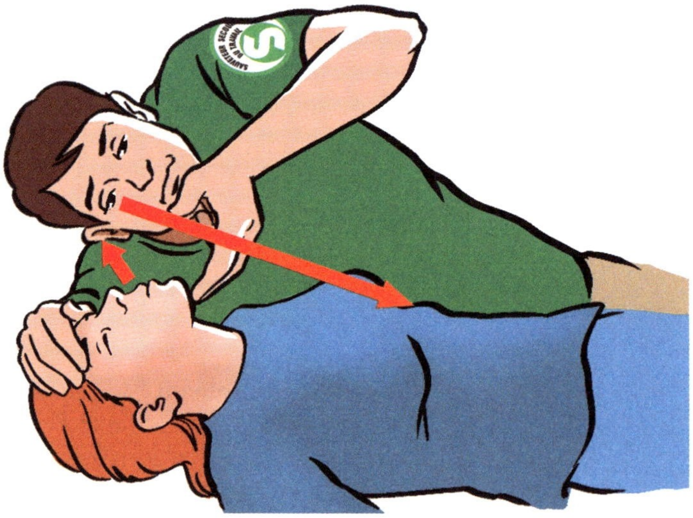

Cas particulier

La victime est sur le ventre

- Si la victime ne répond pas, je la mets sur le dos pour ensuite vérifier si elle respire.

Faire alerter ou alerter

Résultat à atteindre : **transmettre les informations nécessaires pour l'intervention des secours**

Faire alerter ou alerter

Qui dois-je faire alerter ou alerter ?

- Suivant le lieu où je me trouve, je fais alerter ou j'alerte :
  - les personnes prévues dans l'organisation des secours de l'entreprise ;
  - les moyens de secours **externes à l'entreprise :**

➡ **le SAMU (15) :** problème urgent de santé ou avis médical ;

➡ **les pompiers (18) :** demande de secours ;

➡ **le 112 :** numéro européen des services mis en place afin que toute personne en Europe puisse contacter les secours.

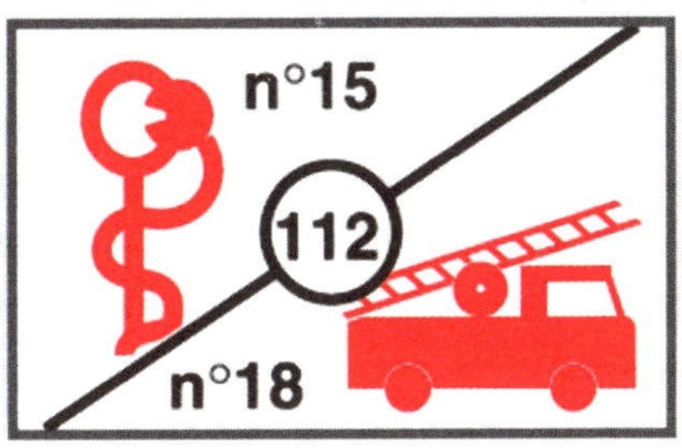

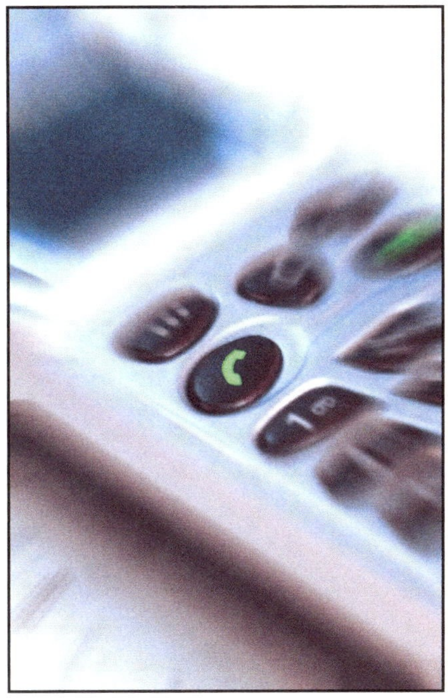

Comment dois-je alerter ?

- Je choisis la personne la plus apte à déclencher l'alerte et je lui précise les éléments du message à transmettre :
  - l'identité de l'appelant ;
  - le numéro d'appel ;
  - le lieu de l'accident (adresse, atelier, étage...) ;
  - la nature de l'accident (explosion, électrisation...) ;
  - le nombre de victimes ;
  - l'état de la ou des victime(s) ;
  - le geste effectué par le secouriste.

- Je lui précise les consignes pour une bonne transmission du message :
  - répondre aux questions posées par les services de secours ;
  - ne jamais raccrocher le premier ;
  - revenir rendre compte au SST ;
  - aller au devant des secours pour les guider jusqu'à la victime.

- Si je suis seul, je donne l'alerte moi-même.

Secourir

La victime saigne abondamment

Résultat à atteindre : arrêter le saignement

Protéger

Examiner

- Je vois le sang couler abondamment.
- Je repère l'origine du saignement.

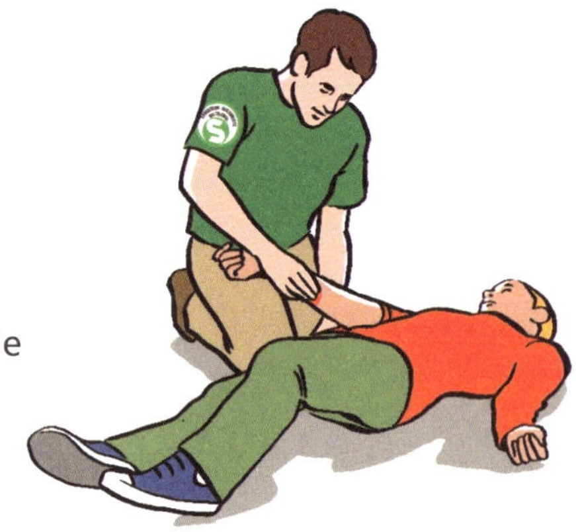

Secourir

- Je **comprime immédiatement** l'endroit qui saigne avec les doigts ou la paume de ma main protégée en interposant si possible une épaisseur de tissu propre recouvrant totalement l'endroit qui saigne.
- J'**allonge** la victime pour éviter une détresse circulatoire.
- Je **vérifie l'efficacité du geste**.

Faire alerter ou alerter

- Je **fais alerter** les secours médicalisés **(SAMU : 15)**.
- Je **maintiens cette compression** jusqu'à l'arrivée des secours tout en surveillant l'état de la victime et en la couvrant.
- Si je **dois me libérer** afin d'effectuer une autre action (geste vital sur la ou une autre victime ou alerte à donner si je suis seul sans téléphone portable) :
  - je remplace ma compression manuelle par **un pansement compressif** ;
  - si le saignement persiste, je reprends la compression manuelle par-dessus le pansement compressif ou je demande à la victime de poursuivre la compression.

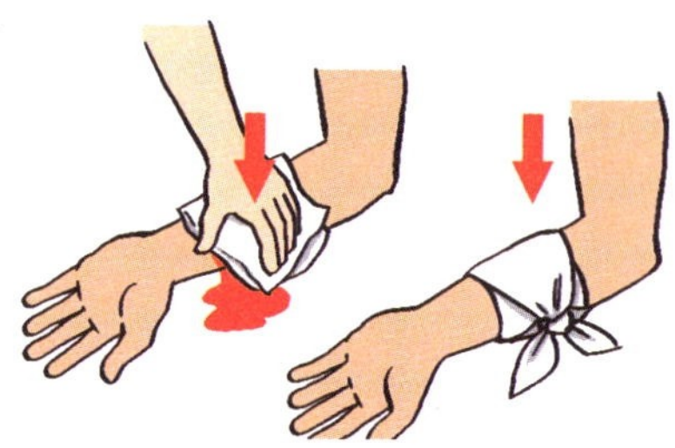

Cas particuliers

Saignement de nez

- J'assois la victime, tête penchée en avant. Je lui demande de se moucher vigoureusement, puis de comprimer ses narines avec deux doigts, pendant 10 minutes sans relâcher.

Vomissements ou crachats de sang

- Je vois du sang sortir de la bouche.
- J'alerte immédiatement le SAMU (15).
- J'installe la victime dans la position où elle se sent le mieux et je la surveille. Je conserve, si possible, les vomissements ou crachats pour les montrer aux secours médicalisés.

Autres saignements

- J'allonge la victime et je demande un avis médical.

Secourir

La victime s'étouffe

Résultat à atteindre : désobstruer les voies aériennes

Protéger

Examiner

- Je vois la victime porter ses mains à sa gorge brutalement.
- Je pose une question et constate que la victime :
  - ne peut plus parler ;
  - ne peut plus crier s'il s'agit d'un enfant ;
  - n'émet aucun son ;
  - ne peut plus respirer ;
  - s'agite.

Secourir

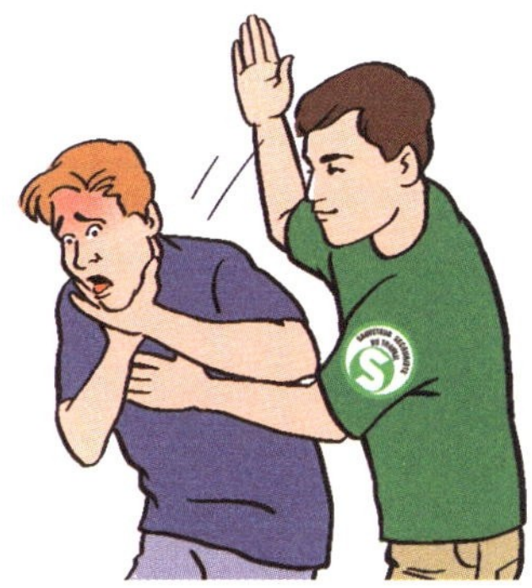

- Je laisse la victime dans la position où elle se trouve.
- Je désobstrue les voies aériennes en effectuant de **1 à 5 tapes vigoureuses dans le dos entre les deux omoplates** avec le talon de la main ouverte pour déclencher un réflexe de toux.
- Si je constate que les **5 tapes** dans le dos sont **inefficaces**, je réalise pour l'adulte et l'enfant **1 à 5 compressions abdominales**.
- En cas d'**inefficacité**, je **renouvelle l'enchaînement des 5 tapes et des 5 compressions jusqu'à l'expulsion du corps étranger**.
- Après expulsion du corps étranger, j'installe la victime dans la position où elle se sent le mieux et je la surveille.

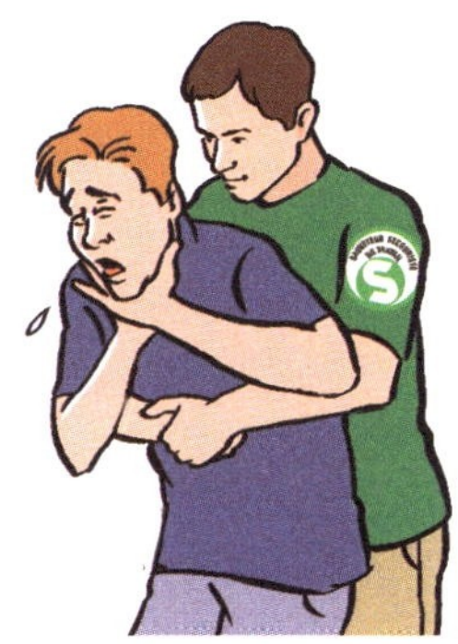

Faire alerter ou alerter

- Je demande un avis médical.

Cas particuliers

Chez une femme enceinte ou une personne obèse

- Devant l'impossibilité d'encercler l'abdomen de la victime avec les bras, je remplace les compressions abdominales par des compressions thoraciques.

Chez un nourrisson

- Je donne **1 à 5 tapes dans le dos.**

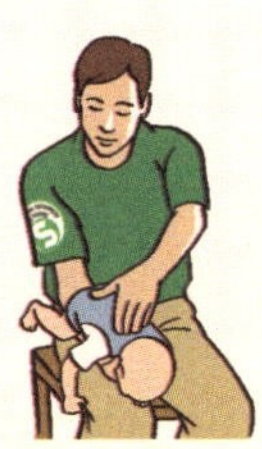

- Si les **5 tapes** dans le dos sont inefficaces,

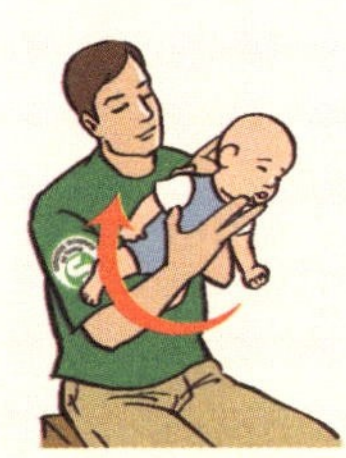

je réalise **1 à 5 compressions thoraciques**.

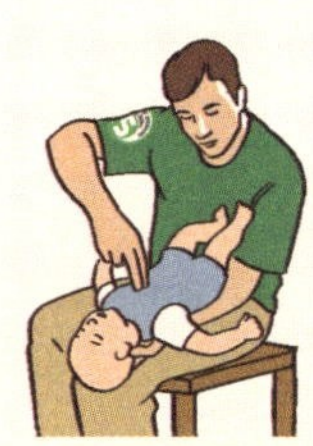

Secourir

La victime se plaint de malaise

Résultat à atteindre : mettre au repos, prendre un avis médical

Protéger

Examiner

- Je constate que la victime **réagit et répond** aux questions, mais **présente des signes inhabituels** :
  - elle ressent une douleur dans la poitrine ;
  - elle ressent une douleur abdominale intense ;
  - elle présente brutalement un ou plusieurs des signes suivants :
    - une faiblesse ou une paralysie soudaine unilatérale ou bilatérale de la face, du bras ou de la jambe ;
    - une diminution ou une perte de vision unilatérale ou bilatérale ;
    - une difficulté de langage ou de compréhension ;
    - un mal de tête sévère, soudain et inhabituel, sans cause apparente ;
    - une perte de l'équilibre ;
    - une instabilité de la marche ou des chutes inexpliquées ;
  - elle a du mal à respirer, à parler ou ne peut plus parler du tout ;
  - elle est couverte de sueurs abondantes ;
  - elle a froid ;
  - elle présente une pâleur intense.

Secourir

- Je mets la victime au **repos immédiatement** en l'**allongeant**. En cas de gêne respiratoire, je l'installe en position demi-assise ou la laisse dans la position qu'elle adopte spontanément.
- Je rassure la victime.
- **J'écoute, je questionne** la victime et son entourage afin d'obtenir des renseignements utiles :
  - quel âge a-t-elle ?
  - est-ce la première fois ?
  - quel est le type de douleur ?
  - où a-t-elle mal ?
  - depuis combien de temps a-t-elle ce malaise ?
  - a-t-elle été récemment malade et/ou hospitalisée ?
  - suit-elle un traitement ?

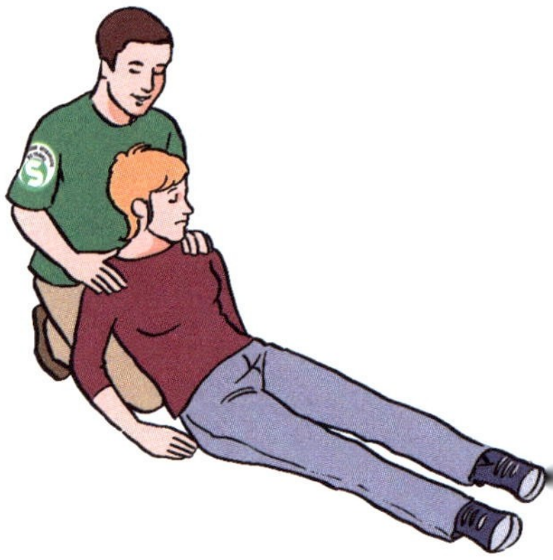

Faire alerter ou alerter

- Je **prends un avis médical** immédiatement et transmets précisément ce que j'ai observé et entendu.
- Je surveille l'état de la victime.

Cas particulier

Prise habituelle de médicament ou de sucre

- À la demande de la victime, ou sur consigne du médecin préalablement alerté, j'aide la personne à prendre son traitement, en respectant les doses prescrites.
  Je donne du sucre à la personne qui en demande spontanément.

Secourir

La victime se plaint de brûlures

Résultat à atteindre : éviter l'aggravation de la brûlure

Protéger

Examiner

- Je détermine l'origine de la brûlure :

Secourir

Faire alerter ou alerter

Brûlures thermiques	Brûlures chimiques
- Je refroidis la victime le plus tôt possible en arrosant la surface brûlée à l'eau du robinet tempérée (15 à 25 °C) à faible pression. - Je fais alerter et je maintiens l'arrosage jusqu'à l'obtention d'un avis médical. - Je mets la victime au repos. - Je surveille l'état de la victime.	- Je rince abondamment la partie imprégnée de produit chimique à l'eau courante tempérée (15 à 25 °C) à faible pression jusqu'à l'obtention d'un avis médical. - Je déshabille la victime en me protégeant (ne pas oublier les chaussures et chaussettes). - J'alerte ou je fais alerter en précisant le nom du produit chimique en cause. - Je surveille l'état de la victime.
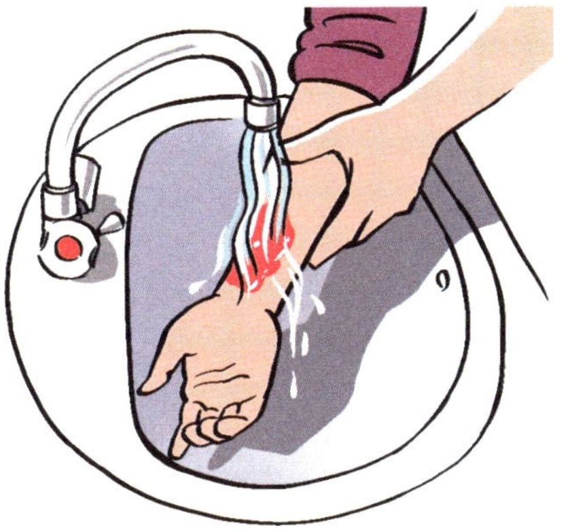	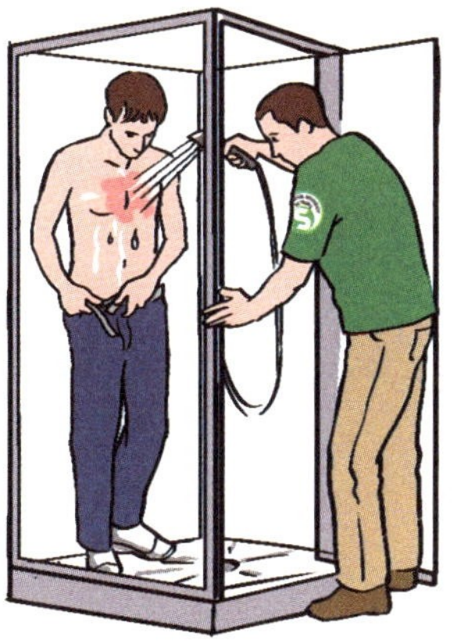

Cas particuliers

Brûlures électriques

- J'arrose la zone brûlée visible à l'eau courante.
- Je demande un avis médical.
- Je suis les consignes données par le médecin.
- Je surveille l'état de la victime.

Brûlures internes par ingestion ou inhalation

- Je place la victime en position semi-assise pour faciliter sa respiration.
- Je demande un avis médical et précise la nature du produit en cause (garder l'emballage et le produit restant).
- Je surveille l'état de la victime.

Secourir

La victime se plaint d'une douleur empêchant certains mouvements

Résultat à atteindre : éviter une aggravation de la fracture supposée

Protéger

Examiner

- Je constate que la victime :
  - se plaint d'une douleur vive ;
  - se plaint d'une difficulté ou d'une impossibilité de bouger ;
  - présente un gonflement ou déformation visible.

Secourir

Faire alerter ou alerter

Traumatisme au niveau du dos, de la tête ou de la nuque	Traumatisme lié à un coup sur la tête	Traumatisme au niveau d'un membre
■ Je ne mobilise en aucun cas la victime. ■ Je conseille fortement à la victime de ne faire aucun mouvement, en particulier de la tête. ■ Je fais alerter ou alerte les secours. ■ Je surveille l'état de la victime.	■ J'observe l'apparition des signes suivants : ▸ agitation ou prostration ; ▸ absence de souvenir de l'accident ou propos incohérents ; ▸ maux de tête persistants ; ▸ diminution de la force musculaire ou engourdissement ; ▸ vomissements. ■ Je demande à la victime de s'allonger. ■ Je demande un avis médical. ■ Je surveille l'état de la victime.	■ Je conseille fermement à la victime de ne pas mobiliser le membre atteint. ■ Je fais alerter ou alerte les secours. ■ Je respecte les recommandations données par les secours.

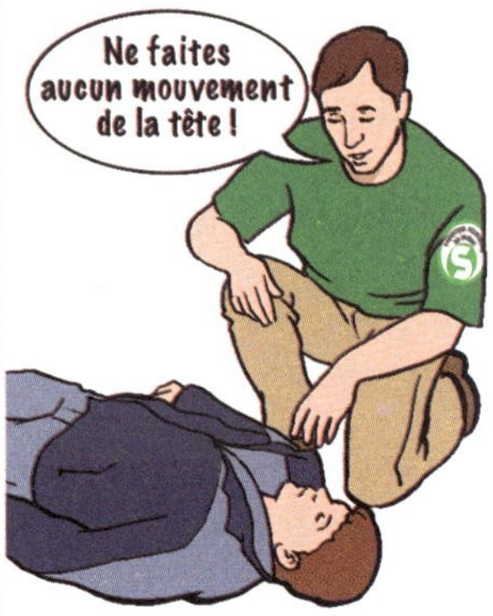
Ne faites aucun mouvement de la tête !

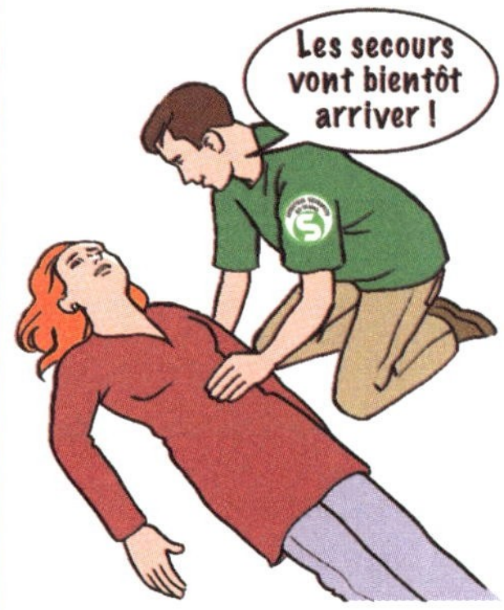
Les secours vont bientôt arriver !

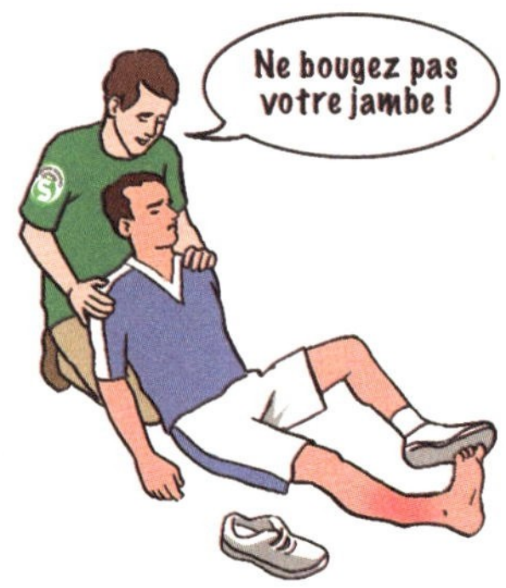

Secourir

La victime se plaint d'une plaie qui ne saigne pas abondamment

Résultat à atteindre : éviter une aggravation de la plaie

Protéger

Examiner

- Je dois **distinguer si la plaie** est **grave** ou **simple**.

Une plaie grave dépend de plusieurs critères :

Le mécanisme d'apparition de la plaie	- Par projectile - Par injection dans la peau d'un liquide sous pression - Par piqûre accidentelle avec un matériel de soin - Par outil - Par morsure - Par objet tranchant
Son aspect	- Avec présence d'un corps étranger - Écrasée - Membre sectionné
Sa localisation	- Au cou, à l'œil ou à la face - À proximité d'un orifice naturel - Au thorax - À l'abdomen
Ses conséquences	- La victime n'arrive plus à bouger l'extrémité de son membre (en aval de la plaie) - La victime a des sensations anormales (fourmillements, sensation de froid…)
Les antécédents médicaux de la victime	- Certaines maladies peuvent être un facteur aggravant

Secourir

Plaie simple

- Je me lave les mains avec de l'eau et du savon.
- Je nettoie la plaie à l'eau courante avec du savon en prenant les mesures pour éviter le contact sanguin.
- Je rince à l'eau claire.
- Je sèche la peau.
- J'utilise un antiseptique.
- Je protège par un pansement.
- Je demande à la victime si elle est vaccinée contre le tétanos, la date de son dernier rappel et ses éventuels antécédents médicaux et lui conseille de consulter un médecin si sa vaccination n'est pas récente.
- Je demande à la victime de surveiller sa plaie.
- Je me lave à nouveau les mains avec de l'eau et du savon.

Secourir

Plaie grave

Au thorax, à l'abdomen, à l'œil	Membre sectionné
■ J'installe la victime en position d'attente : ▸ Plaie au thorax 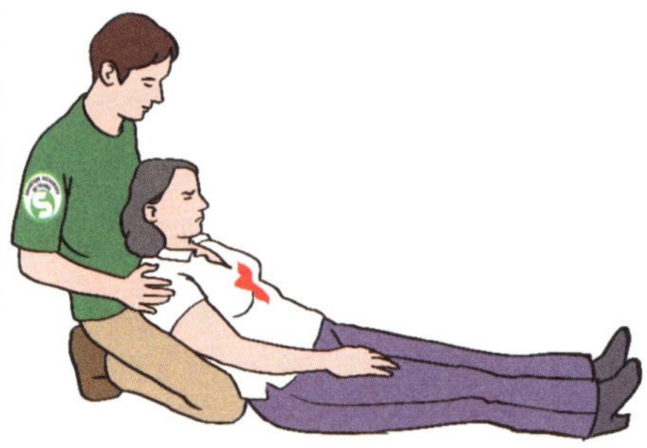 ▸ Plaie à l'abdomen 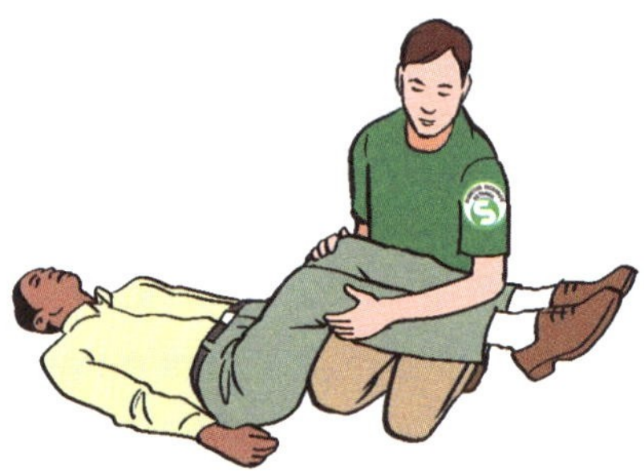 ▸ Plaie de l'œil : position allongée, yeux fermés, tête immobile. ■ J'alerte ou je fais alerter les secours. ■ Je surveille la victime.	■ J'allonge la victime. ■ Je récupère le segment sectionné. ■ Je l'enveloppe dans une compresse, puis le place dans un sac plastique propre fermé de façon étanche. ■ Je mets de l'eau et des glaçons dans un deuxième sac. ■ Je mets les deux sacs dans un troisième sac que je confie aux secours dès leur arrivée. 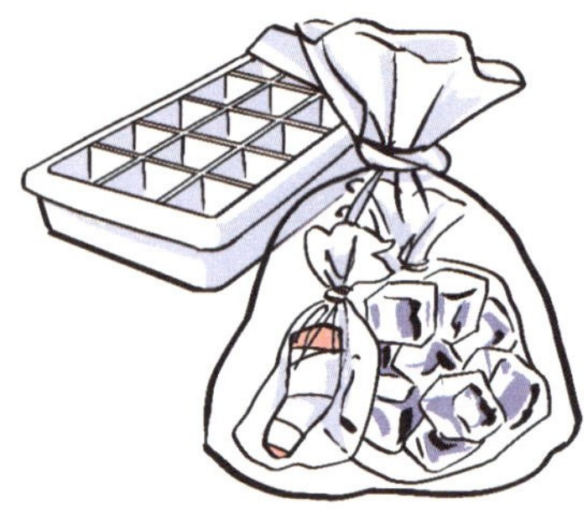 ■ J'alerte ou je fais alerter les secours. ■ Je surveille la victime.

Faire alerter ou alerter

Secourir

La victime ne répond pas, mais elle respire

Résultat à atteindre : permettre à la victime de continuer à respirer

Protéger

Examiner

- Je constate que la victime ne répond pas aux questions et aux stimulations, mais présente des signes visibles de respiration.

Faire alerter ou alerter

- Je fais **alerter** immédiatement les secours si un témoin est présent.

Secourir

- Je place la victime sur le côté, en **position latérale de sécurité** (PLS), pour permettre l'écoulement des liquides vers l'extérieur et éviter que la langue ne chute dans le fond de la gorge.

1. Je prépare le retournement de la victime.

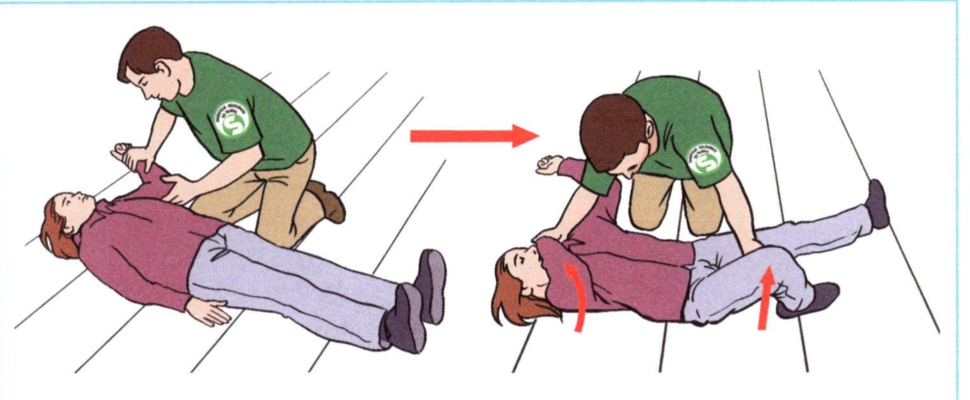

2. Je retourne la victime sur le côté.

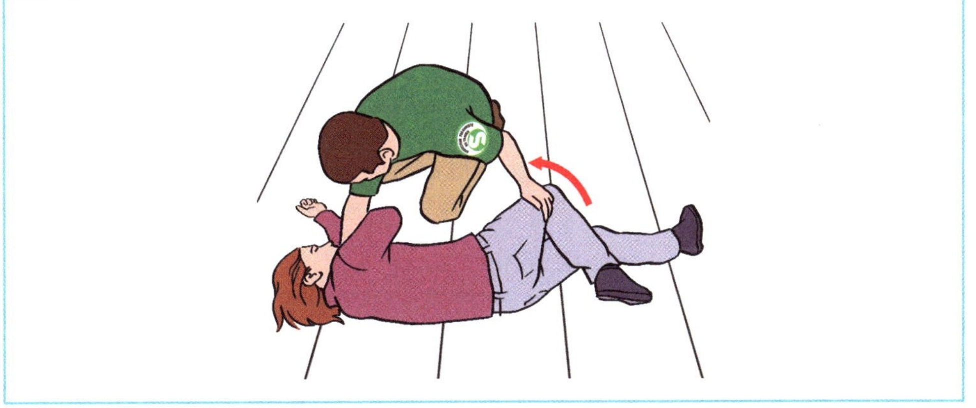

3. **Je stabilise la victime sur le côté.**

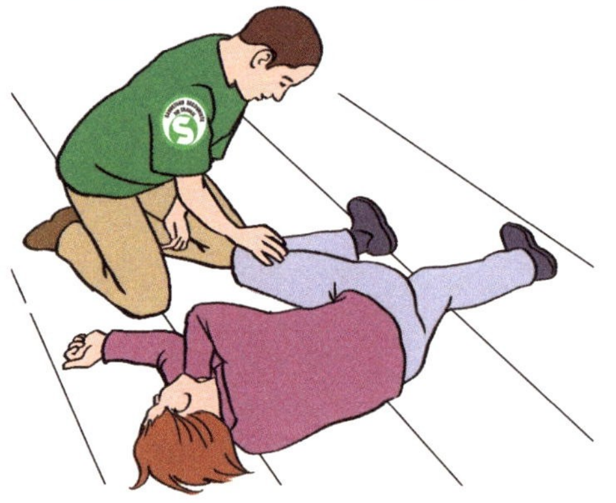

4. **J'ouvre la bouche de la victime.**

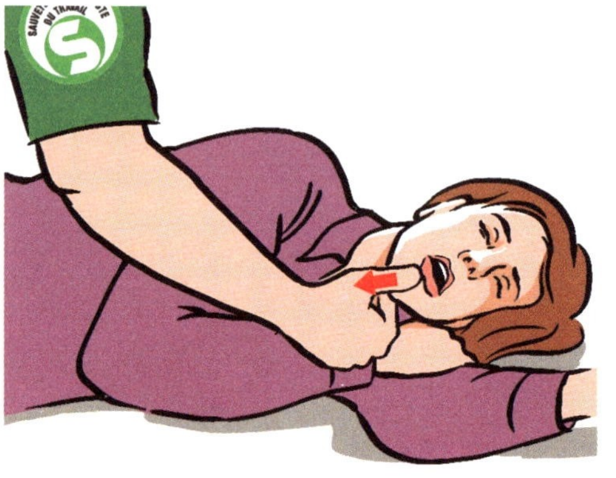

- Je vais alerter si je n'ai pas obtenu l'aide d'un témoin pour le faire.
- Je surveille l'état de la victime.

Cas particuliers

Le nourrisson

- Je place le nourrisson qui ne répond pas et qui respire **sur le côté dans mes bras**.

L'enfant

- Je place l'enfant sur le côté, en **position latérale de sécurité** (PLS).

La femme enceinte

- Je mets la femme enceinte en position latérale de sécurité de préférence **sur son côté gauche**, pour éviter l'apparition d'une détresse par compression de certains vaisseaux sanguins de l'abdomen.

La victime traumatisée

- Je mets la victime présentant des lésions du thorax, d'un membre supérieur ou inférieur en position latérale de sécurité, autant que possible **sur le côté atteint**.

La victime présentant des convulsions

- Je ne **touche pas la victime** et **j'écarte tout objet dangereux** pendant la durée des convulsions. À la fin de celles-ci, je procède à l'examen de la victime et, si nécessaire, je la mets en **position latérale de sécurité**.

Secourir

La victime ne répond pas et ne respire pas

Résultat à atteindre : assurer une respiration et une circulation artificielles efficaces

Protéger

Examiner

- Je ne perçois aucun souffle, pendant les 10 secondes que dure la recherche de respiration ; je n'entends aucun bruit, et ni le ventre, ni la poitrine de la victime ne se soulèvent.

Faire alerter ou alerter

En présence d'un témoin :

- Je **demande immédiatement au témoin d'alerter** les secours (15), et de m'apporter un défibrillateur si possible.

Secourir

- **J'allonge si nécessaire la victime sur le dos**, et si possible sur **un plan dur**.
- Je **pratique immédiatement une réanimation cardio-pulmonaire en alternant 30 compressions thoraciques, puis 2 insufflations** en attendant le défibrillateur. Les compressions thoraciques sont réalisées avec le talon de la main au centre de la poitrine sur la moitié inférieure du sternum. Elles consistent en une **poussée verticale de 5 à 6 cm à une fréquence de 100 à 120 par minute**. La durée de l'insufflation est d'une seconde.

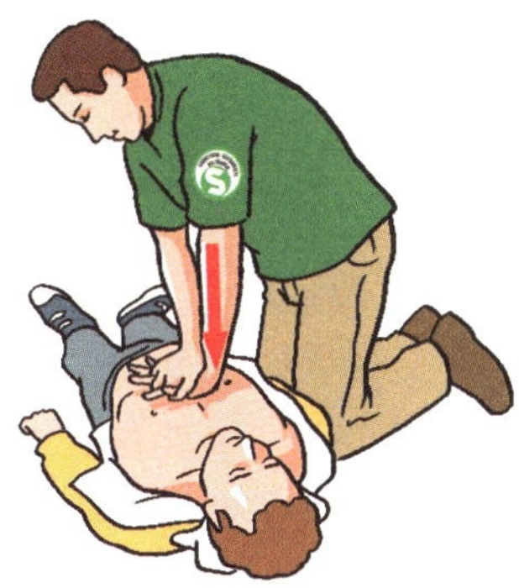

- Je poursuis la réanimation cardio-pulmonaire jusqu'à :
  - la mise en œuvre du défibrillateur ;
  - le relais par les services de secours ;
  - la reprise d'une respiration normale de la victime.

En l'absence d'un témoin :

- Je préviens immédiatement le SAMU (15) et me munis d'un défibrillateur s'il est à portée de main.

Cas particulier

La victime est âgée de moins de 8 ans

- Je débute la réanimation cardio-pulmonaire en commençant par **5 insufflations**, puis j'alterne avec **30 compressions et 2 insufflations**.

Le défibrillateur automatique externe (DAE)

- **L'utilisation du défibrillateur automatique externe**
  - J'appuie sur le bouton « marche-arrêt ».
  - Je suis les indications vocales et/ou visuelles données par l'appareil.
  - Je mets en place les électrodes, conformément au schéma sur l'emballage, sur le thorax nu et sec de la victime.
  - Je connecte les électrodes.
  - Je m'assure que personne ne touche la victime pendant l'analyse du rythme cardiaque.

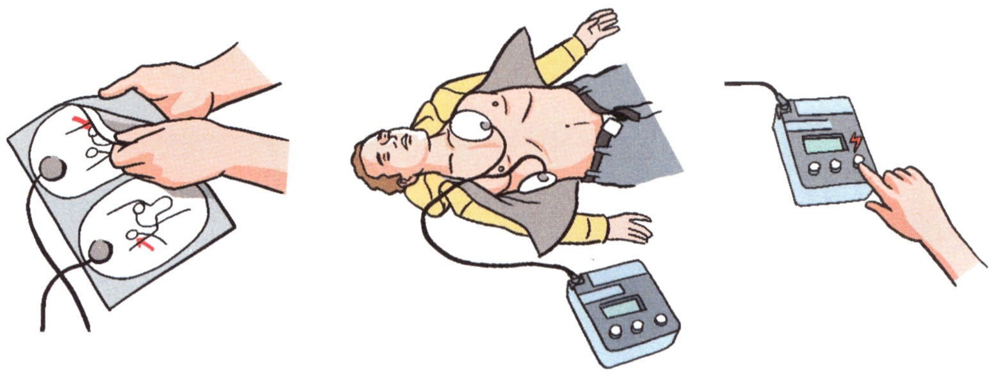

Si le défibrillateur annonce :

- **qu'un choc est indiqué** et demande de se tenir à distance de la victime :
  - je m'assure que personne ne touche la victime et annonce à haute voix « écartez-vous » ;
  - j'appuie sur le bouton « choc » ou je laisse déclencher le choc ;
  - je débute ou reprends sans délai la réanimation cardio-pulmonaire jusqu'à l'arrivée des secours ou la reprise de respiration et continue à suivre les recommandations du défibrillateur jusqu'à l'arrivée des secours.

- **qu'un choc n'est pas nécessaire** :
  - je débute ou reprends sans délai la réanimation cardio-pulmonaire et continue à suivre les recommandations du défibrillateur jusqu'à l'arrivée des secours.

Première situation d'évaluation

CCF
1re année
CAP

Nom de l'élève : .... Note sur .../30, soit .../10

Prénom de l'élève : .... Coefficient : 1

Date de déroulement de la situation : .... / .... / .... Durée de la situation : 1 heure

CAP Prévention Santé Environnement
Modules 1, 2 et 3

Ce sujet est présenté sous la forme d'un cahier-réponse

Situation 1

Dans la salle d'attente du médecin, Juliette relève dans un magazine les statistiques suivantes.

Statistiques pour l'année 2006

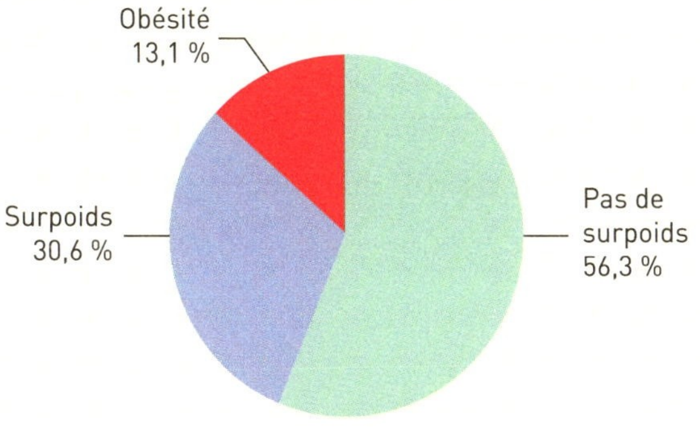

Source : ObEpi-Roche 2012 : enquête nationale sur l'obésité et le surpoids.

Statistiques pour l'année 2012

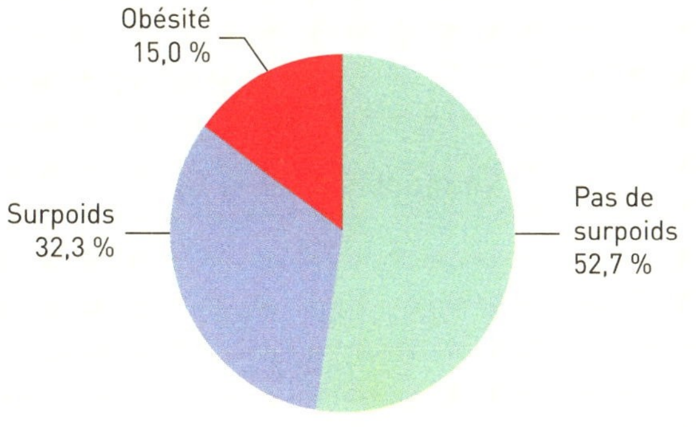

1 **Cocher** le problème posé dans la situation 1. / 0,25 pt

☐ Quelle doit être la fréquence des visites chez le médecin ?
☐ Comment prévenir le surpoids ?
☐ Quel est le montant de la consultation chez le médecin ?

2 **À partir de la situation,** / 1,5 pt

2.1 **Renseigner** le tableau.

Année	Pourcentage de la population française		
	sans surpoids	en surpoids	obèse
2006	....	....	....
2012	....	....	....

/ 1 pt **2.2 Formuler** un commentaire.

....

....

/ 0,5 pt **3 Définir** la ration alimentaire.

....

/ 0,75 pt **4 Citer** trois facteurs qui font varier la ration alimentaire.

....

5 À partir du document A et de vos connaissances,

/ 0,5 pt **5.1 Indiquer** la valeur énergétique (en kilojoule) pour une tranche de rôti de porc cuit.

....

/ 1,25 pt **5.2 Renseigner** le tableau.

Les constituants alimentaires du rôti de porc	Les besoins alimentaires		
	énergétiques	constructeurs	fonctionnels
Graisses (acides gras saturés)			
Glucides (sucres)			
Fibres alimentaires			
Protéines			

/ 1 pt **6 Proposer** un menu équilibré tout en conservant la tranche de rôti de porc.

....

....

....

7 À partir du document A,

/ 0,5 pt **7.1 Cocher** le canal de distribution qui correspond à cet achat, puis **justifier** la réponse.

☐ Canal court ☐ Canal direct ☐ Canal long

....

....

/ 1 pt **7.2 Indiquer** :

– la date limite de consommation :

....

– la température de conservation :

....

/ 2 pts **7.3 Reporter**, dans le tableau, la nature des informations numérotées sur l'étiquette.

/ 1,5 pt **7.4 Surligner**, dans le tableau, les informations obligatoires figurant sur l'étiquette.

	Informations figurant sur l'étiquette
1	....
2	....
3	....
4	....
5	....
6	....
7	....
8	....

8 **Entourer**, sur le document A, / 0,5 pt

– en bleu, l'information représentant une marque de salubrité européenne ;

– en rouge, le logo attestant l'assurance d'une production sans additif chimique de synthèse, ni utilisation de pesticides.

DOC A L'étiquette d'un produit alimentaire acheté en grande surface

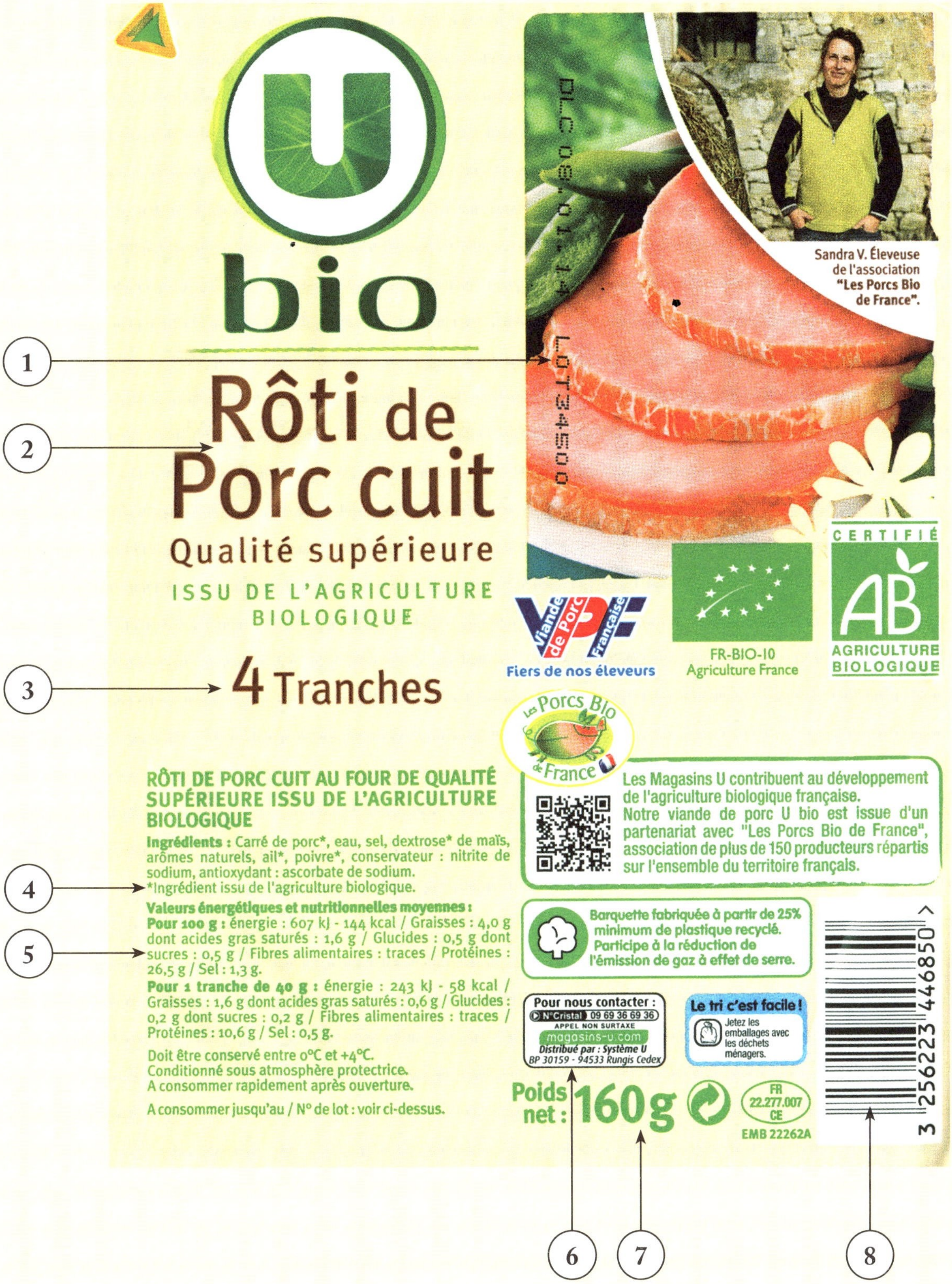

/ 1,5 pt

9 À partir du document B, **compléter** les mots croisés à l'aide des définitions.

Horizontalement

A Se contracte au cours d'un effort physique
B Gaz échangé entre organe et sang
C Le glucose en est un

Verticalement

1 Transporte le glucose et le dioxygène
2 Libérée au cours d'une réaction chimique dans le muscle
3 Dégagée au cours d'un effort

DOC B L'utilisation du glucose et du dioxygène par un organe

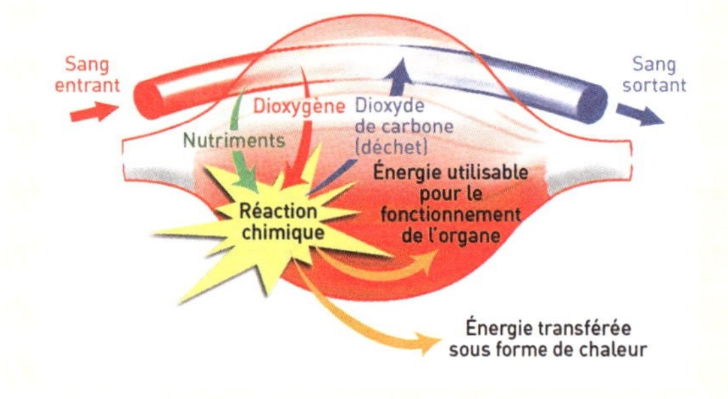

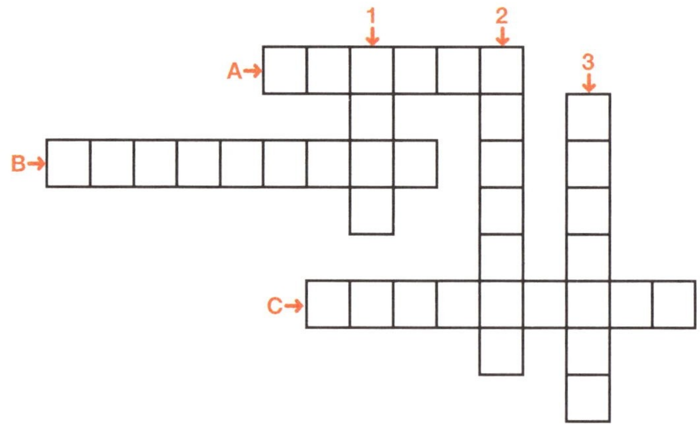

/ 1,25 pt

10 **Relier** un bienfait de l'activité physique à chaque appareil ou système ciblé.

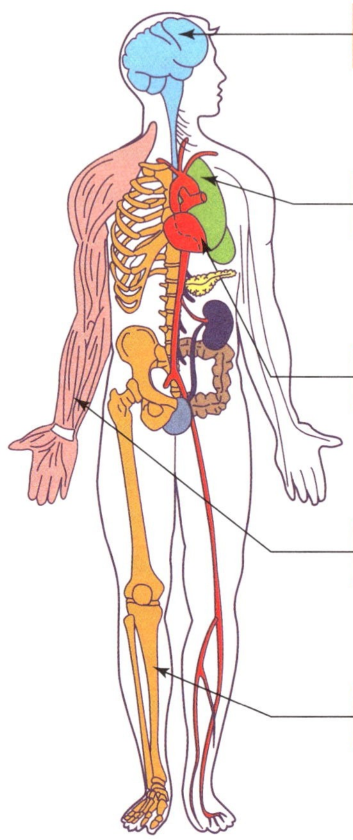

- Système nerveux
- Appareil respiratoire
- Appareil cardiovasculaire
- Appareil musculaire
- Appareil osseux

- Diminution du risque de maladies cardiovasculaires
- Augmentation de la masse musculaire
- Diminution du stress
- Amélioration de la croissance osseuse
- Développement de la capacité respiratoire

/ 1 pt

11 **Proposer** deux solutions pour prévenir le surpoids de Juliette.

....

....

Situation 2

Juliette, 17 ans, a oublié pendant deux jours consécutifs de prendre sa pilule alors qu'elle a eu une relation sexuelle non protégée. Elle angoisse à l'idée d'être enceinte ou d'avoir contracté le sida.

12 Sur le schéma, **entourer** les modes d'action de la pilule. / 0,75 pt

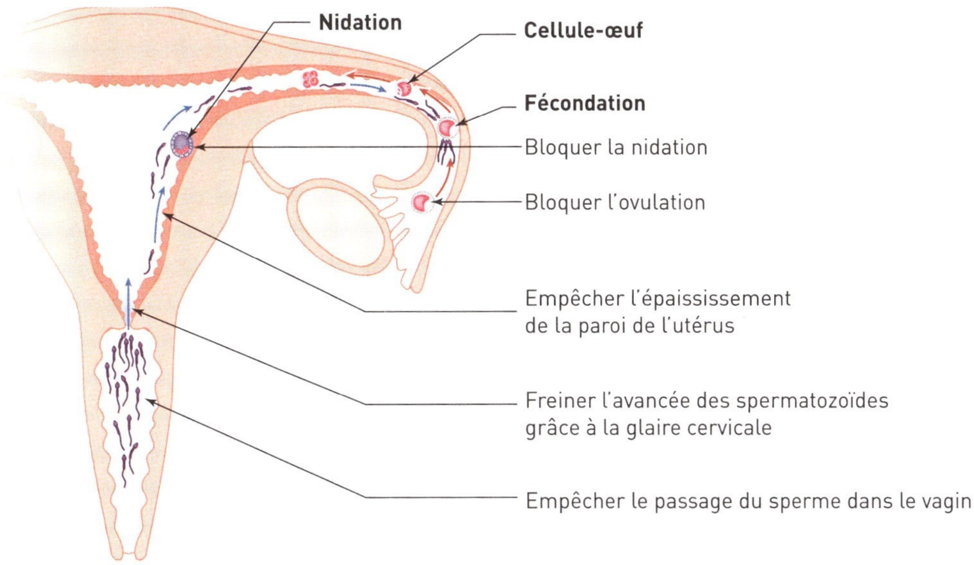

13 **Définir** la contraception d'urgence. / 1 pt

....

....

14 **Indiquer** la signification du sigle IST. / 0,25 pt

....

15 **Renseigner** le tableau. / 1,25 pt

	Situation 1	Situation 2	Situation 3
	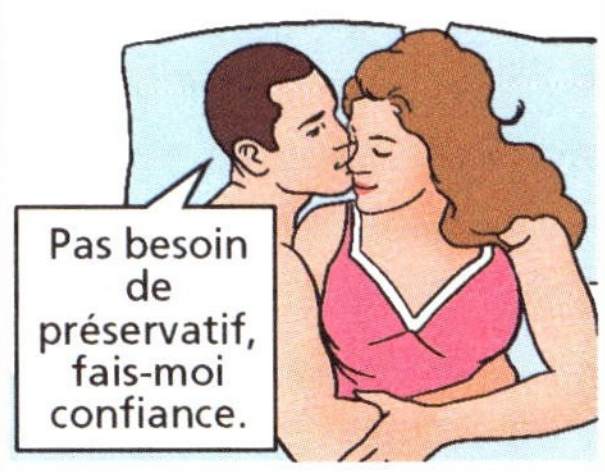	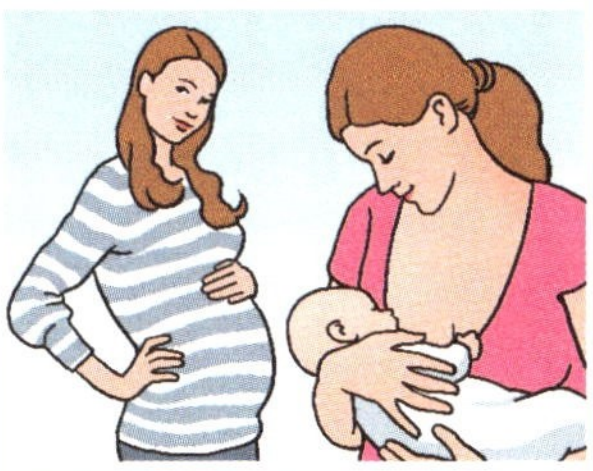	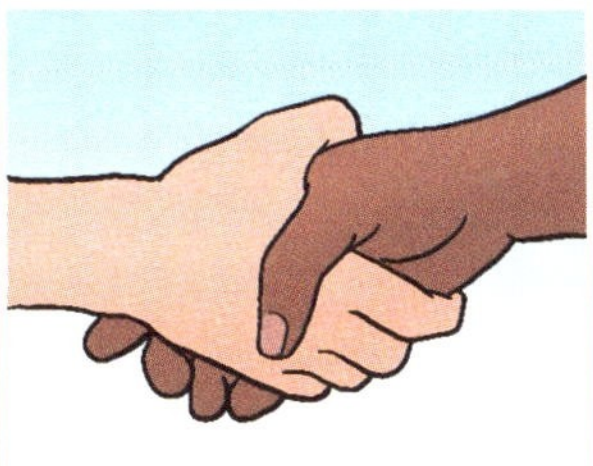
Transmission possible d'une IST	☐ Oui ☐ Non	☐ Oui ☐ Non	☐ Oui ☐ Non
Voies de transmission (en cas de réponse oui)	....	....	....

16 **Indiquer** la conduite à tenir par Juliette en cas : / 1 pt

– d'oubli de la pilule :

....

....

....

– de risque d'infection par le virus du sida :

....

....

....

Situation 3

Lucas, titulaire d'un CAP peintre-applicateur de revêtements depuis 4 ans, est à la recherche d'un nouvel emploi en CDI dans la région du Maine-et-Loire. Il touche actuellement un salaire mensuel net de 1 700 euros. Chaque mois, il paie un loyer élevé de 510 euros. Il tient des comptes approximatifs et fait souvent des achats impulsifs qu'il règle par crédit. Il apprécie le confort, et le crédit renouvelable est devenu une solution toute trouvée pour régler ses frais. Depuis deux mois, il ne parvient pas à rembourser ses différents crédits d'un montant de 320 euros et a épuisé toute la réserve d'argent dont il disposait.

/ 1,5 pt

17 À partir de la situation 3, **renseigner** le diagramme d'Ishikawa.

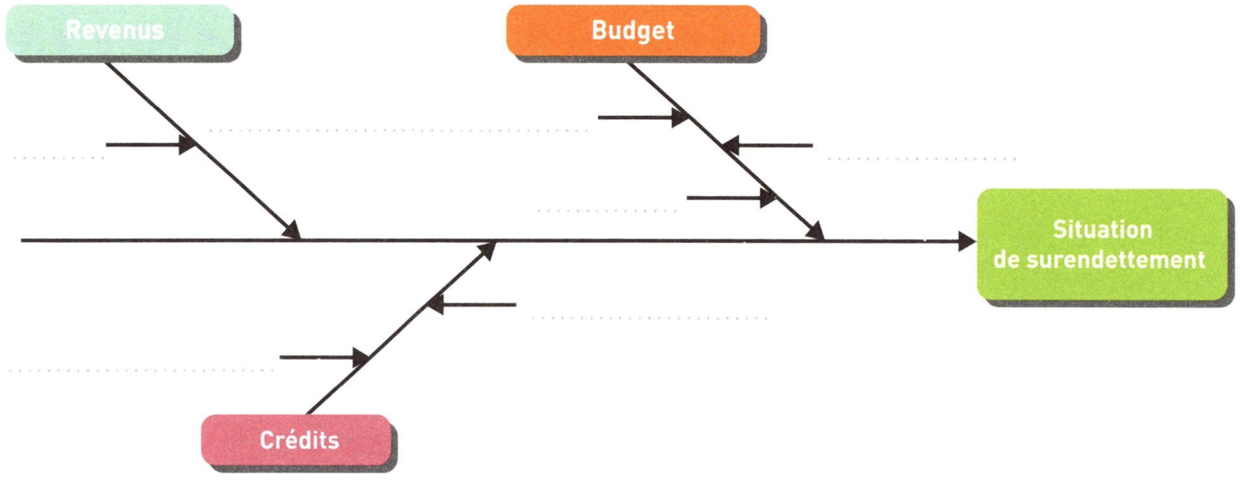

/ 1 pt

18 À l'aide du document C, **calculer** le taux d'endettement actuel de Lucas et **formuler** un commentaire.

....

....

....

....

....

DOC C Le calcul du taux d'endettement

$$\text{Taux d'endettement} = \frac{(\text{Remboursement mensuel du crédit} + \text{loyer})}{\text{Revenus}} \times 100$$

/ 0,75 pt

19 **Proposer** des solutions pour aider Lucas à surmonter sa situation de surendettement.

....

....

....

/ 0,75 pt

20 **Nommer** :

– une structure d'aide à l'emploi que Lucas peut solliciter pour obtenir des adresses d'entreprises susceptibles d'être intéressées par sa candidature.

....

– deux outils d'aide à la recherche d'emploi.

....

....

21 **À partir du document D,** / 2 pts

21.1 Renseigner le tableau.

	Annonce A	Annonce B
Localisation	....	....
Nature du poste	....	....
Profil (niveau d'études, expérience)	....	....
Qualités requises	....	....
Type de contrat	....	....
Exigences particulières	....	....

21.2 Cocher l'annonce correspondant le mieux à la situation de Lucas. / 0,25 pt

☐ Annonce A ☐ Annonce B

21.3 Justifier ce choix. / 0,5 pt

....

DOC D Des offres d'emploi

Annonce A

PEINTRE BATIMENT H/F BREST

Brest, Finistère

Nous recherchons pour un CDD un peintre bâtiment h/f avec minimum 2 ans d'expérience sur un même poste. Mission à pourvoir rapidement. Chantiers sur le secteur de Brest et alentours. Vous effectuerez des travaux de peinture sur bois intérieur et extérieur.

Vous êtes soigneux et méticuleux. Clientèle de particuliers.

Permis B et véhicule souhaité. Expérience en peinture sur bois intérieur et extérieur.

Niveau requis : Bac

www.beepjob.com

Annonce B

PEINTRE BATIMENT H/F ANGERS

Angers, Maine et Loire

Nous recherchons pour un CDI un peintre bâtiment h/f avec minimum 3 à 4 ans d'expérience. Vous êtes chargé(e) de la rénovation de logements particuliers ou professionnels, de la préparation des supports (ponçage…) avant la mise en peinture (intérieur, extérieur).

Vous êtes minutieux et habile.

Formation de peintre-applicateur de revêtements exigée Niveau CAP.

Rémunération suivant compétences.

Permis B et véhicule souhaité.

CV + lettre de motivation

www.hpeinture@sfr.fr

/ 2,5 pts

22 **Nommer** les deux documents que Lucas doit fournir, puis **relier** par une ou plusieurs flèches les caractéristiques de chaque document.

Liste la ou les formations du candidat		Est datée
Doit être sous forme dactylographiée	....	Se termine par une formule de politesse
Comporte les motivations		Indique le parcours de formation
Est signée par le candidat	....	Est de préférence manuscrite
Contient les coordonnées du candidat		Recense l'expérience professionnelle

/ 0,5 pt

23 **Entourer** les attitudes à adopter lors de la recherche d'un emploi.

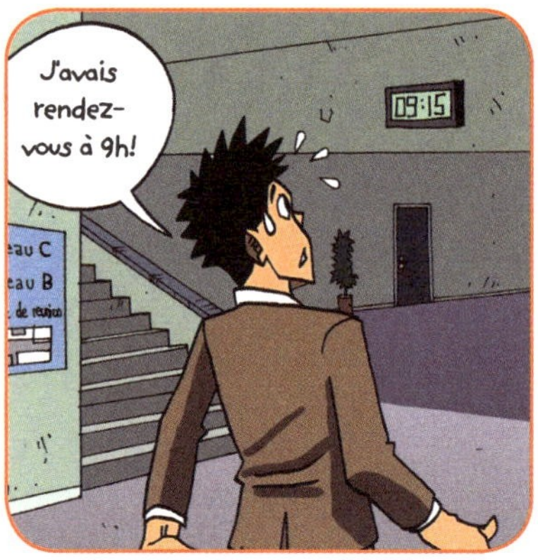
J'avais rendez-vous à 9h!
09:15

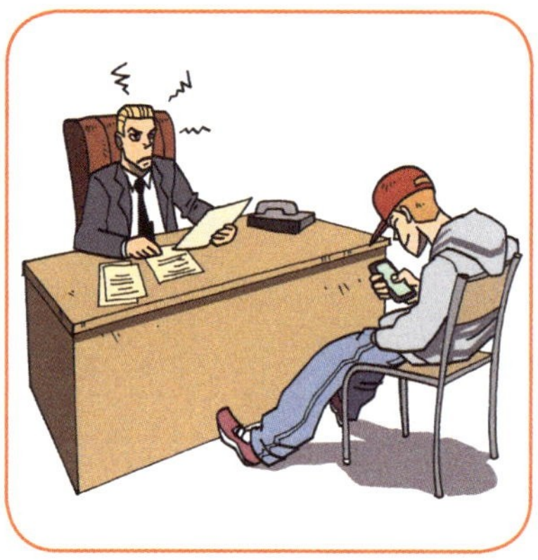

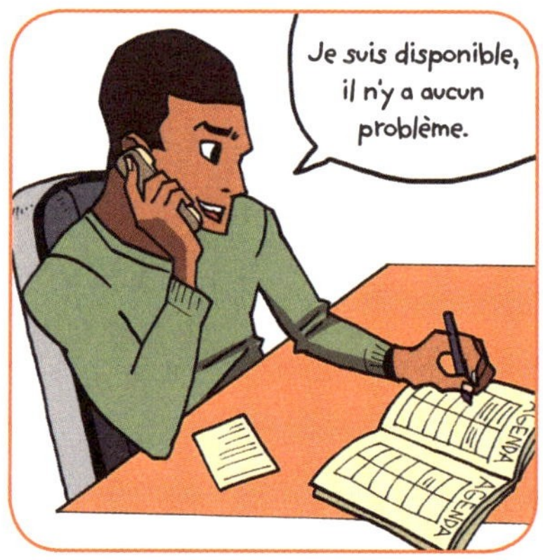
Je suis disponible, il n'y a aucun problème.
AGENDA

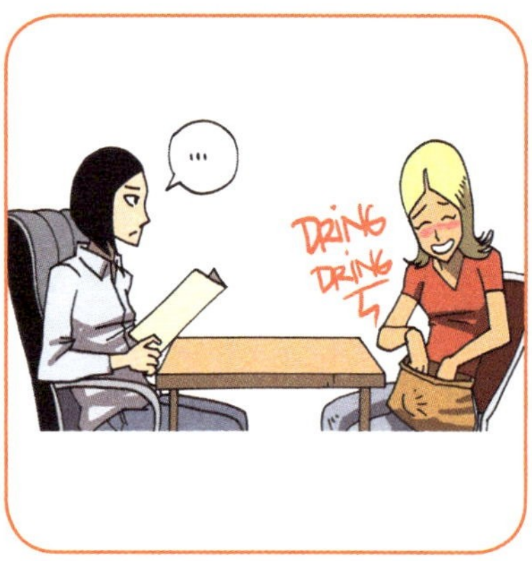
...
DRING DRING

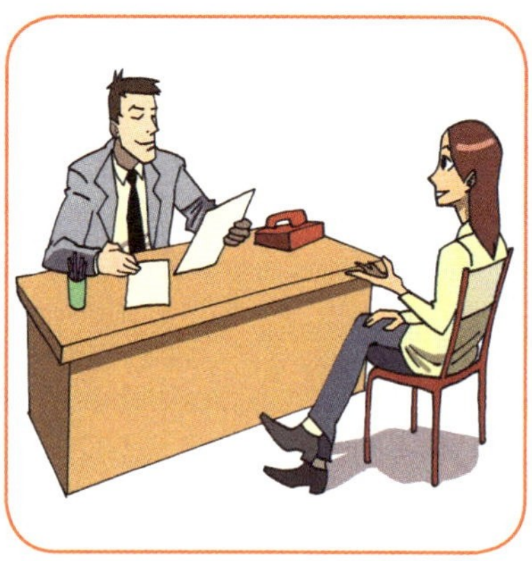

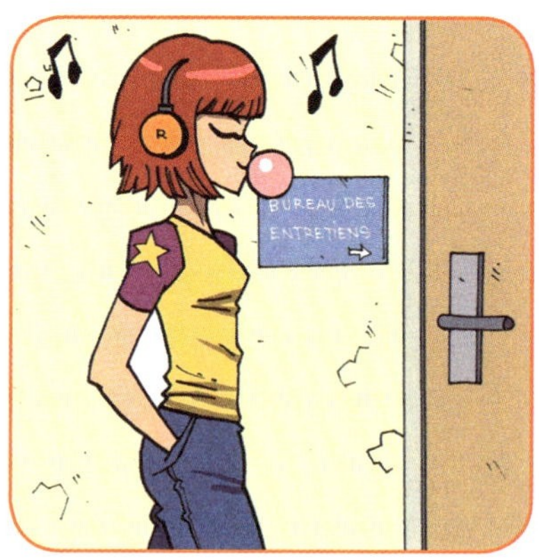
BUREAU DES ENTRETIENS

Seconde situation d'évaluation – partie 1

La partie 2 est une évaluation pratique prenant en compte les résultats obtenus lors de la formation de base au secourisme ou du recyclage SST, sur 2 points.

CCF
2e année
CAP

Nom de l'élève : .... Note sur .../24, soit .../8

Prénom de l'élève : .... Coefficient : 1

Date de déroulement de la situation : .... / .... / .... Durée de la situation : 1 heure

CAP Prévention Santé Environnement
Module 4

Ce sujet est présenté sous la forme d'un cahier-réponse

Situation 1

Raoul, agent de propreté et d'hygiène, a signé un CDI avec l'entreprise TOUNET, 54 salariés. Depuis 8 jours, il est affecté à l'entretien ménager d'un bloc sanitaire d'un aéroport. Ayant épuisé certains produits d'entretien, il va demander un réapprovisionnement à son chef d'équipe responsable du local de stockage. Celui-ci, occupé par ailleurs, lui donne la clé du local en lui demandant d'aller lui-même chercher ce dont il a besoin. Raoul se sert et met un produit détartrant acide en poudre dans un récipient vide puis il verse par-dessus du concentré d'eau de Javel. Ce mélange provoque une réaction chimique dégageant des vapeurs nocives que respire Raoul lui occasionnant une atteinte pulmonaire sévère. Il a un arrêt de travail de 15 jours.

1 **Cocher** le problème posé dans la situation 1. / 0,25 pt

☐ Comment conditionner les produits chimiques ?
☐ Comment utiliser les produits chimiques en toute sécurité ?
☐ Quelle est la définition d'un produit chimique ?

2 **À partir de la situation 1,** / 2,5 pts

2.1 **Compléter** le schéma du principe d'apparition d'un dommage.

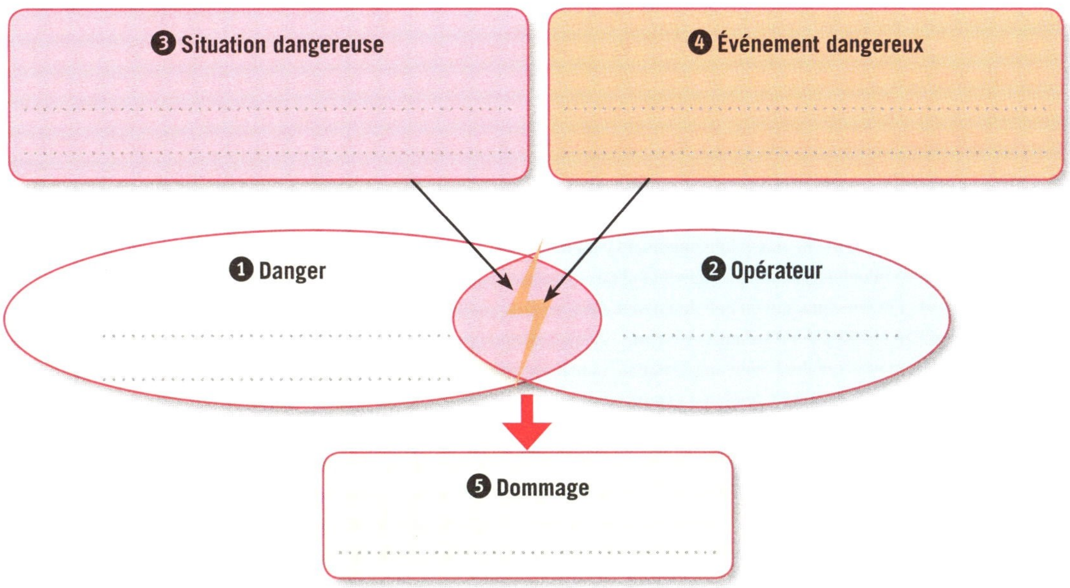

/ 0,5 pt **2.2 Nommer** la voie de pénétration du produit chimique dans l'organisme de Raoul.

....

/ 1 pt **3 Citer** deux autres voies de pénétration des produits chimiques.

....

....

/ 1,5 pt **4 Indiquer**, pour chaque appareil ou organe, un effet possible des produits chimiques.

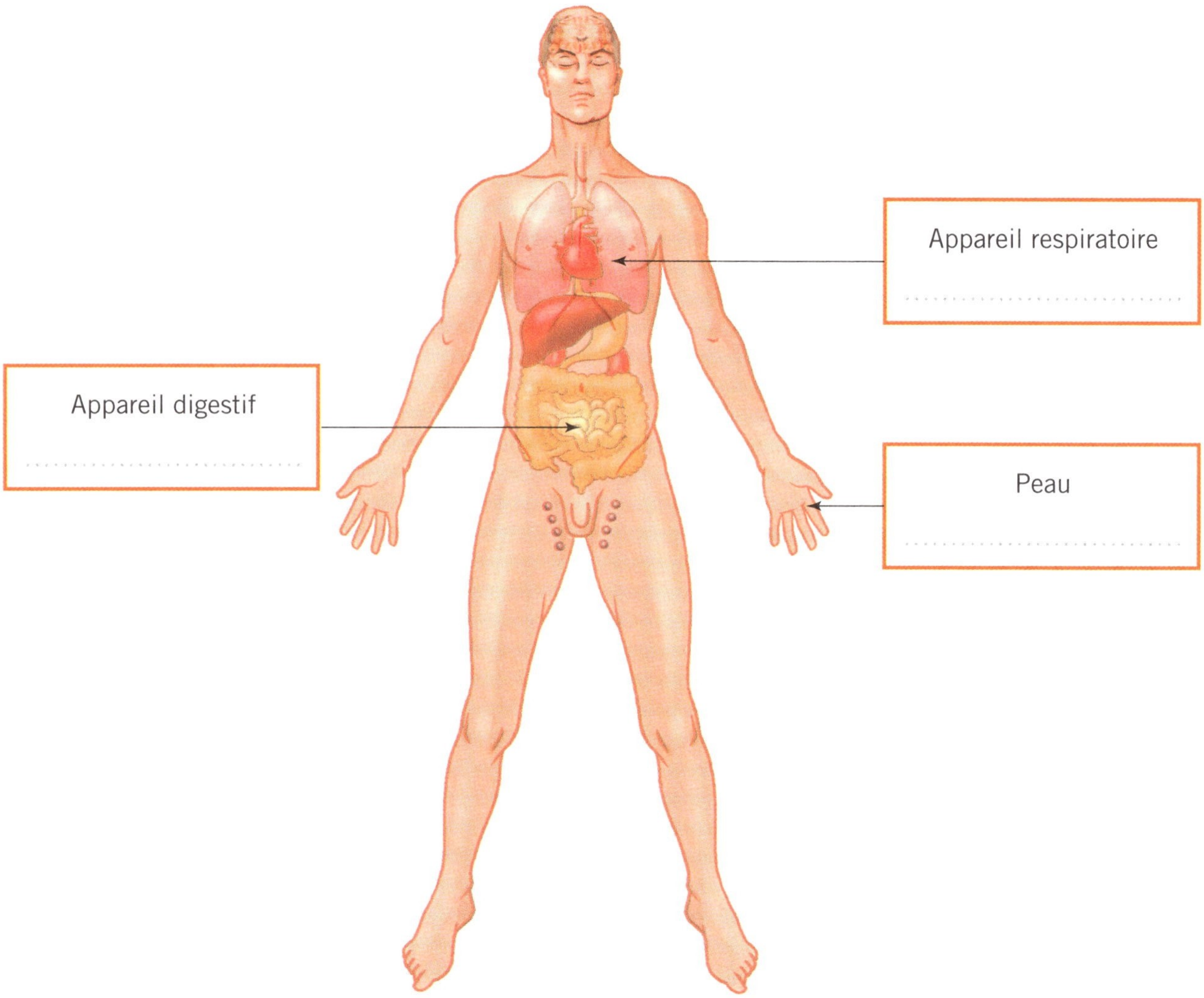

5 **À partir du document A,**

/ 0,5 pt **5.1 Indiquer** l'information que n'a pas observée Raoul.

....

....

....

....

/ 1,5 pt **5.2 Reporter**, dans le tableau, le numéro correspondant aux informations données par l'étiquette du produit chimique.

N°	Informations données par l'étiquette
..	Pictogramme de danger (j'altère la santé)
..	Conseils de prudence (prévention)
..	Nom du produit
..	Nom et adresse du fabricant
..	Mention d'avertissement
..	Mention de danger

DOC A Une étiquette de produit chimique

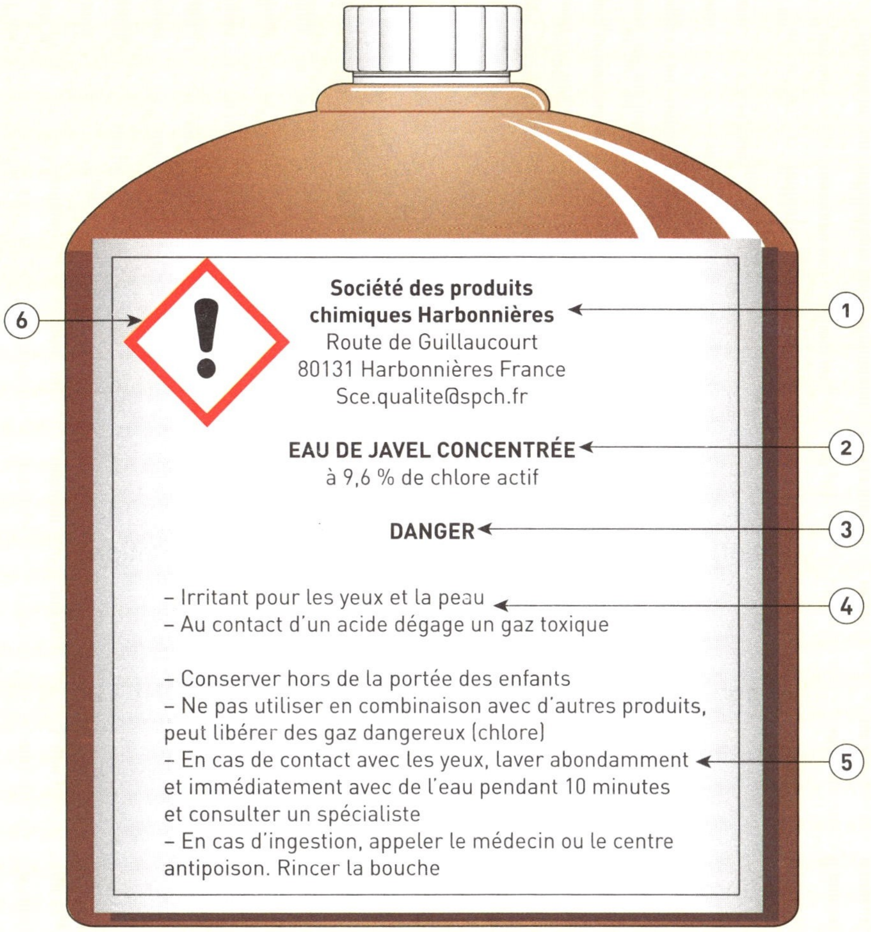
Société des produits
chimiques Harbonnières
Route de Guillaucourt
80131 Harbonnières France
Sce.qualite@spch.fr
EAU DE JAVEL CONCENTRÉE
à 9,6 % de chlore actif
DANGER
– Irritant pour les yeux et la peau
– Au contact d'un acide dégage un gaz toxique
– Conserver hors de la portée des enfants
– Ne pas utiliser en combinaison avec d'autres produits, peut libérer des gaz dangereux (chlore)
– En cas de contact avec les yeux, laver abondamment et immédiatement avec de l'eau pendant 10 minutes et consulter un spécialiste
– En cas d'ingestion, appeler le médecin ou le centre antipoison. Rincer la bouche
1
2
3
4
5
6

6 À partir de la situation, **indiquer** s'il s'agit d'un accident du travail ou d'une maladie professionnelle et **justifier** la réponse. / 2 pts

....

....

....

....

....

7 **Indiquer** les démarches à effectuer par le salarié. / 1 pt

....

....

8 **Nommer** l'organisme qui prend en charge les frais occasionnés par l'accident de Raoul. / 0,5 pt

....

9 **Calculer** le montant total des indemnités journalières versées à Raoul sachant que l'indemnité journalière est calculée sur la base de 60 % du montant du salaire journalier qui est de 51 euros. / 1 pt

....

....

/ 0,25 pt **10** **Entourer** l'affiche qui semble la plus appropriée pour informer les salariés des risques liés aux mélanges de produits chimiques.

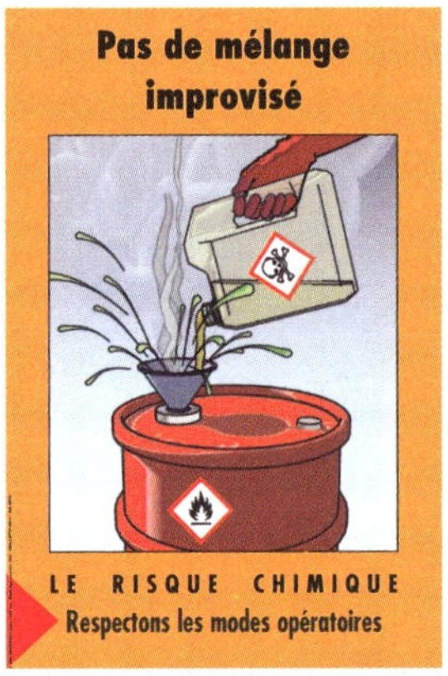
Pas de mélange improvisé
LE RISQUE CHIMIQUE
Respectons les modes opératoires

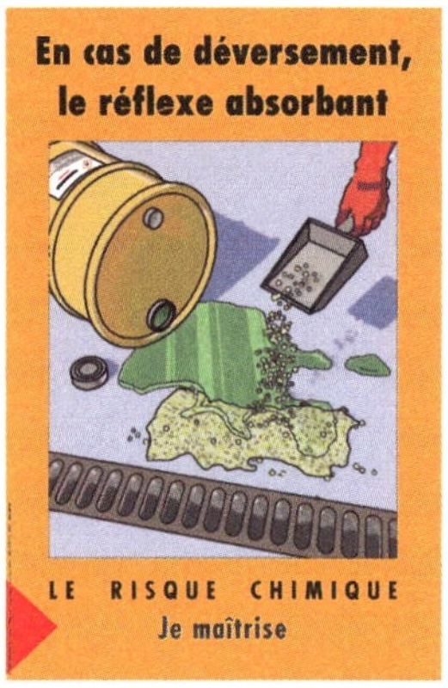
En cas de déversement, le réflexe absorbant
LE RISQUE CHIMIQUE
Je maîtrise

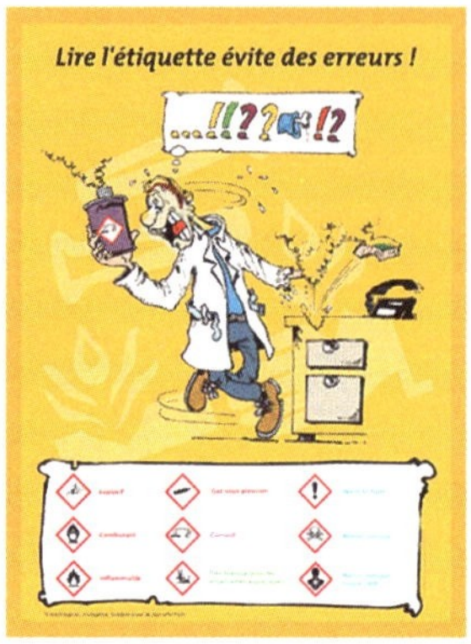
Lire l'étiquette évite des erreurs !

Source : Graphito création
www.graphito.fr

/ 0,5 pt **11** **Proposer** une solution pour éviter le renouvellement de cette situation.

....

12 Suite au dommage subi par Raoul, le CHSCT de l'entreprise TOUNET s'est réuni.

/ 0,5 pt 12.1 **Indiquer** la signification du sigle CHSCT.

....

/ 0,5 pt 12.2 **Indiquer** les conditions de création d'un CHSCT dans une entreprise.

....

/ 1,5 pt 12.3 **Énoncer** deux missions du CHSCT.

....

....

....

13 À partir du document A et de vos connaissances,

/ 0,5 pt 13.1 **Indiquer** la signification du sigle CDI.

....

/ 1 pt 13.2 **Indiquer** pour Raoul deux obligations liées à la signature du contrat.

....

....

/ 0,25 pt 13.3 **Nommer** la visite médicale que doit passer Raoul.

....

/ 1 pt 13.4 **Énoncer** un rôle de cette visite médicale.

....

....

14 **Nommer** l'acteur de la prévention qui va assurer cette visite médicale. / 0,5 pt

....

15 **Indiquer** la raison pour laquelle l'entreprise TOUNET est dans l'obligation d'avoir un règlement intérieur. / 1 pt

....

16 **Cocher** deux rubriques obligatoires du règlement intérieur. / 1 pt

☐ Dispositions relatives à l'hygiène et à la sécurité.
☐ Dispositions relatives à la perte d'emploi.
☐ Dispositions relatives aux sanctions et à la protection des salariés.
☐ Dispositions relatives au changement de qualification professionnelle.

DOC A Le CDI de Raoul

Entre l'entreprise TOUNET, 18 rue des peupliers, 49000 Angers, représentée par Monsieur Patrick Coulon

et Monsieur Raoul Masson, 20 rue des vignes, 49100 Angers.

Pour faire suite à notre entretien du 10 septembre 2014, nous avons l'honneur de vous préciser les conditions de votre engagement par notre entreprise, à compter du 22 septembre 2014, sous réserve des résultats de la visite d'embauche.

Il a été convenu ce qui suit :

1 – L'entreprise TOUNET engage Monsieur Raoul Masson pour une durée indéterminée.

2 – Le présent engagement ne sera définitif qu'après une période d'essai de 2 semaines au cours de laquelle il sera possible tant à Raoul Masson qu'à notre entreprise de mettre fin au contrat sans indemnité ni préavis et pour tout motif.

3 – Raoul Masson occupera un poste d'agent d'entretien et sera affecté principalement à l'aérogare de MARCE dans le département du Maine-et-Loire.

4 – En contrepartie de l'accomplissement de ses fonctions, Raoul Masson percevra une rémunération mensuelle brute de 1 435 euros pour un horaire hebdomadaire de 35 heures.

5 – Raoul Masson s'engage à observer le règlement intérieur de l'entreprise (remis ce jour), toutes les consignes et instructions relatives au travail.

6 – Le présent engagement pourra être résilié à tout moment sans indemnité, par les deux parties, moyennant un préavis de 1 mois.

Fait en double exemplaire à Angers le 10 septembre 2014

L'intéressé,	Le chef d'entreprise
Signature :	*Signature* :
Masson	Coulon

Situation 2

Le 29 septembre 2013, CHIMIREC, le spécialiste du traitement de déchets issus de l'industrie chimique, a inauguré une installation de valorisation énergétique sur son site de Javené (Ille-et-Vilaine). Celle-ci est capable de traiter 20 000 tonnes de déchets par an. Ces déchets serviront à produire du combustible de substitution énergétique, permettant ainsi d'économiser 8 000 tonnes équivalent pétrole (TEP). CHIMIREC valorise ainsi en combustible plus de 50 % des déchets collectés sur le site de Javené tels que les résidus de peinture, les boues d'hydrocarbures, les colles et mastics, les emballages souillés, etc.

17 **À partir de la situation 2,**

/ 0,25 pt **17.1** **Indiquer la quantité de déchets traités par an par CHIMIREC.**

....

/ 0,25 pt **17.2** **Cocher le type de déchets valorisés par l'entreprise CHIMIREC.**

☐ Déchets inertes ☐ Déchets industriels banals ☐ Déchets industriels dangereux

/ 2 pts **18** **Compléter le tableau puis entourer comment les déchets traités dans l'entreprise CHIMIREC sont valorisés.**

Nom du traitement subi par les déchets	Description du traitement	Exemple de valorisation des déchets (nouvelle utilisation)
....	Certains emballages sont transformés pour leur donner une nouvelle vie	Tuyaux Pull polaire Nouveaux cartons
....	Les déchets non recyclables sont brûlés pour réduire leur volume et récupérer l'énergie	Énergie pour chauffer des logements
....	Les matières organiques sont mises en tas pour qu'elles se décomposent naturellement. Des micro-organismes se chargent de cette transformation	Compost

/ 0,75 pt **19** **Cocher la signification de chaque logo.**

☐ Le produit est en acier.
☐ Le produit est recyclable.
☐ Le produit est en aluminium.

☐ Le produit est recyclé.
☐ Le produit est recyclable.
☐ Le fabricant du produit a versé une certaine somme à Eco-emballages ou à Adelphe pour montrer qu'il participe à la valorisation des déchets d'emballages ménagers.

☐ Le produit ou l'emballage contient des matières recyclées.
☐ Le produit ou l'emballage est recyclable.
☐ Le produit est en matière plastique.

PAPIER À BASE DE FIBRES RECYCLÉES

FOUCHER s'engage pour l'environnement en réduisant l'empreinte carbone de ses livres.
Celle de cet exemplaire est de :
1,6 kg éq. CO_2
Rendez-vous sur
www.editions-foucher-durable.fr

Mise en page : STDI

Éditions Foucher 11, rue Paul Bert, 92247 Malakoff Cedex – Avril 2014 – 01 – MH-IH-CL-DL/EG

Imprimé en Italie par La Tipografica Varese